TRAITEMENT
DES MALADIES DU CŒUR

PAR

L'HYGIÈNE ET LES AGENTS PHYSIQUES

DU MÊME AUTEUR

Ouverture d'abcès rétro-pharyngien suivi de mort subite. *Journal de clinique et de thérapeutique infantile* (juillet 1895).

Tuberculose du larynx. *Journal de clinique et de thérapeutique infantile*, 1895 (p. 817).

Stomatite gangréneuse localisée à la gencive supérieure. *Journal de clinique et de thérapeutique infantile*, 1895 (p. 852).

Observations d'érythèmes scarlatiniformes et de spasmes consécutifs au tubage dans le croup. *Journal de clinique et de thérapeutique infantile*, 1895 (p. 885 et 922). En collaboration avec LEVREY.

Syndrome de Brown-Séquart avec dissociation syringomyélique d'origine syphilitique. *Annales de dermatologie et de syphiligraphie*, 1897. En collaboration avec CESTAN.

Résultats d'examens bactériologiques faits en collaboration avec LEVREY, consignés in thèse SABATIER, Paris, 1896.

Tuberculose et carcinome mammaire. *Bulletin Soc. anat.*, 1897. En collaboration avec PILLIET.

Hygroma à grains riziformes de la bourse séreuse sous-deltoïdienne. In thèse RICHARD, Paris, février 1898.

Cancer de la tête du pancréas. *Bull. Soc. anat.*, avril 1898. En collaboration avec DEGUY.

IMPRIMERIE LEMALE ET Cie, HAVRE

TRAITEMENT

DES MALADIES DU COEUR

PAR

L'HYGIÈNE ET LES AGENTS PHYSIQUES

PAR

M. le Docteur A. PIATOT

Ancien interne des hôpitaux de Paris
Médecin-consultant aux eaux de Bourbon-Lancy

—————

Avec Préface de M. le Dr HUCHARD

Médecin de l'hôpital Necker
Membre de l'Académie de médecine

—————

PARIS

G. STEINHEIL, ÉDITEUR

2, RUE CASIMIR-DELAVIGNE, 2

1898

TRAITEMENT

DES MALADIES DU COEUR

PAR

L'HYGIÈNE ET LES AGENTS PHYSIQUES

PAR

M. le Docteur A. PIATOT

Ancien interne des hôpitaux de Paris
Médecin-consultant aux eaux de Bourbon-Lancy

Avec Préface de M. le Dr HUCHARD

Médecin de l'hôpital Necker
Membre de l'Académie de médecine

PARIS

G. STEINHEIL, ÉDITEUR

2, RUE CASIMIR-DELAVIGNE, 2

1898

A MES MAITRES DANS LES HOPITAUX

Paris, 1 juin 1898.

« Il n'y a pas de maladie chronique où, grâce à l'intervention de l'hygiène basée sur la pathogénie, grâce à l'efficacité grande d'agents médicamenteux, la médecine soit moins désarmée et plus apte à retarder pendant de longues années, l'échéance fatale. »

Voilà ce qu'en 1896 dans le *Traité de Thérapeutique appliquée*, j'écrivais sur l'avenir des cardiaques, et je pourrais invoquer la grande autorité du plus illustre clinicien du siècle, qui s'est rarement trompé, de Laennec : « On réussit à faire vivre, disait-il, pendant de longues années, certains malades avec des affections du cœur plus ou moins graves. »

Cela, il faut le dire bien haut. Mais, on doit ajouter que par l'hygiène et l'emploi des agents physiques, on arrive souvent à des résultats plus certains et plus durables que par l'usage et surtout par l'abus des drogues, « bonnes à rendre la santé malade », comme disait Montaigne.

Si la digitale est un remède souvent héroïque dans le traitement de l'asystolie et de divers troubles cardiaques, si les iodures et les médicaments agissant sur la pression vasculaire rendent d'incontestables services dans les cardiopathies artérielles et dans les maladies des vaisseaux, que n'obtient-on pas par une hygiène bien entendue, par l'alimentation, par le choix d'un bon climat, par le massage et la gymnastique méthodiques, par les pratiques sages de balnéothérapie !

A ce dernier point de vue, il est nécessaire de mettre les choses au point et de dénoncer l'erreur de ceux qui, à la poursuite de la disparition ou de l'atténuation d'un souffle valvulaire, ont recherché la pierre philosophale de la cardiothérapie, et affirmé imprudemment des « guérisons » de maladies du cœur, en quelques semaines ou en quelques mois.

Parler ainsi, raisonner de la sorte, faire de telles promesses, affirmer que l'ingestion d'une eau quelconque, minéralisée ou non, dissout mystérieusement des exsudats valvulaires et des scléroses artérielles, c'est promettre plus qu'on ne peut tenir, c'est annoncer une chose le plus souvent impossible, c'est compromettre la meilleure des causes, c'est se rendre coupable d'une grave erreur thérapeutique, et celle-ci naît, comme presque toujours, d'une ou de plusieurs erreurs de diagnostic.

On ne doit pas, en effet, confondre les guérisons apparentes et transitoires avec les guérisons réelles et permanentes, les guérisons *fonctionnelles* avec les guérisons *anatomiques*.

Fréquemment on confond les souffles valvulaires avec les souffles précordiaux, les cardiaques vrais avec les faux cardiaques, et ceux-ci sont légion parce qu'il règne de par le monde, chez les malades comme chez les médecins, une maladie déjà ancienne : la cardiophobie. On oublie que, si la syncope est un accident cardiaque, elle n'est presque jamais symptomatique d'une affection cardiaque ; on n'a pas encore assez dit que, seules, les palpitations ne sont pas suffisantes pour asseoir le diagnostic d'une cardiopathie, et que, dans nombre de cas, elles ont une origine réflexe ou toxique. Et les malades que tourmentent incessamment une « douleur au cœur », quelques angoisses précordiales et des précordialgies nerveuses assimilées à tort à l'angine de poitrine coronarienne, des intermittences ou des faux pas du cœur de nature fonctionnelle et

de lointaine provenance, ont trop souvent l'esprit hanté et har-
celé par la crainte d'une affection organique qui n'existe pas.

Quand toutes les causes d'erreurs seront évitées ou écartées,
sans doute on proclamera moins de guérisons par une thérapeutique surannée et des remèdes souvent trompeurs (ces
malades guérissant parfois d'eux-mêmes ou par la simple
hygiène), mais on abusera moins des drogues, et de la digitale,
et de tous ses succédanés; on créera aussi moins de cardiopathies médicamenteuses.

Revenons au traitement des maladies du cœur par l'hygiène,
les agents physiques ou mécaniques, et la balnéothérapie.

Comme toujours, c'est en France que la première idée de
ce traitement a germé, et c'est à l'Étranger qu'elle a porté ses
fruits. Eh bien, il faut hautement le proclamer, l'étranger n'a
[.] le monopole des stations hydro-minérales utilisables dans
les affections du cœur et des vaisseaux, et en France nous en
possédons de bien autrement puissantes…, parce qu'elles sont
moins dangereuses. Mais l'action bienfaisante des eaux minérales sur l'appareil circulatoire doit être aidée, pour produire
tous ses effets, par le secours ou plutôt le concours d'autres
moyens parmi lesquels le régime alimentaire, le climat et les
pratiques de kinésithérapie occupent une place importante.

Le régime alimentaire est la base du traitement à la fois
préventif et curatif des cardiopathies artérielles; cela, je ne
cesse de le répéter, de le répéter encore, de le répéter toujours
depuis quinze ans, et les thèses récentes et consciencieuses
de deux de mes élèves, celle de Picard d'abord, celle de Bohn
ensuite sur les « longues rémissions de la dyspnée toxi-alimentaire », rémissions pouvant durer des mois et des années grâce
au traitement, en donnent le témoignage le plus irrécusable.

C'est aux cardio-artériels surtout que l'on peut appliquer cette maxime, sous forme d'un jeu de mots latin : *modicus cibi, medicus sibi.*

Le choix du climat et de l'altitude joue également un rôle qu'il serait injuste de négliger. Que de cardiopathes on voit revenir aggravés d'un long voyage, d'un imprudent séjour à de hautes altitudes dans la proximité de glaciers malfaisants, ou vers certains climats maritimes capables d'amener le surmenage du système circulatoire !

Aux « cures de terrain » dont on a fait si grand bruit et dont on a tant abusé, qui promettent une hypertrophie thérapeutique du cœur pour donner souvent la cardiectasie, nous opposons les *cures de repos,* non pas que ce repos consiste dans l'immobilité absolue du sujet ; mais nous estimons qu'avec la méthode dite d'Œrtel, on augmente trop le travail du cœur central quand nous devons au contraire chercher à l'économiser, à soulager l'organe en ouvrant en quelque sorte le cœur périphérique représenté par tous les vaisseaux.

L'action sur ce cœur périphérique est surtout réalisée par le massage méthodique, par des contractions musculaires modérées qui font passer dans le muscle en mouvement cinq fois plus de sang que dans le muscle au repos. La méthode allemande veut augmenter le travail d'un cœur déjà profondément amoindri dans sa puissance fonctionnelle par l'envahissement de la sclérose ; la méthode française diminue son travail en atténuant les résistances périphériques, en ouvrant toutes larges les voies d'écoulement sanguin, et elle réalise ainsi une grande loi de la thérapeutique : *l'art d'adapter les moyens médicamenteux à la puissance fonctionnelle des organes et de l'organisme.* Elle obéit encore à l'un des premiers principes de la cardiothérapie : *soulager le cœur pour le fortifier.*

Le massage des membres et la gymnastique musculaire ne suffisent pas, et ces moyens sont propres surtout à agir sur le cœur périphérique, artériel et veineux. Or, il y a dans la cavité abdominale une circulation veineuse abondante sur laquelle il faut encore agir de bonne heure, parce que là une stase circulatoire, favorisée d'ailleurs par des conditions anatomiques défavorables, peut avoir des conséquences d'autant plus graves qu'elle reste longtemps latente, ou méconnue. Voilà pourquoi nous insistons sur l'importance du *massage abdominal* pratiqué de bonne heure et d'une façon méthodique chez les cardiaques en imminence d'hyposystolie. Les résultats que ce massage a déjà produits sur l'augmentation de la diurèse sont des plus encourageants, et nous avons plaisir à remercier M. le Dr Cautru, ancien interne des hôpitaux qui, avec l'assistance de notre excellent élève M. Krikortz, nous a prêté son habile concours pour la démonstration de ce fait. Ces résultats sont consignés dans le travail inaugural de notre cher interne M. Piatot qui a si fidèlement résumé nos idées au sujet du mode d'action physiologique de la digitale et du massage abdominal sur l'augmentation de la diurèse. On nous permettra de les reproduire, car elles montrent l'importance de cette thérapeutique.

Le massage abdominal semble agir sur la diurèse par le même mécanisme que la digitale, puisque l'augmentation des urines coïncide, par l'emploi de ces deux moyens, avec la vaso-dilatation et la diminution de la tension artérielle succédant promptement à un état de vaso-constriction et d'hypertension artérielle. Donc, l'augmentation de la diurèse est liée surtout à l'accroissement de la vitesse du sang dans le rein, plus qu'à l'élévation de la pression vasculaire, comme on le croit généralement. Il s'agit là d'une véritable *poussée* sanguine, analogue à la brusque poussée de l'eau à travers une digue rompue. Dans ces cas, le liquide prend une vitesse plus grande, en rapport avec la résistance qui l'a contenu et qu'il a dû vaincre.

Avec cet outillage thérapeutique très varié, les médecins qui exercent aux eaux minérales, sont puissamment armés pour obtenir une longue et utile trève dans les accidents si nombreux et si graves qui menacent les cardiopathes en rupture imminente de compensation ; ils ont là des instruments précieux dont ils doivent savoir se servir, sous peine d'être de mauvais ouvriers avec de bons outils. Cela revient à dire qu'il leur faut connaître avant tout les moindres détails de la pathologie cardiaque, qu'ils seront de bons thérapeutes à la condition d'être en cela d'excellents cliniciens, et que pour ces maladies on ne saurait être trop pénétré de cette vérité : *Tant vaut le médecin, tant vaut la médecine hydro-minérale.*

Il faut que, pendant ce traitement complexe que nous recommandons dans les stations hydro-minérales, les médecins s'affranchissent de toute intervention médicamenteuse active, à moins d'indications sévères et spéciales; il faut qu'ils n'abusent jamais ou qu'ils usent à peine des médicaments cardiaques, parce qu'il y a entre eux et la thérapeutique thermale une sorte d'incompatibilité; il faut enfin qu'ils sachent, comme je l'enseigne chaque jour et comme M. Piatot l'a démontré, que leur principale règle de conduite est la prudence, toujours la prudence. Et je le répète avec une conviction d'autant plus grande qu'on a observé de déplorables accidents chez des malades auxquels la digitale avait été inconsidérément prescrite à haute dose pendant la cure hydro-minérale.

Cette réserve faite, la cure hydro-minérale avec le concours de la médication adjuvante par le régime alimentaire et la kinésithérapie, produit les meilleurs résultats, et j'ajoute qu'elle est souvent indispensable. Voici les principales conditions que cette cure doit remplir :

Ce qu'il faut chercher dans le traitement des cardiopathies au moyen des eaux minérales, ce sont les effets suivants : par leur composition chimique, une action résolutive, diurétique et parfois laxative; par leur thermalité, une action révulsive qui, sagement et prudemment dirigée, a pour résultat de favoriser la circulation périphérique au profit de la circulation centrale ;

Ce qu'il faut chercher dans une station hydro-minérale appliquée au traitement des cardiopathies, c'est le repos du corps et de l'esprit, parce que « le cœur physique est doublé d'un cœur moral ». Comme je l'ai souvent dit dans mes conférences cliniques et comme M. F. Toussaint l'a dernièrement exprimé en très bons termes (*Journal des Praticiens*, 1898), ce n'est pas dans les villes d'eaux à casinos, trop souvent villes de jeux, à bruyants plaisirs, à promenades fatigantes et à lointaines excursions, que le cardiopathe trouve le calme et la quiétude si nécessaires au rétablissement de sa santé.

Au risque d'être accusé de prétendre aux affirmations paradoxales, je pense qu'au contraire, les stations pour cardiaques doivent être des endroits « où l'on ne s'amuse guère », où l'on puisse, sans trop d'ennui, se reposer en silence. Repos du corps, repos de l'esprit, repos de la pharmacie; telle est la triple alliance qui, elle, peut donner beaucoup de paix au cœur.

Ce qu'il faut éviter, c'est l'excitation d'eaux trop minéralisées, des eaux chlorurées sodiques trop fortes, des eaux sulfureuses, des hautes altitudes.

Ce qu'il faut craindre, c'est le danger d'un traitement hydro-minéral intensif appliqué à des cardiaques trop excitables ou arrivés à la période d'asystolie très avancée (celle d'hyposystolie n'étant pas une contre-indication), et surtout à des malades dont l'affection du cœur était ignorée.

Prévoir et prévenir, c'est faire œuvre de clinicien et de thérapeute. Or, rien n'est plus vrai que pour les affections du cœur.

Depuis longtemps nous avons dit et prouvé que toute cardiopathie artérielle, que l'artério-sclérose est précédée par un long stade d'hypertension artérielle. Cette notion est généralement contestée..., parce qu'elle est incontestable, parce qu'aux écrivains il suffit de quelques minutes pour la nier, et qu'il faut au clinicien de longues années pour en constater et en suivre patiemment l'évolution progressive. Reconnaitre de bonne heure les signes de cette hypertension artérielle, c'est déjà *prévoir* la sclérose vasculaire, et c'est encore la *prévenir*, par l'hygiène, par le régime alimentaire, par la kinésithérapie, par la balnéothérapie, par l'emploi de toute médication capable de détendre l'énorme poussée sanguine contre les parois des vaisseaux.

En opposition avec ces *cardiopathies artérielles* (myocardites artérielles) qui commencent aux artères pour finir au cœur gauche, il y a les *cardiopathies veineuses* (myocardites veineuses) que nous étudions depuis quelques années. Ici, la maladie commence par le système veineux et surtout par le système veineux intra-abdominal, ce grand égout collecteur de l'organisme. Pendant des mois et des années, il y a stase énorme et permanente dans les veines mésaraïques dont la dilatation progressive amoindrit la contractilité, et c'est ainsi que la « pléthore abdominale » des anciens mérite d'être réhabilitée. Ces veines et la veine porte charrient alors lentement les toxines dont elles sont encombrées (*vena porta, porta malorum*); le foie, insuffisant à la tâche, se congestionne (foie gastro-intestinal et non cardiaque), et neutralisant incomplètement les poisons venus du tube digestif, il les laisse pénétrer jusque dans le cœur droit et les poumons qu'ils irritent, congestionnent et enflamment. Alors, la maladie du cœur va être constituée, et c'est ainsi que l'on voit des malades, congestifs pour la plupart, chez lesquels l'hyperhémie passive avec stase veineuse se traduit par les signes de la pléthore abdominale, par un gros foie, par des bronchites et des congestions pulmonaires à répétition et devenant ensuite inamovibles, par un cœur prompt à la dilatation avec contractions molles et insuffisantes, par un facies rouge et tous les symptômes de congestion céphalique, souvent par l'abondance du tissu adipeux. Car, les maladies par ralentissement de la nutrition commencent presque toujours par le ralentissement de la circulation veineuse.

Quelles différences avec les cardiopathies artérielles qui commencent par les artères pour finir au cœur gauche et dans lesquelles prédomine l'ischémie des organes, av... les cardiopathies valvulaires chroniques qui commencent à pour finir aux vaisseaux et dans lesquelles les troubles hydrauliques prennent une place prépondérante ! Eh bien, si pour les cardiopathies veineuses, vous savez *prévoir* la maladie dans ses origines, vous saurez aussi la *prévenir*, et comme ici la digitale et les médicaments cardiaques sont souvent impuissants, vous aurez dans la pratique de la kinésithérapie et du massage abdominal, aidés par le régime alimentaire et les eaux minérales, des moyens préventifs de haute valeur.

De quelque côté que l'on envisage la question des cardiopathies chroniques, qu'il s'agisse de cardiopathies valvulaires rhumatismales, de myocardites artérielles, ou encore de cette nouvelle classe de myocardites veineuses dont nous poursuivons l'étude, on voit que l'avenir de la thérapeutique est dans l'emploi des agents physiques, de l'hygiène et du régime alimentaire; il est encore dans la connaissance de la pathogénie, dans la recherche incessante et dans l'application hâtive des moyens préventifs.

Ainsi, la thérapeutique, dans les affections du cœur, a changé son orientation. Elle n'est plus seulement basée sur la présence, sur l'intensité ou l'affaiblissement d'un souffle valvulaire, que recherchent encore quelques médecins, sans doute « par révérence de l'antiquaille »; elle ne se contente pas de voir un cœur à fortifier, mais aussi un cœur à soulager; elle ne considère pas seulement le cœur central, elle vise le cœur périphérique, et s'il est malheureusement vrai que nous ne guérissons qu'exceptionnellement les valvulites chroniques ou les scléroses vasculaires définitivement constituées, nous pouvons au début en arrêter l'évolution progressive, à la condition de nous conformer aux principes que j'ai naguère exposés en 1889 et en 1893 dans mon *Traité des maladies du cœur*, principes que l'on me permettra de reproduire.

« Quand un obstacle siège dans une machine, l'ouvrier, s'il ne le trouve pas dans le jeu des soupapes, dans le piston ou dans le corps de pompe, s'empresse de le chercher dans les tubes de conduite ou de canalisation. Jusqu'ici, le médecin n'avait dans les maladies du cœur qu'une préoccupation presque constante : la recherche des lésions orificielles et la localisation des souffles valvulaires.

« Dans les cardiopathies artérielles (auxquelles il faut adjoindre maintenant les cardiopathies veineuses), l'obstacle n'est pas au cœur central, mais au cœur périphérique, aux confins du courant circulatoire. C'est là qu'il faut le chercher pour le vaincre de bonne heure... A cette période, vouloir tonifier le cœur par la digitale, serait aussi illogique que, si l'ouvrier pour triompher d'un obstacle situé à la périphérie, voulait exercer une forte pression sur le piston de sa machine. Pour être de bons ouvriers en cardiothérapie, nous ne devons pas nous contenter de constater un obstacle; il faut aussi en discerner la nature et surtout le siège. Or, au début de la maladie, la lésion des artères périphériques atteignant rapidement leur tunique moyenne, détruit ou amoindrit de bonne heure l'élasticité dont elles sont douées, et il est prouvé que « l'élasticité des artères économise le travail du cœur » (Marey). Elle n'augmente certainement pas la quantité de ce travail, mais elle l'utilise, elle ne le laisse pas perdre. Par conséquent, au début de l'artério-sclérose, le cœur central dont l'aptitude fonctionnelle a pu diminuer de moitié par suite de son insuffisance nutritive due à l'endartérite coronarienne, va être obligé de doubler son travail pour vaincre les obstacles situés à la périphérie du système vasculaire. C'est là un cercle vicieux d'où l'on ne peut sortir qu'en agissant directement sur le cœur périphérique représenté par les vaisseaux. Par là, on soutient déjà, et l'on protège en quelque sorte le cœur central. »

Cette longue citation démontre l'importance que nous attribuons depuis longtemps déjà à l'emploi des agents physiques dans les maladies du cœur; elle peut servir d'introduction au travail si consciencieux de M. Piatot qui, pendant son année d'internat passée dans notre service de Necker, s'est adonné avec tant d'ardeur et de zèle à l'étude parfois si difficile, mais toujours si attachante des cardiopathies. Il a compris quel rôle considérable joue par ses maladies, le cœur, ce grand et presque infatigable ouvrier de la vie qui ne se repose jamais (*primum movens, ultimum moriens*). Cet intéressant travail restera, parce qu'il ouvre une ère nouvelle et féconde dans le traitement des maladies du cœur, parce qu'il établit pour elles d'une façon scientifique les bases de la thérapeutique aux stations hydro-minérales, parce qu'il démontre l'importance de la médication par l'hygiène et les agents physiques. « On peut se montrer grand praticien — disait Tissot à la fin du dernier siècle — sans ordonner de médicaments ; le meilleur remède est souvent de n'en prescrire aucun. »

Je remercie et félicite sincèrement M. Piatot de s'être intéressé toujours, de s'être associé souvent à des recherches persévérantes avec un succès auquel les praticiens qui le liront seront les premiers à applaudir.

H. HUCHARD

Médecin de l'hôpital Necker
Membre de l'Académie de médecine.

TRAITEMENT

DES

MALADIES DU CŒUR

PAR

L'HYGIÈNE ET LES AGENTS PHYSIQUES

AVANT-PROPOS

Le sujet de notre thèse nous a été proposé par notre cher maître, M. le Dr Huchard, dans le service duquel nous faisons à l'hôpital Necker notre quatrième année d'internat. Nous avons accepté ce sujet avec empressement ; car, depuis environ dix ans, la thérapeutique des cardiopathies chroniques (ce sont d'ailleurs les seules dont nous voulions nous occuper), s'est orientée vers une voie nouvelle. Des méthodes de traitement ont été instituées ; des statistiques, apportées ; de nombreux travaux, publiés sur la question, tant en France qu'à l'Étranger. Mais ces travaux renferment plutôt des compte-rendus d'impressions des auteurs, des affirmations d'améliorations et de guérisons, que des observations nettes entraînant la conviction. Ces observations, pour la plupart, sont peu précises au point de vue clinique, et c'est surtout ce qui nous a frappé dans les publications étrangères. Nous croyons donc utile de faire un travail d'ensemble sur cette question, travail qui sera une revue critique des ouvrages déjà parus, et auxquels viendra s'adjoindre le résultat de nos recherches personnelles.

Après avoir étudié rapidement au point de vue clinique, l'évolution, le diagnostic et le pronostic des cardiopathies chroniques (cardiopathies valvulaires, cardiopathies artérielles, troubles fonctionnels du cœur), nous exposerons successivement les méthodes de traitement par les eaux minérales et la méthode adjuvante (massage et gymnastique médicale) ; les indications et les contre-indications de ces traitements ; enfin nous montrerons les résultats obtenus par l'exposé des observations.

Arrivé au terme de nos études médicales, c'est un grand bonheur pour nous d'adresser nos hommages reconnaissants à tous les maitres qui nous ont prodigué leur enseignement et leurs conseils.

Et d'abord à notre excellent maitre M. le D' Huchard, dont le haut enseignement clinique lui vaut cette multitude d'élèves et de médecins qui l'entourent à sa consultation du mardi ; nous l'assurons de notre reconnaissance et de notre affection pour l'initiative qu'il nous a laissée dans son service ; pour les marques extrèmes d'intérêt qu'il nous a données, et pour sa bienveillance et sa bonté qui ont été pour nous vraiment paternelles.

M. le D' Campenon, professeur agrégé à la Faculté (internat 1897), nous a initié à la méthode rigoureuse qu'il apporte à l'examen des malades. Nous lui sommes redevables des notions chirurgicales que nous possédons, et nous lui adressons l'expression de notre vive gratitude.

M. le D' André Petit (internat 1896), a été pour nous plus qu'un maitre bienveillant. Il nous a deux fois honoré de sa confiance puisque, après avoir été son élève comme interne provisoire, il nous réservait une place d'interne dans son beau service de la Pitié. Le temps passé auprès de lui comptera parmi les meilleurs jours de notre internat.

Nous fîmes notre première année d'internat à l'hôpital Trousseau, dans le service de la diphtérie, que M. Variot dirigeait avec tant d'autorité et de dévouement. Nous le remercions d'avoir bien voulu nous traiter plus en collaborateur qu'en élève.

Nous avons eu le bonheur de terminer l'année 1895 à la Charité, dans le service de M. Moutard-Martin, dont nous avons regretté de ne pouvoir être plus longtemps l'élève, et nous garderons toujours le souvenir des marques d'estime qu'il nous a données.

Pendant notre année d'internat provisoire 1894, nous avions l'honneur d'être successivement l'élève : du professeur Budin à la maternité de la Charité ; du D' Moizard, à l'hôpital Trousseau, et des D" André Petit et Lermoyez, à la maison de retraite de Chardon-Lagache.

En 1893, nous avions la faveur d'être l'externe du professeur

Lannelongue à l'hôpital Trousseau, et c'est dans ce service si acti
et si intéressant à suivre, que nous avons appris les affections chirurgicales de l'enfant.

Nous adressons un pieux hommage à la mémoire du regretté
Desnos, dont nous étions l'élève en 1892.

Nous remercions enfin tous ceux qui, à des degrés divers, ont été
nos maîtres dans les hôpitaux : le professeur Duplay (stage 1891) ;
les D" Beurnier, Broca, Delbet, Dalché, Oettinger et Thi-
bierge, et tout particulièrement MM. Arrou et Potherat, qui nous
ont honoré de leur amitié.

Nous prions M. le D' Kalt, médecin des Quinze-Vingts, d'agréer
l'hommage de notre gratitude pour le bienveillant accueil qu'il nous
a fait, et la sympathie qu'il nous a témoignée.

Enfin, nous remercions nos amis et collègues Deguy, Descazals
et Lereboullet du concours qu'ils nous ont prêté pour la rédaction
de cette thèse et pour des traductions.

Que M. le professeur Potain veuille bien agréer l'hommage de
notre vénération et de notre profonde reconnaissance pour l'honneur
qu'il nous fait en acceptant la présidence de cette thèse.

CHAPITRE PREMIER

Quelques considérations cliniques.

Ce qu'il importe le plus de connaître pour nous, c'est le diagnostic des cardiopathies vraies, leur évolution et leur pronostic ; c'est surtout de savoir les distinguer des fausses cardiopathies.

Dans cette étude, nous séparerons nettement, comme l'enseigne M. Huchard depuis quinze ans, les cardiopathies *valvulaires* des cardiopathies *artérielles*.

Les premières reconnaissent pour cause une maladie infectieuse et, avant toutes les autres, le rhumatisme articulaire aigu. A la phase aiguë, elles sont caractérisées par une endocardite localisée aux orifices du cœur, endocardite qui entraîne une lésion de ces orifices dont les conséquences mécaniques retentissent sur l'ensemble de la circulation pour aboutir à l'asystolie.

Les autres ont leur origine dans une intoxication (goutte, abus de l'alimentation carnée, syphilis, saturnisme, etc.) et retentissent secondairement sur le cœur. « Elles commencent par le cœur périphérique pour finir au cœur central ; elles commencent par une intoxication pour finir par l'intoxication. » (Huchard.)

Toutes deux subissent l'influence de causes constitutionnelles mal connues dans leur nature, les diathèses, qui se transmettent par hérédité et créent chez les sujets des prédispositions à contracter ces maladies.

Elles ont une symptomatologie différente, une évolution et un pronostic différents ; mais en dehors des symptômes fonctionnels et généraux, c'est surtout par l'examen physique qu'on les décèle, examen physique qui, dans l'immense majorité des cas, renseigne d'une façon précise sur l'existence, le siège et la disposition des lésions.

L'inspection permet de voir l'état du cœur et des vaisseaux ; la palpation indique le siège de la pointe, l'intensité du choc, le frémissement cataire, etc. (Voir Bard, *Lyon Médical*, 1897, et Deguy, *Journal des Praticiens*, janvier 1898.) La percussion, procédé délicat s'il n'est pas employé par des mains expertes, fournit des renseignements sur le volume et la situation du cœur. Mais le professeur Potain dans ses cliniques de la Charité dit : « L'exploration par la percussion ne saurait donner de résultats tout à fait utiles suffisamment exacts et comparables entre eux à moins d'y employer une méthode constante et précise, la détermination de lignes qui doivent servir de limites à la figure donnée par la percussion. »

La figure triangulaire obtenue représente la projection du cœur obliquement incliné sur la paroi thoracique. Ce n'est donc que par la superposition des figures ainsi obtenues qu'on peut voir si la matité du cœur augmente ou diminue.

M. Potain ajoute un peu plus loin : « La détermination des deux diamètres principaux du cœur par la percussion ne donne en aucune façon la mesure de la matité. » Or ce procédé de percussion est celui qu'emploient nombre d'auteurs allemands, en particulier Schott qui essaie de démontrer dans plusieurs ouvrages tout le profit qu'on peut tirer de cette percussion, soit dans les espaces intercostaux soit sur les côtes elles-mêmes.

Mais il est de notion courante que les languettes pulmonaires précordiales peuvent, dans certaines conditions pathologiques (emphysème, adhérences pleurales) et même à l'état normal quand elles sont très développées, augmenter les difficultés de la percussion. Celle-ci est donc un procédé difficile et incertain souvent, nous irions même jusqu'à dire la plupart du temps, surtout si on veut lui demander d'apprécier des variations peu accentuées du volume du cœur.

C'est en effet sans contredit à l'auscultation que revient le premier rôle dans la séméiologie des affections cardiaques ; elle renseigne sur l'intensité, la fréquence, le rythme, la régularité des battements du cœur et sur la présence des bruits anormaux.

L'examen du cœur peut et même doit être complété par l'étude graphique (cardiographie) ; par l'examen du pouls (sphygmographie et sphygmomanométrie) ; par la phonendoscopie, et récemment Mme Pokryschkine montrait tout le parti qu'on peut tirer pour délimiter le cœur, du phonendoscope de Bianchi ou du stéthoscope pour la percussion auscultée de Capitan et Verdin.

Enfin dans quelques cas, la radioscopie et la radiographie pourront rendre des services. Les résultats fournis par l'examen radiographique ont été exposés par M. Bouchard (*Acad. des Sciences*, mai 1897) qui a surtout porté ses recherches sur les anévrysmes et sur l'insuffisance aortique. Dans l'insuffisance aortique, dit-il, la chute brusque de la tension valvulaire due à l'impossibilité d'occlusion des valvules aortiques et le reflux du sang qui en est la conséquence mettent l'aorte dans un état de vacuité relative auquel succède brusquement une réplétion quand survient la systole suivante du ventricule. C'est ce qui donne le pouls bondissant dans l'insuffisance aortique ; c'est ce qui permet de constater à l'œil les battements des artères sous la peau ; c'est aussi ce qui fait que, grâce aux rayons de Röntgen, on voit battre dans le thorax, chez les malades atteints d'insuffisance aortique, l'aorte ascendante à droite du sternum, l'aorte descendante à gauche de la colonne vertébrale. Quand l'aorte est normale, on ne la voit pas. Si l'aorte est simplement dilatée, on la voit, mais on ne distingue pas de battements. L'existence dans les sièges indiqués d'une ombre qui bat en avant en s'écartant et se rapprochant des deux bords du sternum, qui bat en arrière en s'écartant et se rapprochant du bord gauche de la colonne vertébrale, est caractéristique de l'insuffisance aortique.

Malgré toutes ces méthodes d'investigation, le diagnostic est difficile dans bien des cas surtout par ce fait, disait Sénac, que les symptômes les plus certains des affections cardiaques se trouvent réunis alors qu'il n'existe aucune lésion de l'organe. « Ce n'est pas sur les symptômes subjectifs bien décevants parfois, bien qu'ils soient les plus intenses, ni sur les troubles fonctionnels qui ne le sont guère moins, qu'il faut baser le plus souvent le diagnostic des maladies du cœur. On ne peut l'asseoir en général avec sécurité que sur les signes objectifs et particulièrement sur ceux fournis par l'auscultation. S'ils ne vous sont pas familiers, vous ne pourrez jamais porter un diagnostic assez assuré pour qu'il serve de base à un pronostic sérieux et à une thérapeutique rationnelle. » (Potain.)

§ I. — Cardiopathies valvulaires.

Insuffisance mitrale. — C'est la signature de la lésion laissée sur les valves de la valvule auriculo-ventriculaire gauche par une endocardite rhumatismale ou par une endocardite microbienne à virulence faible qui n'a pas pris d'emblée la forme infectieuse, infectante, presque toujours mortelle. Anatomiquement, cette endocardite est exsudative ou proliférative avec tendance à l'organisation.

On ne voit d'abord qu'une rougeur de l'endocarde à laquelle font suite des granulations constituées par une prolifération du tissu valvulaire avec dépôt de fibrine ; à cette période, la guérison complète est possible et même cette guérison est assez fréquente chez l'enfant, d'après Cadet de Gassicourt. Les produits inflammatoires subissent la dégénérescence granulo-graisseuse et disparaissent sans influence ultérieure sur le jeu des valvules.

A la phase proliférative, au contraire, « les granulations soi tituées par du tissu embryonnaire qui infiltre à leurs bases la couche des cellules plates de l'endocarde sur une étendue et une profondeur variables. C'est dans cette couche que s'effectue la prolifération cellulaire dont on constate l'accentuation progressive en allant des parties saines vers les foyers inflammatoires. La délimitation du processus ne se fait pas nettement à la périphérie, et sans doute les globules blancs issus des capillaires par diapédèse concourent pour une part à la néoformation cellulaire. Dans cette forme, les cellules embryonnaires évoluent vers la transformation conjonctive et dès lors un tissu nouveau se trouve constitué, qui tend à devenir fibreux. C'est un tissu de cicatrice désormais indélébile. Les végétations dures, opaques, s'implantent sur un tissu induré lui-même ; les cordages tendineux épaissis, rigides, subissent des modifications parallèles. » (André Petit.)

Une fois constituée, l'altération d'orifice suit presque toujours fatalement une marche progressive. Le retour à l'intégrité du jeu des valvules est exceptionnel, la lésion valvulaire est indélébile. Le malade est condamné à devenir un cardiaque.

Les valves indurées, soudées entre elles, se rétractent ; d'où déformation permanente de l'orifice atteint. C'est donc cette endocardite scléreuse succédant souvent à un processus aigu, dans quelques cas cependant chronique d'emblée, qui est presque toujours la cause des lésions valvulaires du cœur et en particulier de l'insuffisance mitrale, la plus fréquente de toutes.

Quel est le tableau clinique de cette affection ? C'est un malade jeune en général, un rhumatisant, qui de temps à autre éprouve de la gêne précordiale, avec essoufflement facile et des palpitations à l'occasion des efforts. Fréquemment chez lui les digestions sont pénibles et s'accompagnent de pesanteur, de ballonnement du ventre, de congestion de la face et de somnolence. Son facies est coloré ; ses pommettes sillonnées de varicosités veineuses.

Si nous examinons ce malade, nous trouvons que la pointe du cœur est abaissée et déviée en dehors ; quelquefois il y a de la voussure thoracique et une augmentation de la zone de matité précordiale. La main posée à plat sur la région du cœur permet de sentir dans un certain nombre de cas un frémissement cataire systolique.

Par l'auscultation, avec l'oreille ou le stéthoscope, on découvre un souffle nettement systolique, commençant avec le premier bruit du cœur, dû au passage du sang à travers la mitrale insuffisante, sous l'effort de la systole ventriculaire. Ce souffle, fort et rude, « en jet de vapeur », a son maximum d'intensité dès le début et a une « tenue égale » jusqu'à la fin de la systole, où il cesse complètement. Il est « holosystolique », dit le professeur Potain ; sa tonalité, élevée dès le début, surtout chez l'enfant, s'abaisse progressivement à mesure que l'insuffisance s'exagère ou que le myocarde faiblit.

Son foyer d'auscultation est à la pointe et il se propage vers l'aisselle jusque dans le dos. Quelquefois même, le souffle de propagation dorsale est plus intense que celui de la pointe du cœur ou de l'aisselle.

Le souffle de l'insuffisance mitrale est un de ceux, peut-être même le seul, dont les propagations lointaines soient connues. Au lieu de s'entendre dans une zone limitée de la région dorsale, il se propage à distance et s'entend presque dans tout le dos, jusque même au niveau du sacrum. Parmi les cas les plus curieux de propagation lointaine, M. Huchard nous a dit avoir observé le fait suivant : Chez une malade de la salle Delpech, atteinte d'insuffisance mitrale post-rhumatismale, on pouvait entendre le souffle systolique dans toutes les régions du corps, sur le crâne, sur le coude, le poignet, le tibia et même sous le talon. Cette propagation du souffle ne se faisait pas par les vaisseaux, mais par le système osseux.

On entend en outre, au niveau du foyer d'auscultation de l'artère pulmonaire le claquement du second bruit, conséquence de l'exagération de tension dans la circulation pulmonaire.

On constate enfin souvent l'irrégularité des bruits cardiaques, phénomène dû aux variations de tension dans l'oreillette gauche sous l'influence de la respiration ; de là les intermittences et les faux pas du cœur dans cette affection.

Au pouls, mêmes conséquences : le pouls est petit, inégal, irrégulier, intermittent ; il est souvent paradoxal, dit M. Huchard, car il est faible tandis que le choc cardiaque est fort.

Ce qui caractérise, dit M. André Petit, les allures cliniques de l'insuffisance mitrale : « c'est la brièveté relative de la période de compensation et par suite la précocité et la prédominance des troubles fonctionnels et des accidents viscéraux. On peut dire qu'elle représente le type de la maladie de cœur. »

Aussi, à la période anatomique qui ne se révèle que par des signes physiques parce que la lésion est bien compensée, fait suite la période des troubles fonctionnels ou de décompensation, et cette période arrive plus ou moins promptement suivant l'intégrité du myocarde, suivant l'adaptation des organes ; car, d'après Stokes, « les accidents et les déterminations viscérales, bien qu'engendrés par le vice valvulaire, ne suivent pas une marche parallèle et offrent une évolution relativement indépendante du degré de la lésion d'orifices ».

En somme, l'insuffisance mitrale aboutit, à échéance plus ou moins lointaine, à l'*asystolie* ou à l'*hyposystolie* caractérisée par l'hypotension artérielle dans la grande circulation, hypertension dans la petite, encombrement du cœur, sa dilatation entraînant la stase veineuse et des œdèmes.

Le malade, le teint cyanosé, le visage bouffi, les lèvres violacées, les jugulaires saillantes, est en proie à une dyspnée profonde ; c'est le « cardiaque assis et rouge » de Lasègue.

En effet, sous l'influence de la défaillance myocardique, l'oreillette gauche, qui d'abord pouvait par sa tonicité compenser l'excès de pression, se dilate ; la tension augmente dans la circulation pulmo-

naire; le ventricule droit se dilate à son tour, d'où insuffisance tricuspidienne fonctionnelle avec pouls veineux systolique dans les veines
jugulaires. De là, l'œdème des membres inférieurs, les congestions
hépatique, pulmonaire, rénale et cérébrale, la stase dans les veines
mésaraïques, qui est un phénomène sur lequel on ne saurait trop
attirer l'attention (Huchard); suivant la résistance plus ou moins
grande de ces viscères, le malade aura un type spécial d'asystolie.

A cette période de la maladie qui précède la cachexie cardiaque, le
souffle d'insuffisance peut très bien s'atténuer, ou même disparaître, le myocarde étant insuffisant pour le produire.

Telle est cette maladie incontestablement la plus fréquente de toutes
les affections valvulaires, mais qui cependant existe moins souvent
qu'on ne la diagnostique, car de nombreux souffles siégeant au niveau
de la pointe peuvent simuler un souffle systolique. En particulier les
souffles « cardio-pulmonaires », si magistralement décrits par le
professeur Potain. Et cependant ces souffles ont des caractères bien
tranchés; ils n'existent qu'à une période seulement de la systole,
mésosystoliques le plus souvent; ils sont mobiles, se modifient avec
la position du malade, sont doux, siègent rarement à la pointe même,
étant d'ordinaire « sus-apexiens, endapexiens ou parapexiens ».
Causés par l'accélération des battements du cœur sans modifications
du rythme respiratoire; se produisant sous l'influence des émotions,
ce sont, dit M. Potain, « des souffles de consultation ». Le cœur,
dans ce cas, est petit, contrairement à ce qui a lieu pour l'insuffisance mitrale, et le pouls, bien que rapide, n'est jamais irrégulier.
Ce souffle se rencontre souvent dans la chlorose, le goitre exophthalmique, le rhumatisme articulaire aigu (dans la période qui précède
l'existence possible et réelle d'un souffle d'insuffisance).

Notre ami G. Barbier, dans une thèse récente (Paris, 1896), admet
et donne des observations probantes d'insuffisance mitrale fonctionnelle. Peacock et après lui Schott, décrivent l'insuffisance mitrale
dans la dilatation aiguë du cœur. Or, rien n'est moins prouvé d'après
les observations qu'ils en donnent.

Dans la cardiosclérose, on observe assez fréquemment l'inocclusion
relative de l'orifice auriculo-ventriculaire gauche. Lorsque l'artério-
sclérose a progressé, dit M. Huchard, lorsqu'elle a envahi et com-

promis une grande partie du muscle cardiaque, les cavités du cœur se dilatent, et avec elles les orifices auriculo-ventriculaires. Il en résulte alors une insuffisance fonctionnelle, laquelle se manifeste par l'existence d'un souffle systolique doux et bien localisé à la pointe du cœur, aussi bien à l'orifice mitral qu'à l'orifice tricuspidien. Puis, lorsque le myocarde devient progressivement insuffisant, il n'a pas la force de produire un souffle, le premier bruit normal tend à s'atténuer et même à disparaître.

Chez les malades porteurs de souffles extra-cardiaques ou de souffles d'insuffisance fonctionnelle, les signes d'auscultation peuvent disparaître et donner l'illusion de guérisons, si le diagnostic d'insuffisance mitrale avait été porté. Ce n'est qu'une illusion, car la lésion mitrale une fois constituée suit toujours une marche progressive. C'est, dit M. Potain, « une lésion incurable, dont les conséquences sont infiniment variables et qu'aucun traitement ne saurait modifier ».

Rétrécissement mitral. — Une endocardite altérant les valves et leurs cordages tendineux peut en même temps qu'elle déforme ces valves et les rend insuffisantes, déterminer leur soudure, de même que l'inflammation des paupières au niveau des commissures peut rétrécir l'ouverture palpébrale, suivant la remarque si judicieuse de Bouillaud. Dans ce cas, le rétrécissement mitral d'origine rhumatismale peut exister isolément ou, au contraire, s'accompagner d'insuffisance. C'est la maladie mitrale.

Ces deux lésions agissent dans le même sens pour augmenter le travail de l'oreillette gauche, la dilater et amener souvent d'une façon précoce une insuffisance tricuspidienne, car le rétrécissement mitral « équivaut à une ligature posée sur les veines pulmonaires ».

La circulation pulmonaire étant de bonne heure gênée, les rétrécis sont dyspnéiques ; ils ont de plus le facies rouge des mitraux ; ce sont aussi des dyspeptiques.

A l'examen, l'arythmie du cœur est fréquente ; l'irrégularité du cœur rend difficile l'auscultation ; les souffles se confondent et l'important est de localiser ces bruits à l'orifice mitral.

Le rétrécissement mitral rhumatismal aboutit à une date peu éloignée du début à des crises asystoliques.

Dans un certain nombre de cas, la grossesse a pu être incriminée comme cause du rétrécissement mitral. Cette cause, entrevue déjà par Duroziez (*Traité clinique des maladies du cœur*), a été tout récemment bien mise en évidence par MM. Weber et Deguy (*Presse médicale*, 9 février 1898). Ces auteurs font entrer en ligne de compte dans la pathogénie de ces rétrécissements mitraux le rôle de petits foyers d'apoplexie valvulaire.

Bien différent de ces types cliniques est le rétrécissement mitral pur de Duroziez se montrant chez des jeunes filles ou de jeunes femmes et attribué, par M. Potain et ses élèves, à une tuberculose arrêtée dans son évolution, par Sansom et Goodhart à une endocardite intra-utérine, par M. Huchard et aussi par Duroziez, à une sorte d'arrêt de développement congénital de la valvule mitrale.

Cette sténose est constituée anatomiquement d'une façon spéciale. Ici ni végétations, ni aspérités de la face libre ; aucune trace d'endocardite scléreuse. La valvule mitrale a la forme d'un entonnoir dont l'extrémité inférieure est une fente recevant à peine le bout du petit doigt.

Le résultat de cette lésion congénitale est d'entraîner des troubles dans le fonctionnement du cœur, troubles qui aboutissent à la dilatation et à l'hypertrophie de l'oreillette gauche et à l'hypertension dans le système pulmonaire (1). Par contre, le ventricule gauche est atrophié, petit, faible et mince, le débit sanguin étant sans cesse au-dessous de ce qu'il devrait être.

Cette affection est donc le type de ce que M. Potain appelle une aptitude fonctionnelle restreinte ou miopragie ; le cœur est réglé pour un petit travail. Les artères participent à cette diminution de volume ; elles sont étroites et à parois minces. Tout l'individu présente « une sorte d'infantilisme mitral » (Huchard).

Rien n'est plus variable que les signes physiques fournis par cette maladie ; ils sont si nombreux qu'il semble qu'il n'y en ait aucun de sûr et, en effet, tous peuvent faire défaut à l'exclusion d'un seul, le plus constant de tous, le dédoublement du second bruit.

La malade, le plus souvent une jeune fille, se plaint de gêne pour courir, de dyspnée au moindre effort, de battements de cœur tumul-

(1) L'état de l'oreillette gauche dans le rétrécissement mitral a d'ailleurs été bien étudié par GÉRARD, élève de M. Huchard (Paris, 1891).

tueux. de règles irrégulières et de crises dyspeptiques extrêmement douloureuses. Elle a l'apparence d'une chlorotique vraie ; elle a la peau pâle, des troubles vaso-moteurs fréquents, des vertiges et des éblouissements. Vous l'examinez et constatez à la palpation un frémissement cataire présystolique qui est la traduction du passage du sang de l'oreillette gauche dans le ventricule correspondant à travers la mitrale sténosée. Le pouls est petit et faible (1).

Auscultez cette malade et vous entendrez un des signes suivants qui, à lui seul, dans les cas frustes permet de poser le diagnostic : un roulement diastolique dû à la diastole auriculaire, suivi d'un renforcement présystolique (systole auriculaire) : la dureté du premier bruit, le dédoublement du second bruit et enfin le claquement d'ouverture de la mitrale pour la révolution cardiaque suivante ; à la base enfin un retentissement diastolique au foyer d'auscultation de l'artère pulmonaire.

M. Potain a expliqué de la façon suivante dans ses cliniques de la Charité, les raisons qui modifient les signes physiques de la sténose mitrale : « Le claquement d'ouverture de la mitrale est un signe important lorsqu'il existe ; mais il peut se confondre avec le dédoublement du second bruit. Le roulement diastolique est plus constant et il se manifeste lorsque la diastole est courte et que les battements du cœur sont fréquents, car l'accélération des mouvements de l'ondée sanguine favorise la production des vibrations sonores. La dureté du premier bruit est un signe habituel au début. Le dédoublement du second bruit est un signe presque constant ; au début il y a précession aortique causée par l'aspiration ventriculaire ; dans la phase intermédiaire le dédoublement disparait entièrement.

« Enfin dans la période ultime la tension s'élève dans la circulation pulmonaire et il y a précession pulmonaire. »

Quelle est l'évolution de la maladie ? Comme le cœur est réglé

(1) Il est régulier la plupart du temps dans le rétrécissement mitral type Duroziez ; mais presque toujours irrégulier dans les autres variétés pour des raisons diverses exposées dans la thèse de Mlle Namplioton (Paris, 1897). Parmi toutes ces causes, une des plus importantes est le réflexe parti de l'estomac. La plupart des mitrales sont des dyspeptiques, et leur dyspepsie engendre de l'arythmie et de la tachycardie. Ces faits ont été bien mis en évidence par M. Deguy dans la thèse ci-dessus mentionnée, où se trouve exposée une partie des idées de M. Huchard à ce sujet.

r un petit travail, le corps entier est adapté à un petit cœur. On
t même concevoir qu'une malade placée dans des conditions
ygiène rigoureuse et n'exigeant de son cœur qu'un travail modéré
sse vieillir sans présenter le moindre trouble et mourir d'une
ction intercurrente. En effet, dans certains cas, c'est l'autopsie qui
èle la présence d'un rétrécissement mitral.

e plus souvent, il est vrai, il n'en est pas ainsi et sous l'influence
fatigues, d'une grossesse, etc., des accidents hyposystoliques se
larent moins promptement toutefois que dans la sténose rhuma-
nale. Parfois aussi, ce sont des accidents qui viennent hâter la
rche et assombrir le pronostic : ici, une embolie cérébrale; là, des
norrhagies ; ailleurs, une intolérance stomacale absolue avec crises
loureuses. Tous ces phénomènes légitiment la phrase que notre
ître M. Huchard dit si volontiers : « La sténose mitrale est une
ction palpitante, dyspnéisante, hémoptoïsante, embolisante, par-
s aussi gastropathisante. »

e début étant insidieux, l'évolution lente, c'est la présence du
hme mitral révélé à l'auscultation qui fait poser le diagnostic.

Dans quelques cas d'insuffisance aortique où la lésion scléreuse
te surtout sur la valve sigmoïde en rapport avec la grande valve
trale qui fait partie du système artériel, comme le dit M. Huchard
gion *mitro-aortique* de Deguy et Weber) il peut se produire un
ffle ou un roulement présystolique qui en impose pour un rythme
tral. C'est le faux rétrécissement mitral de l'insuffisance aortique
ansom, Huchard).

e dédoublement du second bruit inconstant est dû à la respiration,
près M. Potain; il est physiologique. Il est donc utile de retenir
fait pour éviter une erreur d'interprétation.

e rétrécissement mitral spasmodique étudié par Chevereau
ns une thèse inspirée par Cuffer peut être confondu avec la sténose
trale. Ce syndrome clinique, nié par quelques auteurs, est certai-
nent rare et se présente chez des hystériques ou des saturnins
rfois dans la chlorose. D'ailleurs, pas de rudesse dans le frémisse-
nt cataire et dans le souffle présystolique, coexistence de souffles
tra-cardiaques et grande variabilité des signes perçus. M. Barié
maine médicale, 1898) est revenu à nouveau sur ces affections
asmodiques du cœur.

Il existe enfin une forme de rétrécissement mitral chez les artério-scléreux, bien mise en relief par Blind dans une thèse inspirée par M. Huchard. C'est une affection qu'on ne rencontre qu'après 50 ans, relativement rare, s'accompagnant des signes vulgaires de l'artério-sclérose, arythmie, tachycardie et dyspnée toxique.

Anatomiquement, c'est surtout la grande valve qui est atteinte, d'où association possible de ce rétrécissement mitral avec le rétrécissement sous-aortique. Les symptômes d'auscultation sont masqués en grande partie. Dans cette affection en effet, il y a à la fois retentissement diastolique au foyer de l'artère pulmonaire (sténose mitrale) et à l'aorte (artériosclérose). La tachycardie masque le souffle diastolique du rétrécissement mitral. Le roulement présystolique se confond avec le bruit de galop de la néphro-sclérose. Le dédoublement du second bruit n'existe pas, puisque les deux tensions aortique et pulmonaire s'égalisent par exagération des deux.

Nous voyons aussi s'ajouter à la dyspnée mécanique du rétrécissement mitral, la dyspnée toxi-alimentaire de l'artério-sclérose.

« Ce qui caractérise avant tout cette maladie, dit M. Huchard, c'est le désaccord complet entre le peu d'intensité des signes physiques et la gravité des troubles fonctionnels. »

(Nous aurions dû logiquement faire cette description sommaire au chapitre des cardiopathies artérielles.)

Insuffisance aortique. — Nous avons en vue dans cette description l'insuffisance aortique d'origine cardiaque, observée chez les jeunes sujets à la suite du rhumatisme articulaire aigu ou d'autres maladies infectieuses. C'est ici une endocardite scléreuse (1), chronique d'emblée ou non, qui produit une altération des valves et en détermine l'insuffisance. L'effet de cette lésion est d'augmenter la quantité de

(1) Nous conservons, ici encore, le terme d'endocardite qui est classique et presque imposé par l'usage. Cependant, dans un travail récent sur la région mitro-aortique (*Archives de méd. exp.*, mai 1897). MM. Weber et Deguy expriment l'opinion que nous admettons d'ailleurs pleinement, que les sigmoïdes de l'aorte sont une formation purement aortique; tandis que d'après la conception classique elles seraient formées par l'endocarde et l'endartère adossés. D'après MM. Weber et Deguy, on ne devrait donc pas dire une endocardite aortique mais une *aortite sigmoïdienne* ou une sigmoïdite. Comme notre thèse est surtout une thèse de thérapeutique et que nous ne pouvons faire qu'un aperçu clinique relativement sommaire, il vaut mieux que nous nous en tenions, à ce point de vue, aux données classiques.

sang que reçoit le ventricule gauche pendant la diastole et par
conséquent de distendre ce ventricule. Comme toujours, la dilatation
s'accompagne d'hypertrophie qui, pendant longtemps, compense la
lésion. Tandis que les troubles de la petite circulation sont rares,
ceux de la grande le sont au plus haut point. « En effet, dit notre
maître, M. André Petit, l'aorte privée de son point d'appui par
l'insuffisance des sigmoïdes ne peut plus, comme à l'état physiologique, faire progresser le sang par sa propre systole et transformer
pour les artères qui sont en aval le courant intermittent en courant
continu. Aussi tout l'arbre artériel se trouve-t-il soumis à des alternatives de pression et de dépression. »

Le malade atteint d'insuffisance aortique est un cardiaque pâle ; la
peau est d'un blanc mat ; ses yeux sont vifs et brillants ; il est sujet
aux céphalées, aux bouffées congestives vers le cerveau, aux vertiges,
aux étourdissements : en un mot, son cerveau est mal irrigué. Il se
plaint d'ordinaire aussi de dyspepsie, de douleurs gastralgiques avec
sensation de barre.

Si vous l'examinez, vous voyez une voussure traduisant l'hypertrophie du ventricule gauche, accompagnée de danse des artères, et en
effet, la percussion donne de la matité précordiale. A l'auscultation
vous avez un souffle diastolique, doux, filé, aspiratif, dû au reflux du
sang de l'aorte dans le ventricule, sous l'influence de l'aspiration ventriculaire et de la tension intra-aortique. Souvent, c'est au deuxième
espace intercostal droit que vous l'entendrez ; dans quelques cas, c'est
à l'appendice xiphoïde qu'il faudra le chercher.

De plus, les carotides sont animées de battements ; le pouls caractéristique au toucher et au tracé sphygmographique, le pouls de
Corrigan, comme on l'appelle, et qu'on devrait appeler plutôt *pouls
de Vieussens* (Huchard) (1), est ample, bondissant, dépressible et
régulier.

Duroziez a donné un signe qui, lorsqu'il existe avec d'autres
signes, a une grande valeur ; isolé, il n'est pas pathognomonique
c'est le double souffle intermittent crural.

Le pouls capillaire observé aux ongles, au niveau du front, sur la
« luette, sur la rétine à l'ophtalmoscope, est dû au spasme artériel.

(1) HUCHARD. Une rectification historique en faveur de Vieussens. *Société médicale des hôpitaux,* 1894.

Comme tel il n'est pas pathognomonique, car on le rencontre dans le goitre exophtalmique et dans d'autres affections.

La tension artérielle dans l'insuffisance aortique est augmentée; car le ventricule gauche, hypertrophié, envoyant le sang plus énergiquement dans les vaisseaux, provoque leur spasme, et ce spasme périphérique contribue puissamment à relever la pression sanguine.

Cette affection peut permettre aux malades qui en sont atteints une vie à peu près normale pendant longtemps, car elle s'accompagne moins de crises asystoliques que la lésion mitrale; par contre, l'embolie et la syncope sont plus fréquentes.

Facile à diagnostiquer le plus souvent, elle offre, dans certains cas, des difficultés presque insurmontables. Les observations citées par notre collègue et ami Magdelaine le prouvent surabondamment (1). Nous avons pu nous en convaincre nous-même, car M. Huchard a attiré cette année deux fois notre attention sur des souffles cardio-pulmonaires de la base. Ce qui permet de les reconnaitre, c'est leur mésodiastolisme; car ni leur timbre, ni leur intensité, ni leur variabilité n'ont de valeur. En effet, si d'ordinaire ces souffles sont doux, superficiels, se modifiant d'un moment à l'autre, dans d'autres cas ils sont fixes et presque en jet de vapeur. Ce qui augmente encore les difficultés du diagnostic, c'est ce fait qu'ils se produisent comme l'insuffisance aortique cardiaque, surtout chez les adultes, exceptionnellement chez les enfants et les vieillards.

M. Barié a consacré à cet important sujet des pseudo-insuffisances, aortiques, trois numéros des *Archives générales de médecine*.

Bien plus facile est le diagnostic différentiel entre l'insuffisance aortique cardiaque et l'insuffisance artérielle, comme nous le verrons plus tard en étudiant cette affection.

Dans quelques cas, il existe, d'après Litten, des insuffisances aortiques sans souffle, surtout, dit Gerhard, au Congrès de Médecine de Berlin, 1894, quand il existe d'autres lésions valvulaires, la vitesse du courant sanguin n'étant pas assez grande pour donner lieu à la production d'un souffle diastolique. Cela prouve, d'après Leyden, que la non-existence ou la disparition d'un bruit de souffle diastolique aortique ne suffit pas pour affirmer l'absence ou la guérison d'une lésion des valvules de ce vaisseau.

(1) *Sur les souffles cardio-pulmonaires de la base.* Th. Paris, 1897.

Rétrécissement aortique. — Compliquant l'insuffisance aortique et coexistant avec elle, le rétrécissement aortique reconnait la même cause, l'endocardite qui déforme, épaissit et fait adhérer les valves aortiques. Parfois, comme Vulpian l'a signalé, le rétrécissement est *sous-aortique* et résulte plutôt de l'inflammation propagée d'une lésion mitrale.

Le rétrécissement ajoute ses effets à ceux de l'insuffisance pour dilater et hypertrophier le ventricule gauche.

Caractérisé cliniquement par un souffle systolique au niveau du deuxième espace intercostal droit avec frémissement et par un pouls lent et dur, le rétrécissement aortique est compatible pendant longtemps avec une bonne santé générale. C'est de toutes les lésions valvulaires la mieux tolérée.

Disons enfin qu'en clinique, il est fréquent de rencontrer des cœurs compliqués, nous voulons dire affectés de plusieurs lésions orificielles. Loin de se compenser, ces lésions prennent, le plus souvent, une gravité plus grande en s'ajoutant, et contribuent à faire apparaitre promptement la période de décompensation.

Affections valvulaires du cœur droit. — Parmi elles, il en est une seulement qui mérite d'attirer notre attention, c'est l'insuffisance tricuspidienne, parce qu'elle est l'aboutissant presque fatal des autres affections valvulaires.

Dans l'immense majorité des cas, c'est une insuffisance fonctionnelle sans altération des valves ; elle succède aux lésions mitrales et en particulier au rétrécissement, aux lésions pulmonaires (emphysème, sclérose pulmonaire, dilatation des bronches) ; enfin c'est le terme ultime de ces cardiopathies réflexes si bien décrites par Potain d'abord, et Barié ensuite, que ce réflexe parte d'une névrite, d'une névralgie ou d'une lésion de l'estomac, de l'intestin, des voies biliaires ou des reins.

Chaque fois donc qu'un excès de pression existera dans la circulation pulmonaire, la valvule tricuspide qui commande cette circulation sera forcée et elle ouvrira ainsi la porte à l'asystolie.

Le malade présente le tableau si vivant de Maurice Raynaud. « La face présente des modifications remarquables de la circulation capillaire ; quelquefois décolorée, elle est le plus souvent injectée d'une teinte vineuse, sillonnée en tous sens, mais surtout aux pommettes, aux ailes du nez, au pourtour des lèvres par des vésicules variqueuses ; les lèvres sont cyanosées et livides ; le fond du teint est d'un jaune blafard, cireux ; souvent on remarque une teinte jaunâtre des conjonctives ; les paupières sont légèrement œdémateuses, demi-transparentes ; les grosses veines du cou sont dilatées, flexueuses, souvent animées de battements ; on constate une anasarque généralisée surtout aux membres inférieurs ; il y a de l'ascite. Le malade est en proie à une anxiété respiratoire continuelle mais qui s'exagère par les mouvements, surtout par les mouvements d'ascension. Dans un degré plus avancé, il est même réduit à ne pouvoir supporter la position horizontale. Il passe les nuits, assis dans un fauteuil, évitant les moindres efforts, même celui qui est nécessaire pour parler. Il n'y a pas d'amaigrissement considérable, mais une altération plus ou moins profonde de la physionomie, une impression d'angoisse perpétuelle. »

Ce tableau est celui de la cachexie cardiaque, l'aboutissant des lésions valvulaires. A cette période il est fréquent, comme nous l'a montré M. Huchard, de rencontrer une teinte ecchymotique encadrant la rotule des deux côtés ; c'est un signe de thrombose cardiaque dont l'apparition est d'un sévère pronostic.

Auscultez ces malades et vous entendrez un souffle systolique de la pointe, prolongé le long du sternum sans propagation dans le dos ; dans les veines jugulaires vous verrez un pouls veineux systolique, et vous sentirez des battements hépatiques.

C'est alors que se pose l'indication des médicaments antiasystoliques et en particulier de la digitale ; mais à la longue, la digitale est impuissante à relever la contraction cardiaque ; « il y a même dans cette inefficacité du médicament un élément pronostique très important et des plus fâcheux ».

Les autres lésions valvulaires du cœur, rétrécissement tricuspidien, insuffisance et rétrécissement pulmonaires sont des raretés cliniques, des faits d'autopsie qui n'ont aucun intérêt dans l'étude des cardiopathies. Seul, le rétrécissement pulmonaire (dont nous avons rencontré plusieurs cas, notamment deux dans le service de nos maîtres André Petit et Huchard, est utile à reconnaître pour prédire ou dépister une tuberculose pulmonaire.

§ 2. — Cardiopathies artérielles.

Tandis que, dans les maladies valvulaires du cœur, le souffle a une importance considérable, puisqu'il décèle la lésion anatomique, il n'a au contraire qu'une valeur relative dans les maladies artérielles dans lesquelles la maladie générale, l'artériosclérose prime tout.

L'artério-sclérose est produite par une hypertension artérielle permanente, causée elle-même par des poisons vaso-constricteurs amenant le spasme artériel.

Ces poisons sont fournis, pour une grande part, par des matériaux de déchets non éliminés et provenant d'une alimentation carnée trop exclusive, ainsi que l'enseigne et démontre M. Huchard. (Voir thèses de Picard et Bohn, 1898.)

A côté de l'alimentation, il y a des causes toxiques (tabagisme, saturnisme, impaludisme, syphilis) ; des causes infectieuses (fièvre typhoïde, variole, diphtérie, scarlatine) ; des causes diathésiques (rhumatisme chronique et goutte).

D'autres causes viennent ajouter leur action prédisposante, telles les émotions, la grossesse, la ménopause. le surmenage.

Enfin l'hérédité joue un rôle considérable puisque ces affections sont transmissibles, et M. Huchard a insisté à maintes reprises sur « l'aortisme héréditaire ».

Nous ne parlons pas de l'âge qui certes a de l'influence ; mais toutes les causes que nous avons énumérées produisent chez les malades une vieillesse anticipée. « On a l'âge de ses artères », dit Cazalis.

« Dans l'évolution de l'artério-sclérose généralisée on peut distinguer deux périodes anatomiques : 1° le développement de l'endovascularite ; 2° les troubles nutritifs qui en sont la conséquence, conduisant d'une part à la sclérose artérielle, de l'autre à la sclérose viscérale. » (Huchard et Weber.)

Cliniquement, cette première période est souvent latente ; la seconde offre les symptômes les plus variés qui font de cette maladie une affection protéiforme par excellence. Car l'étiologie apporte son appoint pour la localisation des scléroses viscérales, « le cœur est pris chez les arthritiques ; le foie chez les alcooliques : le rein chez les saturnins ; le cœur, le foie, le rein séparément ou en même temps chez les goutteux ».

L'affection débute par des symptômes d'hypertension vasculaire. Le pouls est dur, serré, concentré, cordé, avec tracés sphygmographiques à petite amplitude, à sommet horizontal et à descente rapide et sans dicrotisme ; ou bien il est plein, avec sensation de prolongation de la diastole artérielle, le vaisseau rempli à l'excès ne s'affaissant qu'incomplètement durant le repos du cœur.

La tension artérielle est exagérée par suite d'un spasme et ce spasme donne lieu aux accès de pâleur de la face et des téguments ; aux anémies locales ; aux syncopes et asphyxies locales des extrémités ; aux refroidissements partiels. Cette vaso-constriction est démontrée, non seulement par la clinique, mais aussi et surtout par les effets du régime alimentaire.

Puis, surviennent des accès de polyurie, des palpitations cardiaques nocturnes souvent provoquées par le travail de la digestion, de l'arythmie et de la tachycardie ; des douleurs vagues ou une sensation de barre épigastrique ; des crampes et des douleurs musculaires ; des accès de fatigue physique ou intellectuelle ; une sensation de vague cérébral avec léger état vertigineux ; enfin le symptôme le plus constant de tous, une *dyspnée d'effort* exagérée par la marche et le mouvement, survenant parfois spontanément pendant la nuit : c'est la *dyspnée toxi-alimentaire* si bien mise en relief par les travaux de M. Huchard et de ses élèves et dont on méconnaît trop souvent la nature. (Voir thèses de Picard et Bohn.)

Examinez ces artério-scléreux, vous constaterez à la palpation une impulsion forte du cœur avec choc précordial sur une large surface (cœur impulsif) ; à la percussion, une hypertrophie cardiaque notable et l'auscultation vous révélera la présence d'un bruit de galop. Complétant votre examen, vous trouverez au foyer aortique des bruits secs et parcheminés avec bruit diastolique, retentissant, métallique et clangoreux au niveau du 3e ou 4e espace intercostal droit.

A une période un peu plus éloignée du début, vous constaterez des battements anormaux des artères du cou, se traduisant subjectivement par des pulsations douloureuses dans la tête, de la surélévation des sous-clavières et de l'aorte, et enfin une augmentation de la matité aortique. Ce sont là les signes d'une ectasie aortique au début, indice assez constant de l'artério-sclérose.

Tel est le résumé de cette période artérielle de l'artério-sclérose, si magistralement décrite par notre maître dans son *Traité des maladies du cœur et des vaisseaux.*

Suivant la localisation anatomique du processus scléreux sur l'aorte seule, sur les valvules auriculo-ventriculaires ou aortiques, sur les artères coronaires, sur les artères du rein, sur les artères cérébrales ou bronchiques, nous avons des tableaux cliniques différents qu'il est essentiel de bien connaître.

Insuffisance aortique artérielle. — Le maximum des lésions existe dans la portion ascendante et la courbure de l'aorte dont les parois sont épaissies et athéromateuses. Il peut même y avoir des poches anévrysmales. L'histoire clinique de cette insuffisance aortique a été exposée par M. Huchard, dans la *Semaine médicale*, février 1891. La percussion démontre que l'aorte dépasse le bord droit du sternum, et la palpation permet de constater la surélévation de la crosse aortique et des sous-clavières et de sentir un frémissement vibratoire marqué. A l'auscultation, on entend un souffle localisé au niveau du deuxième espace intercostal droit, s'étalant plus en largeur qu'en hauteur. Ce souffle est systolique quand les valvules sont suffisantes, aux deux temps dans le cas contraire. « Le souffle est souvent râpeux, rude et même piaulant. On constate souvent un double souffle, le premier « systolique » étant le plus souvent bref et parcheminé. Or, dans ces cas, à l'autopsie, on ne trouve aucune trace de rétrécissement aortique dont le souffle systolique de la base faisait cependant prévoir l'existence. Il ne s'agit pas alors d'un souffle anémique comme on l'a dit, mais d'un bruit morbide dû au simple frottement de la colonne sanguine contre les rugosités de l'aorte athéromateuse. Il faut encore admettre que ce bruit de va et vient (bruit de l'artério-sclérose aortique) peut être dû à un peu de péricardite de la base, fréquente dans l'insuffisance artérielle. »

Le cœur ne tarde pas à s'hypertrophier pour lutter contre l'obstacle et à se scléroser, car il est moins bien irrigué, par suite de la sclérose des artères coronaires.

Cardiopathies artérielles à type myo-valvulaire. — Ces affections, bien décrites d'après M. Huchard dans la thèse de Faure-Miller, sont dues à la localisation de la sclérose sur les piliers val-

vulaires sans altération des valvules ou sur les valvules elles-mêmes.
Il résulte de cette localisation une série de lésions dont nous avons
déjà parlé : l'insuffisance fonctionnelle de la mitrale et le rétrécissement mitral des artério-scléreux. Les souffles qui traduisent l'existence de ces lésions n'ont pas une extrême importance : ils peuvent
disparaître malgré la persistance des altérations scléreuses du
myocarde.

Angine coronarienne et cardio-sclérose. — La localisation de la
sclérose sur les artères coronaires donne lieu d'une part à la cardio-
sclérose ; de l'autre aux accès d'angine coronarienne.

Un cœur cardio-scléreux est hypertrophié parce qu'il est envahi
par l'hyperplasie conjonctive et qu'il a à lutter contre l'obstacle périphérique, le spasme artériel. Le choc précordial souvent exagéré se
fait sur une large surface, et l'auscultation révèle de la tachycardie
avec ou sans bruit de galop. Quand la tachycardie existe, on peut
faire naître le bruit de galop en faisant exécuter certains efforts au
malade.

M. Huchard a coutume de dire : « Il n'y a pas de bruit de galop
sans tachycardie. » Quelle est donc la pathogénie de cette tachycardie,
symptôme presque constant en clinique et qui va à l'encontre des
idées physiologiques qui veulent que l'hypertension artérielle s'accompagne du ralentissement du pouls? Pour l'interpréter dans quelques
cas, on pourrait. admettre des compressions des nerfs du plexus
cardiaque par péri-aortite. Nous venons d'observer dans le service
du Dr Rendu une malade qui, présentant une tachycardie considérable, avait en même temps un retentissement diastolique de l'aorte.
Ici, la tachycardie était vraisemblablement due à la péri-aortite.

La cardio-sclérose peut, dans quelques cas, sous l'influence d'efforts
ou de fatigue, aboutir à la dilatation aiguë du cœur avec asystolie
rapide.

D'autres fois, loin d'observer de la tachycardie, on voit des pulsations peu fréquentes. accompagnées d'attaques syncopales ou pseudo-
apoplectiques. Ce syndrome, connu sous le nom de « maladie de
Stokes-Adams », est souvent une manifestation de l'artério-sclérose.

Enfin, c'est l'arythmie qui peut éclater, arythmie inconsciente pour
le malade.

Quant à l'angine coronarienne, syndrome de Rougnon-Heberden, elle a pour cause une lésion inflammatoire de l'aorte localisée vers l'orifice des artères coronaires (aortite en plaques) ou encore une lésion des coronaires sans aortite, ayant pour conséquences une diminution de leur lumière, un rétrécissement de leur calibre, et pour effet l'ischémie du myocarde. C'est une affection commune de 40 à 60 ans dont l'étiologie se confond avec celle des artérites. L'angine coronarienne est caractérisée par ce fait que le début et la fin de l'accès sont rapides ; de plus, l'accès est nettement provoqué, le plus souvent, par un effort, et quelquefois, par une émotion. Les vrais angineux, des hommes la plupart du temps, sont « de vrais subcardialgiques ». Ils sont en imminence constante d'accès et passent leur vie dans la crainte et la menace continuelle de la mort subite par syncope.

Néphro-sclérose. — Elle est le résultat de la localisation de la sclérose sur les artères rénales. Dès le début, il survient chez ces malades une dyspnée spéciale à laquelle M. Huchard a donné le nom de « dyspnée toxi-alimentaire » et qui récemment a été parfaitement étudiée dans les thèses de ses élèves MM. Picard et Bohn. C'est une dyspnée à rémissions et à paroxysmes souvent nocturnes et provoquée par l'effort ou la marche.

La cause de cette dyspnée réside dans une intoxication exogène d'origine alimentaire chez un artério-scléreux cardio-rénal. Ce malade ne présente en effet pas trace d'albumine dans les urines ; à l'auscultation, on entend un bruit de galop et de la tachycardie : dans la poitrine on ne trouve aucun râle qui puisse faire admettre une cause mécanique à cette dyspnée.

A cette période, la perméabilité rénale existe encore, comme on peut s'en rendre compte par l'expérience du bleu de méthylène ; d'ailleurs, la dyspnée cesse sous l'influence du régime lacté absolu d'une quinzaine de jours, pour reparaître à l'occasion de fautes de régime. Bohn dans sa thèse a décrit les longues rémissions de la dyspnée toxi-alimentaire.

Plus tard, quand la perméabilité rénale est diminuée, à la dyspnée toxi-alimentaire d'origine exogène, à rémissions et à paroxysmes, peut faire suite la dyspnée urémique, continue, d'origine endogène.

Elle est due à la rétention des produits de déchets normalement excrétés par les reins.

Celle-ci est caractérisée objectivement par la respiration de Cheyne-Stokes, par la présence d'albumine dans les urines et par une contraction pupillaire considérable. Elle est améliorée, mais jamais guérie par le régime lacté.

Enfin la sclérose localisée aux artères bronchiques peut se compliquer d'emphysème pulmonaire, cause de dyspnée mécanique; celle localisée à l'origine de la sous-clavière donne lieu à de l'inégalité du pouls et à du défaut d'isochronisme des pulsations radiales.

En résumé, les cardiopathies artérielles, comme l'a établi M. Huchard, présentent trois périodes dans leur évolution.

La première, *artérielle* pure, caractérisée par l'augmentation permanente de la tension vasculaire.

La seconde, *cardio-artérielle*, caractérisée par l'endartérite des vaisseaux de la périphérie, des viscères et du myocarde.

La troisième enfin, *mitro-artérielle* ou de décompensation, caractérisée par une dilatation aiguë des cavités cardiaques. L'aortique est devenu un mitral par le souffle.

Trois complications sont à redouter pendant leur évolution : l'accès d'angine de poitrine coronarienne ; l'œdème aigu du poumon par péri-aortite ; les symptômes toxiques par insuffisance rénale et hépatique.

Elles aboutissent souvent à la cachexie artérielle caractérisée par un amaigrissement et une émaciation extrême des masses musculaires, l'aspect pâle et terreux de la face.

§ 3. — Troubles fonctionnels du cœur.

Il nous reste à étudier maintenant un troisième groupe d'affections cardiaques, les troubles fonctionnels. Les malades qui les présentent sont de *faux cardiaques*. Ils sont nombreux, comme il nous est facile de nous en rendre compte à la consultation du mardi de l'hôpital Necker. Ces troubles fonctionnels ont la plus haute importance dans la pratique: car ils sont souvent l'occasion d'interprétations inexactes. Les malades qui en sont porteurs exagèrent leurs sensations à ce point, qu'à notre avis il est plus difficile d'examiner un cœur sain,

voulons dire fonctionnellement troublé qu'un cœur atteint de
[..]n organique.

[..]ant d'aborder ces troubles fonctionnels, signalons la surcharge
[..]seuse du cœur, ou adipose cardiaque qu'il est difficile de classer
[..]e nous rangeons dans les fausses cardiopathies.

[..]us n'insisterons pas, l'ayant déjà fait ailleurs, sur les souffles
[..]-cardiaques qui existent surtout chez les sujets dont le cœur
[..]ique et petit, souffle et palpite douloureusement, et en imposent
[..]une affection du cœur. Le siège de ces souffles, leur rythme
[..]-systolique ou méso-diastolique, leur mutabilité fréquente, leur
[..]nce chez des hystériques, des nerveux, des chlorotiques, des
[..]lowiens, permettent de les reconnaître.

[..]côté des souffles, les palpitations, l'arythmie, les intermittences
[..]ent souvent faire songer à une affection organique.

[..]lpitations. — C'est un phénomène subjectif, contrairement à
[..]chycardie qui est un phénomène objectif.

[..]es battements du cœur sont sentis par le malade et donnent
[..] une sensation sinon douloureuse, du moins pénible » (André
[..]t).

[..]ennec d'ailleurs avait défini les palpitations de la façon sui-
[..]: « Le mot palpitation de cœur, dans le langage médical usuel,
[..]être défini un battement du cœur sensible et incommode pour le
[..]de, plus fréquent que dans l'état naturel, et quelquefois inégal
[..]les rapports de fréquence et de développement. » Il ajoutait de
[..]que le malade sent battre son cœur, ce qui n'existe pas à l'état
[..]al, et qu'il peut aussi l'entendre battre, surtout quand il est
[..]hé. Cependant, quoique ayant donné une assez bonne définition
[..] palpitation, Laënnec la confondait toutefois avec la tachy-
[..]ie. Or il faut savoir, comme le dit avec raison M. Huchard, qu'on
[..]avoir de la tachycardie sans palpitation, et de la palpitation sans
[..]eardie. Les tachycardiques peuvent ne pas sentir battre doulou-
[..]ment leur cœur, tandis qu'au moment d'une palpitation, le
[..]de le sent battre. M. Huchard distingue cinq causes d'erreur
[..]le diagnostic des palpitations, qui sont: 1° la tachycardie simple,
[..]soulèvement plus ou moins fort de la région précordiale. 3° l'hy-
[..]thésie douloureuse ou non de la région précordiale chez les

anémiques. les chlorotiques et les névropathes, 4° les intermittences cardiaques (palpitations en coup de boutoir), 5° les fausses palpitations préagoniques.

Puisque les palpitations, dit M. Huchard (*Traité de thérapeutique appliquée*) sont constituées par des battements cardiaques plus forts, plus précipités, et douloureusement ressentis, elles s'accompagnent d'une certaine angoisse ou anxiété précordiale, parfois même d'une vague sensation de dyspnée. Gendrin avait noté dans les palpitations très violentes et prolongées. l'existence d'une douleur gravative dans l'hypochondre droit, douleur qu'il expliquait de la façon suivante : Pendant les palpitations, les veines des parties latérales du cou subissent une distension notable par suite de la rapidité insolite avec laquelle le sang est ramené au cœur; cette stase sanguine serait alors l'image de celle qui se passe dans le cerveau, le poumon et le foie. d'où la céphalalgie, la dyspnée et la douleur de l'hypochondre droit que les malades accusent lorsqu'ils sont en proie à des palpitations très énergiques.

Ces palpitations se présentent d'ordinaire chez des nerveux héréditaires, ou des chlorotiques, des déprimés, des sujets intoxiqués par le thé, le café, le tabac ou l'alcool; souvent, elles sont le fait d'un réflexe parti des voies biliaires, des poumons, de l'estomac.

D'où ce conseil clinique formulé par Hirtz (de Strasbourg): « S'il existe des palpitations, auscultez le poumon », et cet autre de M. Huchard: « Examinez toujours l'estomac des malades qui accusent des palpitations ; c'est le cœur qui en palpitant pousse la plainte de la souffrance gastrique. »

Quel est le caractère des palpitations ? Tandis que les palpitations des vrais cardiaques ont un début lent et une marche progressive et qu'elles sont influencées par les efforts, les palpitations nerveuses au contraire ont un début brusque, une marche irrégulière et paroxystique, survenant sous l'influence de causes physiques ou morales très légères et elles se terminent par une sorte de crise, bâillements répétés et sanglots. Ces palpitations s'accompagneraient de changement dans les limites du cœur d'après Schott.

Parmi les sensations douloureuses accusées par le malade, il y a un groupe de palpitations fausses, sans accélération, ni violence des battements du cœur. C'est là une variété de « précordialgies » comme les appellent M. Huchard et son élève M. Chevillot. Le cœur vient battre à chaque révolution contre une paroi hyperesthésiée.

A côté de ce groupe, en existe un autre : celui des malades qui ressentent une douleur qui n'existe pas sur le trajet d'un nerf et qui n'est pas sensible à la pression. Cette douleur a un siège central et non périphérique ; c'est une « algie centrale » (Huchard), une « topoalgie » (Blocq).

Quoi qu'il en soit, « les malades qui se plaignent exclusivement de palpitations sont rarement des cardiaques ». (Potain.) A la consultation des cardiaques du mardi à l'hôpital Necker, M. Huchard nous démontre à chaque instant l'exactitude de cette assertion.

Arythmie. — Il en est de même des irrégularités ou des faux pas du cœur qui ne sont jamais plus forts que dans les cas où il n'y a pas de maladie de cœur (Stokes). Ces irrégularités qui se traduisent par l'altération des trois éléments cardiaques, rythme, force et nombre des battements, se rencontrent souvent dans le cas de réflexes retentissant sur le cœur ; surtout ceux partis de l'estomac, le *primum movens* des troubles arythmiques du cœur (Huchard).

Une des conditions physiologiques de ces réflexes réside dans la superficialité des lésions et cependant ces réflexes amènent une hypertension dans la circulation pulmonaire et peuvent arriver à produire une insuffisance tricuspidienne fonctionnelle.

Signalons enfin deux névroses bulbaires, la *tachycardie paroxystique* et la *maladie de* Stokes-Adams qui toutes deux procèdent par crises et prennent subitement le cœur au milieu de son parfait fonctionnement. Diverses variétés cliniques de la maladie de Stokes-Adams ont été très bien étudiées dans la thèse de Quelmé (Paris, 1894).

La tachycardie paroxystique bien décrite par Bouveret est caractérisée par l'accélération considérable des battements du cœur qui prennent le rythme embryocardique ; par la diminution de la tension artérielle et par de l'oligurie avec albuminurie et azoturie. C'est une affection grave qui se termine le plus souvent par asystolie ou syncope.

La maladie de Stokes-Adams improprement appelée « pouls lent permanent » (puisque la bradycardie existe par crises et que dans certains cas il existe de la tachycardie) est caractérisée par des attaques syncopales, sensations de vertige, crises épileptoïdes. A part l'augmentation de la matité cardiaque, on est frappé par la longueur extrême des silences ; et dans ces silences on entend des bruits sourds que M. Huchard rapporte à des systoles incomplètes avortées, « systoles en écho ». Nous avons pu récemment observer un malade chez lequel ce symptôme était d'une grande netteté.

« En résumé, les troubles et les déviations du rythme cardiaque, la tachycardie, l'embryocardie, la bradydiastolie, certaines arythmies et allorythmies, l'abaissement considérable de la tension vasculaire, ressortissent surtout à des troubles d'innervation cardiaque et aboutissent à l'asystolie nerveuse.

« Dans ces asystolies nerveuses, la digitale est dangereuse ; de même dans les cas de bradydiastolie où elle devient complice de la maladie. Cette asystolie nerveuse se rencontre dans le goitre exophthalmique, dans les longs accès de tachycardie paroxystique essentielle, dans la compression des pneumogastriques (adénopathie trachéo-bronchique).

« Les troubles secondaires de la circulation périphérique sont loin d'occuper la première place : peu ou pas d'œdèmes des membres inférieurs ; congestions viscérales plus tardives et moins accentuées ; jamais de foie cardiaque et rarement d'albumine dans les urines ; ce qui domine c'est le dérèglement du rythme cardiaque (tachycardie, embryocardie, arythmie, allorythmie) : ce sont quelques symptômes douloureux précordiaux, des troubles fonctionnels importants (lipothymies, syncopes) ; ce sont du collapsus cardiaque, des pneumonies du vague, de violents accès d'œdème aigu du poumon. » (Huchard.)

Fausses angines de poitrine. — Elles ont souvent un début plus dramatique et plus inquiétant que les angines coronariennes ; elles s'accompagnent de bâillements, d'éructations gazeuses, de tympanisme gastro-intestinal, de sensations de chaleur dans la poitrine. Ces fausses angines sont dues à la névralgie, à l'hyperhémie et à l'inflammation du plexus cardiaque.

Le tabac est une cause fréquente de pseudo-angine. Le principe toxique agit sur les centres nerveux et les nerfs pneumogastriques. Les accès en sont toujours spontanés et cessent avec la cause.

L'hystérie, la neurasthénie, le goitre exophtalmique, l'épilepsie produisent souvent de fausses angines.

On les rencontre de même dans les cardiopathies réflexes.

Le caractère dominant de ces fausses angines est de s'accompagner d'un cortège de symptômes bruyants, d'apparaitre sous la plus minime influence, en dehors de tout effort. « Elles guérissent, malgré la médecine et les médecins. »

Hypertrophie du cœur. — Nous comprenons, sous cette dénomination, l'hypertrophie pure, dégagée de toute sclérose ou de lésions organiques valvulaires.

Elle n'est pas admise par tous les auteurs. Ainsi le professseur Potain nie l'existence de l'hypertrophie succédant aux palpitations qui cependant est admise par Pitres.

L'hypertrophie de croissance, résultant d'après G. Sée d'un défaut de parallélisme entre le développement du cœur et celui des autres organes, est réfutée par M. Huchard qui la regarde, à juste titre, comme une hypertrophie apparente. Le thorax, en effet, subit un arrêt de développement dans son diamètre transversal et antéro-postérieur et une augmentation de son diamètre vertical. L'hypertrophie n'est bien qu'apparente, puisque c'est le thorax qui est trop petit. (*Congrès de médecine interne de Lyon*, octobre 1894.)

L'hypertrophie secondaire liée aux lésions pulmonaires, aux affections gastro-hépatiques, est, par contre, très fréquente et elle se localise exclusivement sur le cœur droit.

Elle s'annonce par de violentes palpitations avec tachycardie et peut apparaitre, dans quelques cas, sous l'influence de troubles utérins (établissement des règles et ménopause).

Dilatation du cœur. — C'est encore le fait des cardiopathies réflexes et elle s'observe surtout dans le cours des affections gastro-intestinales ou hépatiques ; c'est une dilatation du cœur droit transitoire qui cesse avec la cause.

En Allemagne, on a beaucoup exagéré la fréquence et l'importance clinique de la dilatation du cœur. Après Peacock, Leyden et Frantzel, Schott essaie de démontrer que le surmenage peut amener une dilatation du cœur avec pouls petit, arythmie, modification de la matité cardiaque. Il est facile de répondre que les malades qui ont présenté cette affection étaient au début d'une cardio-sclérose.

D'ailleurs Mme Pochryskine, dans une thèse récente, a montré que le cœur est l'objet de changements continuels, sous l'influence du repas, des émotions morales, des ascensions, des marches rapides : qu'il s'agrandit légèrement pendant l'expiration et qu'il s'abaisse dans la station debout. Cherchewsky, en 1887, avait aussi insisté sur la mobilité extrême du cœur chez les névropathes.

Par conséquent, les résultats fournis par Schott sur les dilatations du cœur, décelées par la percussion et soumises au traitement, ont loin d'avoir l'importance qu'il leur attache. Cet avis est partagé par des médecins anglais notamment par Hyde, Sansom, et Wethered qui récemment à la Société britannique de balnéologie et de climatologie « ont sévèrement critiqué les prétentions qu'a Schott de prouver la réduction du volume du cœur par les données de la percussion ».

Un dernier point important à signaler. Il peut coexister une névrose (hystérie, épilepsie) avec une cardiopathie vraie : d'où exagération des sensations perçues par les malades. On voit même survenir chez des cardiaques, des palpitations violentes, des troubles respiratoires, des syncopes, des accès pseudo-angineux, des paralysies diverses sans que rien puisse les expliquer. Elles assombrissent la scène morbide. Il est donc essentiel de les rattacher à leur véritable cause.

Nous ne saurions terminer le chapitre des troubles cardiaques réflexes, « des faux cardiaques », sans revenir une fois de plus sur l'origine gastrique de certaines fausses cardiopathies. Une erreur de diagnostic dans ces cas, entraîne une erreur de thérapeutique et nous tenons à mettre en évidence ces faits de clinique courante. Cependant il faut considérer aussi une catégorie de faits où le problème est le plus complexe, où il y a en même temps une cardiopathie et des troubles stomacaux, ces derniers aggravant les troubles fonctionnels de la maladie de cœur. Le fait s'observe surtout, nous l'avons déjà dit, dans le rétrécissement mitral ; et très souvent, dans ces cas, la médication au lieu d'être cardiaque doit viser le trouble des fonctions digestives de telle sorte que M. Huchard pouvait s'exprimer ainsi : « Je serais tenté, dit-il, d'appliquer aux cardiopathes ce précepte enseigné pour les tuberculeux :

« Entourez d'un soin pieux leur estomac. »

Dans le rétrécissement mitral, en effet, on observe souvent « de l'arythmie palpitante » analogue à l' « arythmie angoissante paroxystique » des cardio-scléreux. Cette arythmie palpitante, dit M. Huchard qui l'a décrite le premier, est la conséquence de l'hypertension dans la petite circulation dans certains cas, de l'hypertension dans les deux circulations dans le rétrécissement mitral des artérioscléreux ; et l'estomac en est très fréquemment la cause. De ce qu'un malade se plaint de palpitations et d'arythmie de son cœur, il ne faut pas en conclure que le cœur seul soit à traiter. Celui-ci donne souvent, par les palpitations et par l'arythmie, le cri de la souffrance ; mais la souffrance a parfois son siège dans un organe voisin ou éloigné, souvent dans l'estomac, le viscère réflexogène par excellence, surtout quand il s'agit de simples troubles dyspeptiques. Hüffler, Hautecœur croyaient qu'il y a hypopepsie dans les cardiopathies ; mais, il résulte des analyses du suc gastrique consignées dans la thèse de Mlle Naupliotou (service de M. Huchard) que les malades, atteints de rétrécissement mitral, présentent une variation considérable de leur chimisme gastrique ; elles peuvent passer de l'hypochlorhydrie la plus manifeste à l'hyperchlorhydrie la plus accentuée ; et ces variations du chimisme gastrique entraînent une égale variation entre les signes d'auscultation et les signes subjectifs. C'est ainsi que de temps en temps on observe de la tachycardie et ce symptôme peut faire disparaitre les signes objectifs du rétrécissement mitral, de même que, dans certains cas, il fait disparaitre même le souffle diastolique de l'insuffisance aortique et nous assistons à ce fait bizarre que la tachycardie qui fait apparaitre le rythme de galop, fait disparaitre les souffles ou les masque.

L'influence si manifeste de l'estomac sur le cœur n'avait pas échappé à Stokes.

Dès 1854, il admettait le retentissement par voie nerveuse des affections gastro-hépatiques sur le cœur. Il cite notamment le fait d'une malade qui éprouvait, depuis plusieurs années, des palpitations violentes et extraordinaires, revenant sous forme d'accès très prolongés. Pendant ces accès, le cœur était en proie à une excitation violente ; ses battements très irréguliers s'accompagnaient d'un bruit de souffle fort se rapprochant du bruit de râpe. On la croyait atteinte d'une affection valvulaire et cependant durant les périodes d'accalmie, toute trace de bruit morbide disparaissait du cœur et Stokes formule ainsi sa théorie : « Dans l'appréciation de ces faits, il est difficile de séparer les palpitations dues à un état sympathique de l'estomac de celles qui sont produites par certains ingesta toxiques agissant sur le système nerveux (thé, tabac, boissons alcooliques).

Voilà donc un exemple de fausse cardiopathie dont les phénomènes d'auscultation, s'ils ne sont pas rapportés à leur véritable cause, peuvent faire commettre une erreur de diagnostic, bien plus une erreur d'appréciation du traitement, puisque, dans des cas analogues, on peut supposer avoir guéri une affection du cœur organique.

Cette observation nous conduit donc à consacrer quelques pages à l'étude des guérisons réelles et des guérisons apparentes dans les cardiopathies ; nous verrons plus loin l'importance de ces considérations. Nous ne saurions mieux faire ici que de citer l'exposé si complet qu'en a fait M. Huchard dans le traité de thérapeutique appliquée.

A. « La plupart des cas de « guérisons » de rétrécissement mitral, de rétrécissement ou d'insuffisance aortique, ou d'insuffisance mitrale, se rapportent à des souffles extra-cardiaques qui ne sont que des bruits pulmonaires rythmés par la locomotion du cœur. La preuve en est donnée par un nombre respectable d'autopsies et par notre récente observation, relative à un très fort bruit de souffle diastolique constaté depuis plus d'une année et considéré par tous les cliniciens, comme symptomatique d'une insuffisance aortique, alors que l'autopsie en faisait constater l'absence complète.

B. « Il y a des rétrécissements orificiels (à l'aorte, à l'orifice mitral), très serrés, qui sont ou qui deviennent en quelque sorte aphones ; ils ne se traduisent plus par aucun bruit morbide, d'une part parce que l'affaiblissement du myocarde peut devenir incapable de le produire, d'autre part, parce que la sténose extrêmement accusée ne laisse plus passer qu'un mince filet sanguin. Comme le disait Bouillaud dans un langage imagé, l'archet qui fait vibrer valvules et artères, le sang, est en défaut, et le son ne se produit plus. Or, pour ceux qui font dépendre de l'intensité d'un souffle l'intensité même de la lésion valvulaire, le mot de guérison sera bien vite prononcé, ce qui est erroné.

C. « Le rétrécissement mitral est remarquable par l'extrême variabilité de ses signes d'auscultation, variabilité le plus souvent en rapport avec le ralentissement ou l'accélération du cœur, ainsi qu'avec l'état anatomique de l'oreillette gauche. Un jour, tout le « rythme mitral » est complet, avec le claquement d'ouverture de la valvule, le ronflement diastolique, le roulement présystolique, le dédoublement du second bruit à la base.

« Quelques semaines plus tard, tout disparaît sauf le dédoublement. Or, il se trouve que pendant ces quelques semaines ou quelques mois, on avait prescrit une médication iodurée à laquelle quelques auteurs attribuent hâtivement cette apparence d'amélioration ou de guérison : Erreur, puisque cette variabilité symptomatique est dans les allures de la maladie, et que bientôt ce rythme mitral va reparaître. On avait encore prescrit le repos ou la digitale, capables de ralentir les mouvements cardiaques, ou encore un traitement dirigé contre l'état gastrique, souvent cause de divers accidents cardiaques dans la sténose auriculo-ventriculaire. Guérison ou plutôt amélioration fonctionnelle, mais non pas guérison ou amélioration anatomique.

D. « Plusieurs auteurs et parmi eux G. Sée et Eichhorst ont rapporté des cas de guérisons de rétrécissement mitral, guérisons nullement démontrées par la constatation anatomo-pathologique, il faut bien le dire, mais seulement indiquées par la disparition définitive des signes d'auscultation. Il s'agissait alors, sans aucun doute, de ces cas de rétrécissements mitraux, spasmodiques, encore contestés, et caractérisés par la contraction ou la contracture partielle des muscles tenseurs de la grande valve, et cette contracture, admise par quelques auteurs, pourrait persister des années, même pendant deux ou trois ans chez les hystériques, comme Picot en rapporte deux exemples au *Congrès de Bordeaux* en 1895.

« Enfin, une autre éventualité, assez rare, peut se présenter, qui réalise les conditions d'une apparente amélioration, quand il s'agit d'une aggravation réelle. Voici un rétrécissement mitral rhumatimal qui, par les progrès de l'âge ou de la sénilité artérielle, se complique de sclérose cardio-rénale. Dans cette occurrence, nous avons démontré (1894) que l'adjonction de cette nouvelle maladie a pour résultat de diminuer l'intensité de presque tous les signes de la sténose mitrale.

« Le rétrécissement mitral des artério-scléreux, maladie hybride, est fait de contrastes :

« Le rétrécissement mitral pur atrophie ou rétracte le ventricule gauche; l'artério-sclérose l'hypertrophie. L'affection valvulaire aboutit à la dilatation et à l'hypersarcose du ventricule droit ; l'affection artérielle est sans action sur lui. Le pouls de la première maladie est petit et dépressible avec tension artérielle au minimum ; celui de la seconde est serré, concentré et cordé avec une tension artérielle à son maximum. Siège de l'hypertension vasculaire dans la petite circulation chez le mitral ; dans la grande, chez le scléreux. Dans la sténose mitrale, le cœur est réglé pour un petit travail ; dans la sclérose artérielle, le cœur a un gros travail à effectuer. Là, retrait de l'aorte, ici, dilatation aortique. Terminaison fréquente par la cachexie veineuse dans celle-là ; terminaison par cachexie artérielle dans celle-ci.

« Ces deux affections parfois associées, paraissent s'exclure ; elles sont antagonistes, mais non compensatrices ; elles s'associent pour s'aggraver, non pour s'atténuer ; les signes physiques de l'une sont diminués, effacés par les signes physiques de l'autre ; mais l'hypertension vasculaire dans le poumon s'ajoutant aux effets de l'hypertension dans tout le système aortique, il en résulte, au contraire, des conséquences graves avec lesquelles la thérapeutique aura de bonne heure à compter. Car l'atténuation des signes physiques est loin de commander celle des troubles fonctionnels. Dans le rétrécissement mitral des artérioscléreux, la dyspnée, l'arythmie cardiaque, l'angine de poitrine coronarienne, les hémorrhagies cérébrales, une albuminurie souvent légère (quoique d'une grave signification puisqu'elle est liée à la sclérose rénale concomitante et nullement à des poussées asystoliques), deviennent des éléments sévères de pronostic. Au point de vue thérapeutique, cette question a un grand intérêt, et en présence d'un de ces malades atteint d'oppression intense, on ne verra pas seulement le rétrécissement mitral, maladie dyspnéisante par elle-même, on ne verra pas seulement une dyspnée mécanique résultant d'un état congestif du poumon, mais on pensera, même en l'absence d'albumine, à une dyspnée rénale ou hépatique, d'origine toxique ou alimentaire, d'où thérapeutique spéciale par le régime lacté exclusif.

« Voilà une maladie hybride bien singulière, dans laquelle l'atténuation des signes physiques d'une lésion aggrave les troubles fonctionnels de l'autre, et quoique toutes deux aient le même siège. Elle a dû passer inaperçue, et ses indications thérapeutiques ont été non moins souvent méconnues.

— 37 —

E. « Une insuffisance aortique, réelle cette fois, est depuis longtemps constatée, quand non seulement le bruit de souffle, mais presque
tous les symptômes de la maladie disparaissent. Ici, on ne peut plus
invoquer l'existence d'un bruit diastolique extra-cardiaque, puisque
la lésion valvulaire est indéniable. La guérison survient dans ces cas,
très rares et même exceptionnels, par le mécanisme d'une sorte d'ac-
commodation valvulaire; soit parce que les valvules athéromateuses
et privées d'élasticité finissent par s'allonger sous l'effort continu
du sang, et par combler ainsi l'hiatus de l'insuffisance, soit parce
qu'une valvule restée saine s'étend jusqu'à suppléer celles qui sont
malades, soit, enfin et plus souvent, parce que des végétations endo-
cardiques se sont développées au point de permettre l'occlusion orificielle pendant la diastole.

« Ces guérisons accidentelles, signalées d'abord au point de vue clinique par Jaksch (de Prague) dès 1860, ensuite par Gerhardt,
Eichhorst et Gowers, ont été démontrées post mortem par
N. Guéneau de Mussy qui a cité 3 faits, et qui a même vu une
insuffisance de l'aorte remplacée pendant la vie par un rétrécissement
à la faveur de trop grosses végétations; par Fürbringer et
Fräntzel qui ont vu à l'autopsie la prolifération d'une valvule combler parfaitement l'hiatus formé par la rétraction et la soudure des
deux autres. On peut même assister en quelque sorte à la disparition
d'une insuffisance aortique d'origine rhumatismale, comme nous
l'avons vu chez une femme atteinte quelques années plus tard d'une
endocardite pneumonique à siège aortique.

« Dans l'insuffisance mitrale, les guérisons accidentelles sont plus
rares; elles se produisent encore par le fait de l'allongement et de
l'épaississement de la grande valve droite, qui a pour résultat d'empêcher le reflux sanguin à travers l'orifice auriculo-ventriculaire.

G. « Le souffle diastolique de l'insuffisance aortique peut encore diminuer et même disparaître par un autre mécanisme, car son intensité
dépend de deux facteurs : d'abord et surtout du degré de l'insuffisance, ensuite du degré de pression intra-aortique. Cette dernière
éventualité est réalisée à la période ultime de la maladie, caractérisée
par l'abaissement considérable de la tension artérielle; elle peut se
rencontrer encore dans les cas d'insuffisances aortique et mitrale com-
binées. Lorsque celle-ci est prédominante, il peut arriver que le

souffle diastolique s'atténue jusqu'à presque disparaître, par le reflux du sang du ventricule dans l'oreillette, à la faveur de la cardiopathie mitrale qui diminue d'autant la quantité de sang projetée par l'aorte et celle qui reflue de l'aorte dans le ventricule à la faveur de l'insuffisance aortique.

II. « Cependant, des guérisons réelles, par disparition plus ou moins complète des végétations valvulaires, peuvent être réalisées, surtout lorsque la lésion de l'endocardite n'a pas franchi les deux premiers stades signalés plus haut ; elle a été observée principalement chez les enfants et les jeunes gens, et à une époque plus ou moins rapprochée de l'attaque rhumatismale ; elle est survenue sous l'influence d'une médication iodurée suivie pendant plusieurs mois et même pendant plus d'une année, elle est survenue spontanément en dehors de toute médication, par les simples effets de l'hygiène, comme nous l'avons constaté sur deux jeunes gens de 14 et 16 ans, chez lesquels un souffle d'insuffisance mitrale réelle a fini par disparaître après une année. Presque tous les auteurs ont observé des faits semblables ; on voit combien il est important de diviser les guérisons des cardiopathies en apparentes, accidentelles ou réelles, et quelle créance il convient d'accorder aux guérisons annoncées par ceux qui font tout dépendre de l'existence ou de l'intensité d'un souffle valvulaire, ou par ceux encore qui prétendent guérir des cardiopathies organiques par des bains chlorurés sodiques à l'acide carbonique, ou par l'ingestion d'une eau minérale quelconque. »

CHAPITRE II

Eaux minérales.

Historique.

Au siècle dernier, Bordeu avait signalé les effets défavorables des eaux sulfureuses fortes sur les maladies de cœur.

En 1823, Michel Bertrand recommandait les eaux du Mont-Dore ; son traitement s'adressait surtout à des affections du cœur droit consécutives à de l'emphysème pulmonaire.

En 1851, Nicolas de Vichy parle de l'influence de l'eau de Vichy dans les cardiopathies.

En 1851 et 1857, Dufraisse de Chassaigne, après avoir vanté les bons effets des eaux de Chaudes-Aigues et de Saint-Nectaire dans le traitement de l'endocardite chronique rhumatismale, démontre que les eaux de Bagnols-de-Lozère produisent une action remarquable dans les cardiopathies, Il n'a en vue que « l'anévrysme du cœur » causé par un rétrécissement qui, à lui seul, constitue la lésion organique. « Cette affection, dit-il, guérit grâce aux sulfures, par la disparition de l'induration et du gonflement des fibres musculaires et des tissus qui entrent dans leur structure. » Malgré la sérieuse polémique qui exista entre Rambaud et lui, Dufraisse de Chassaigne restait convaincu et « il est impossible, disait-il, qu'on ne se rende pas à l'évidence après la lecture de nos observations ». Hélas, cette lecture, à l'heure actuelle, ne laisse aucun doute sur l'interprétation défectueuse de l'auteur qui allait jusqu'à accuser Bouilland de se tromper « en prétendant qu'une fois développées, les lésions persistent, s'aggravent de plus en plus, se jouent de tous les moyens de l'art et conduisent à une mort inévitable, au milieu des angoisses d'une éternelle dyspnée, les malheureux qui en sont affectés ».

Le rapporteur du mémoire de Dufraisse de Chassaigne.

Pâtissier concluait en effet comme lui à la curation de l'endocardite chronique rhumatismale, puisque les manifestations étant de même nature, la médication ne doit pas différer pour les organes profonds et les organes superficiels. Or, nous savons que les lésions cardiaques valvulaires, une fois constituées, ne sont plus de nature rhumatismale, mais d'origine rhumatismale. Ces lésions sont des cicatrices formées par de la sclérose banale contre laquelle la médication ne peut rien au point de vue de la guérison, ni salicylate de soude, ni eaux minérales.

En 1852, Vernières décrit l'excitation produite sur le système vasculaire de la peau par la thermalité des eaux de Saint-Nectaire et l'acide carbonique qu'elles contiennent. « J'ai vu, dit-il, chez la plupart des malades, l'oppression diminuer ou disparaître, les battements du cœur tumultueux et confus se régulariser et bientôt laisser distinguer les deux bruits du cœur avec la plus grande netteté. Les effets sont d'autant plus favorables que la maladie est plus récente et les sujets moins avancés en âge. Même chez les sujets âgés, il est rare que le traitement n'amène pas un peu d'amendement, et si cet amendement ne suffit pas toujours pour compenser complètement la tendance naturelle de la maladie vers une terminaison fatale, il réussit du moins à diminuer les souffrances et à les éloigner. »

A la Société d'hydrologie de 1871, Caulet déplore que les affections du cœur n'aient pas bénéficié, jusqu'ici, des ressources puissantes qu'offrent les eaux minérales à la thérapeutique des maladies chroniques.

En 1874, Raynal; en 1879, Hermantier reprennent les observations de Dufraisse de Chassaigne qu'ils complètent.

Hermantier admet la curabilité des lésions vasculaires, s'appuyant sur l'article de Potain et Rendu qui admettent la curabilité de certaines lésions valvulaires. En effet ces auteurs disent: « Toute lésion d'orifice, toute altération valvulaire est-elle destinée à progresser fatalement ou à demeurer inévitablement stationnaire ? Il en est ainsi dans le plus grand nombre de cas assurément. L'expérience de chaque jour ne le prouve que trop; on ne conçoit même pas qu'il puisse en être autrement, dans ceux par exemple où il s'est produit des destructions étendues, des rétrécissements considérables et où les lésions sont déjà anciennes. Mais en est-il de même toujours et sans exception ? C'est une question délicate à résoudre, puisqu'elle ne peut être tranchée que par les résultats de l'auscultation et que ceux-ci, comme on l'a vu, laissent bien quelquefois place au doute. Néanmoins, on a cité et j'ai vu pour ma part (Potain) des cas dans lesquels, à la suite d'une affection aiguë rhumatismale, des souffles rudes avec tous les caractères des souffles organiques, après avoir persisté, soit à l'orifice aortique, soit à l'orifice mitral, assez longtemps pour qu'on dût admettre une lésion constituée, s'éteignaient peu à peu ensuite et finissaient par disparaître, en même temps que s'évanouissaient tous les symptômes qu'on eût pu rattacher à l'existence d'une affection organique du cœur; si exceptionnelle que soit cette terminaison, elle n'en est pas moins absolument possible ; il est donc permis de l'espérer et de la chercher. » Comme Hermantier nous admettons, qu'une guérison d'une affection du cœur puisse survenir : le professeur Potain l'a établi, et même il déclare avoir observé, peu de temps après l'endocardite, la guérison de lésions valvulaires par une administration d'iodure, suffisamment prolongée.

M. Huchard, d'autre part, nous en a cité deux cas absolument nets ; d'ailleurs nous l'avons fait prévoir et même annoncé dans nos considérations cliniques, mais nous admettons que cette guérison est l'exception ; et tous les auteurs dont on peut lire plus loin les observations, ont à notre sens beaucoup trop généralisé cette curabilité des lésions cardiaques, et par cela même dépassé beaucoup les idées de M. le Professeur Potain.

C'est surtout l'école de Lyon qui a apprécié l'action des eaux minérales de Bagnols. Teissier a vu plusieurs malades guéris entièrement et ne présentant plus ni bruits de souffles, ni symptômes fonctionnels après une ou plusieurs saisons à Bagnols. De même Rambaud déclare que quelques-uns de ses malades ont été guéris.

L'opinion que nous soutenons, sur l'excessive rareté de la guérison de l'endocardite est celle qu'enseigne M. Barié dans la *Semaine médicale*, 1896. « Je ne connais pas jusqu'ici, dit-il, en dehors des cas dont parlent quelques-uns de nos confrères de l'école de Lyon et de Suisse, de fait d'endocardite rhumatismale guérie exclusivement par le traitement hydrominéral. »

En 1881, Teissier, de Lyon, considère la médication thermale comme une des armes les plus puissantes dans la cure des maladies chroniques et en particulier celles du cœur. Mais il estime qu'en dehors des troubles purement fonctionnels de l'appareil cardiaque (troubles qui ne constituent pas une vraie maladie de cœur), le traitement hydrominéral ne rencontre dans la pathologie cardiaque que des applications restreintes. Cependant il a vu complètement guérir des lésions mitrales ou aortiques d'origine récente. « C'est surtout dans les palpitations, dans la tachycardie de la maladie de Graves, dans l'arythmie des arthritiques que ce traitement est à conseiller. »

En 1883, **Gubian** parle des eaux de La Motte près de la Mure (Isère) et en 1887, **Barthe de Sandfort** préconise les boues de **Dax**.

Coulomb, en 1885, à Bagnols-les-Bains, soumet au traitement thermal deux malades manifestement asystoliques et cachectiques et ceux-ci en éprouvent une amélioration rapide. Voici le traitement qu'il institue.

« Bains à mi-corps à une température graduellement croissante, le 1er bain est à 32°, 33° ou 34° ; sa durée de 15 minutes.

Si le malade supporte bien ce commencement de traitement on augmente la température jusqu'à 36° et 37°,5 et la durée jusqu'à 30 minutes ; il s'habitue ainsi peu à peu à la température de 39°,5 et de 40°,5 de la douche qu'il peut supporter vers la fin du traitement. »

Il cherche par ces moyens à obtenir chez ses malades une sudation abondante et attribue à cette « révulsion cutanée » l'amélioration des endocardites à Bagnols.

En 1887, **Pujade** essaie de combattre « l'erreur » de croire que les eaux sulfureuses d'Amélie-les-Bains sont contre-indiquées dans les affections du cœur.

Au congrès d'hydrologie et de climatologie de 1889, **Constantin Paul** déclare que les palpitations symptomatiques de l'anémie et de la chlorose, et celles liées aux affections de l'estomac, du foie et des poumons trouvent aux eaux minérales une amélioration. Dans les maladies valvulaires du cœur d'origine rhumatismale, les eaux fortement thermales administrées prudemment et progressivement sont très utiles, à condition de tâter la susceptibilité des malades et de s'arrêter dès que la stimulation devient un peu forte.

Il conclut en disant que tous les cardiaques peuvent suivre un traitement hydrominéral à condition que leur lésion ne soit pas méconnue.

Gandy, à Bagnères-de-Bigorre, insiste sur l'efficacité du traitement dans les névroses du cœur, les fausses angines de poitrine, le goitre exophtalmique.

Bourrillon à Bagnols-les-Bains admet que les eaux modifient la diathèse rhumatismale, empêchent le retour d'accès aigus et favorisent la guérison des lésions du cœur comme elles font disparaitre les lésions articulaires et viscérales.

Chiaïs pense que les cardiopathes artériels chez lesquels on rencontre le fait qu'il appelle « le déséquilibre urinaire » qui consiste en ceci que l'urée au lieu de représenter le tiers des matériaux solides de l'urine, n'en représente plus que le quart ou le neuvième, ces cardiopathes, disons-nous, sont justiciables de l'eau d'Évian qui ramène l'urée au taux normal. Mêmes résultats ont été constatés par **Taberlet**.

Blanc pose, à Aix, pour le traitement des indications nettes. Peuvent être soumises au traitement hydrominéral : les cardiopathies valvulaires récentes et celles qui sont bien compensées. Il en exclut les cardiopathes artériels et les malades après 60 ans.

En 1889, **Tillot** prouve que Luxeuil peut recevoir des rhumatisants avec lésions du cœur.

En 1892, **Laussedat** signale l'effet des bains de Royat qui produisent une égalité plus parfaite de la systole ; un peu de ralentissement du pouls par suite de la dérivation du sang dans tout le système capillaire de la périphérie et une véritable « eurythmie de la physiologie de la circulation ».

En 1894, M. **Huchard**, dans le *Journal des Praticiens*, M. **Barié**, dans la *Médecine moderne*, 1896, étudient et mettent au point la question du traitement des eaux minérales dans les cardiopathies chroniques.

Paris à Luxeuil, de **Bosia** à Bourbon-Lancy reçoivent des cardiaques dans leurs stations et fournissent les résultats obtenus.

En 1896, **Rochebois** consacre sa thèse à l'étude des eaux du Mont-Dore.

De Ranse rapporte des faits de guérisons de névroses cardiaques à Néris.

Enfin tout récemment, dans un ouvrage très intéressant, couronné par l'Académie de médecine, **Censier** étudie la thérapeutique hydrominérale appliquée au cœur et aux vaisseaux.

A l'étranger, **Jacob** propose comme traitement curatif des maladies du cœur les eaux bicarbonatées sodiques de Cudowa.

En Italie, en 1877, le professeur Capozzi publie dans le *Morgagni* une lettre dans laquelle il démontre l'utilité des grands bains dans certaines affections cardiaques.

La même année, Eugène Faggio signale la valeur thérapeutique des Thermes da Belliazi-Manzy dans les cas d'endopéricardite avec ou sans altération des valvules.

En 1878, Villani publie 13 observations d'endopéricardite traitées par les eaux minérales.

Exchaquet déclare avoir constaté des effets favorables avec les eaux salines de Bex (Suisse).

En Allemagne, dès 1880, après Beneke, les frères Auguste et Théodore Schott font paraître un article dans la *Gazette médicale de Berlin* et préconisent l'emploi des bains chlorurés sodiques dans le traitement des affections chroniques du cœur. De leurs recherches, ils concluent que les eaux de Nauheim activent l'énergie des contractions cardiaques, ralentissent le pouls, élèvent la pression artérielle et font disparaître l'arythmie. Ils publient une série de travaux sur les affections chroniques du cœur de 1887 à 1892; étudient l'hypertrophie et la dilatation du cœur dégagées de lésions d'orifices et en exagèrent la fréquence et l'importance clinique.

En 1891, Israël à Copenhague, Betzly Thorne en Angleterre expérimentent le traitement institué à Nauheim et en apprécient les avantages : Betlzy Thorne recommande beaucoup la balnéation : outre, dit-il, que les bains sont un stimulant cutané et augmentent l'appétit, ils ont pour effet également de diminuer la fréquence du pouls et d'en augmenter l'amplitude. Chez un sujet dont le cœur était sain et accusait au repos 68 à 84 pulsations par minute, celles-ci, après immersion dans un bain salin et chaud, tombaient à 60-64 au bout de 2 minutes et à 66-68 au bout de 10. En s'habillant, le pouls remontait à 76-78, mais restait ensuite à 62-66, après que le sujet, ayant fait une marche de trois quarts de mille anglais, rentrait dans sa chambre et se reposait dans le décubitus dorsal. Il en conclut que l'influence du bain n'est pas transitoire mais se poursuit encore après l'immersion (Barié).

Grædel étudie l'action de l'eau de Nauheim dans l'artério-sclérose.

De même Mœller à Bruxelles en 1893; Babkock à Chicago, Pagenstecher à Mexico et Guillermo-Sommers à Cadix.

Récemment Murrison dans un traité intéressant paru à Londres, étudie la méthode balnéaire et la méthode kinésithérapique appliquées aux cardiopathies.

Stillmarck (*Saint-Petersbourg Med. Woch.*, 1897, 500) parle de l'action de bains médicinaux sur le cœur et en particulier des boues de Pernau. « Les bains froids, dit-il, font élever la pression du sang, fortifient l'activité du cœur et la rendent plus prolongée. Les bains chauds agissent sur le cœur d'une façon irritante ; le pouls devient plus rapide, les vaisseaux périphériques se dilatent, et par conséquent la pression s'abaisse ; quant à l'action des bains de boue sur le cœur et sur la circulation, il résulte de mes recherches que la pression tombe à la suite d'un bain de ce genre. »

Tout dernièrement à la Société britannique de balnéologie et de climatologie, dans les séances du 26 janvier et du 2 mars dernier, des voix autorisées se sont élevées contre la prétendue spécialisation de Nauheim, et notamment l'éminent médecin anglais Sansom pense que « toute eau thermale peut agir aussi bien que l'eau saline et gazeuse ».

Cure hydro-thermo-minérale appliquée aux affections du cœur.

Sous ce nom, nous comprenons avec Janicot, l'application pendant un temps variable à ces affections, des ressources spéciales d'une station dans les conditions où elles peuvent rendre le plus de services aux malades.

Ces ressources comprennent l'utilisation des eaux minérales soit à l'extérieur (bains), soit à l'intérieur (boisson) ; elles escomptent l'influence favorable de l'altitude, du climat (climathérapie) ; dans quelques cas particuliers elles font appel à une médication accessoire (hydrothérapie) ; enfin elles mettent à profit les bienfaits de « la méthode adjuvante », massage, mouvements passifs et gymnastique médicale qui selon nous constitue une partie très importante du traitement.

Traitement balnéaire proprement dit. — Malgré le nombre assez considérable d'ouvrages parus sur cette question, le traitement balnéaire dans les maladies du cœur est encore à l'étude. Très peu de médecins jusqu'ici ont eu exclusivement en vue le traitement des affections cardiaques ; ils recevaient des rhumatisants, des goutteux, des lithiasiques, des dyspeptiques, qu'ils soignaient malgré leur lésion cardiaque. La plupart ont écrit que le traitement n'avait aucune influence fâcheuse sur celle-ci, qu'il améliorait les malades, et c'est tout.

Seuls, de Bosia à Bourbon-Lancy, et Schott à Nauheim, préconisèrent leur méthode en vue de l'amélioration et même de la « guérison » des cardiopathies.

Malgré tout, cette question spéciale de balnéologie est à faire ; nous ne nous dissimulons pas la difficulté qu'elle présente et nous n'avons pas la prétention de la résoudre ; d'abord, parce que les eaux minérales sont des médicaments à action complexe ; parce que rarement on les emploie seules, et surtout parce qu'il vient s'y joindre des influences nombreuses (abandon des affaires, vie au grand air, calme physique et intellectuel).

Quelles sont les eaux thermales susceptibles d'être employées dans le traitement des cardiopathies ? — Tous les auteurs s'accordent à préconiser les eaux chlorurées-sodiques, gazeuses ou non, et rejettent absolument l'emploi des eaux sulfureuses, ainsi que l'ont fait Bordeu et plus tard Candellé.

Les eaux chlorurées-sodiques sont stables et uniformes. Leur constitution chimique est très simple. Auprès des chlorures presque exclusivement sodiques, habituellement en grande prédominance, quelques sulfates et bicarbonates ; auprès des bases sodiques, toujours très prédominantes, un peu de chaux et de magnésie que les analyses partagent entre les chlorures, les sulfates et les bicarbonates. L'iode est à peine indiqué. Le brome lui-même n'est signalé en très faible proportion que dans un petit nombre d'analyses. Presque toutes les chlorurées sont légèrement ferrugineuses, quelques-unes renferment du gaz acide carbonique dans des proportions extraordinaires ; d'autres en sont presque totalement dépourvues (Durand-Fardel).

Elles se distinguent entre elles par leur température, leur degré de minéralisation et leur qualité carbonique.

On distingue encore les eaux faibles qui ont un titre inférieur à 1 gr. 5 p. 100 et les eaux fortes qui ont un titre au-dessus de ce point. Ce sont les eaux par excellence pour la balnéation.

L'administration banale, prise indépendamment des modes particuliers qu'elle peut affecter, des eaux chlorurées peut déterminer des phénomènes d'excitation physiologique : l'appétit augmente, ainsi que les sécrétions cutanées et urinaires; l'activité musculaire est accrue, le sommeil est agité. Tels sont, dit Durand-Fardel, les premiers effets à peu près communs à tous les traitements thermaux, d'autant plus prononcés qu'il s'agira de bains plus minéralisés et de température plus élevée. L'excitation des chlorurées se porte surtout sur la circulation. Elles possèdent aussi la propriété d'être « altérantes », c'est-à-dire « de pouvoir changer la manière d'être de l'organisme, en s'adressant aux phénomènes intimes de la nutrition ».

Les principales stations chlorurées sodiques simples thermales sont:

Bourbonne (Haute-Marne), 3 sources de 49° à 58°. Ces eaux renferment près de 6 gr. de chlorure de sodium, un peu de chlorure de magnésium et notablement de sulfate de calcium, un peu de bicarbonate de chaux et une proportion très appréciable de bromures.

Balaruc (Hérault). Une source à 47°; 9 grammes de principes minéralisateurs, dont 6 gr. 8 de chlorure de sodium et 1 gr. 07 de chlorure de magnésium; des carbonates de chaux et de magnésie et notablement de bromures.

Bourbon-l'Archambault (Allier). Une source à 52°; 4 gr. 3 de minéralisation, dont 2 gr. 5 de chlorure de sodium, 1 gr. 2 de bicarbonates mixtes; bromures et iodures en proportion pondérable; plus riche en gaz acide carbonique que les précédentes.

La-Motte (Isère), de 58° à 60° avec 7 grammes de minéralisation, dont 3 gr. 8 de chlorure de sodium; 0 gr. 8 de carbonates terreux; 1 gr. 65 de sulfate de calcium; 0 gr. 02 de bromure et 0 gr. 02 de fer.

Bourbon-Lancy (Saône-et-Loire) est une chlorurée faible. Cinq sources très abondantes de 48 à 56° dont l'analyse a été faite en 1881 par Glénard. 1 gr. 3 de chlorure de sodium; du fer; quelques bases magnésiques et des gaz, notamment de l'acide carbonique.

Les eaux de Nauheim sont beaucoup plus minéralisées et renfermant 29.2 de chlorure de sodium; 4 gr. 9 de calcium, potassium et magnésium, et 2 gr. 6 de carbonate de chaux. Elles dégagent également beaucoup d'acide carbonique.

A côté de celles-ci, d'autres stations peuvent recevoir des cardiaques et en ont reçu; telles Luxeuil, Néris, Aix-les-Bains, Bagnols-les-Bains, etc.

Modes d'administration des bains. — Bains salés non gaz
Le titre habituel des bains chlorurés est de 2 à 6 p. 100 ; ils
faibles jusqu'à 1 et 2 ; moyens de 2 à 4 ; forts de 4 à 6.

Durand-Fardel a insisté dès 1874 sur la stimulation q
donnent à la circulation et en particulier à la circulation abdomin
Aussi ne doit-on employer chez les cardiaques au début que
demi-bains, ou des bains faibles. C'est d'ailleurs ce qu'a com
Schott de Nauheim qui, reconnaissant la trop forte minéralisatio
ses eaux, les dilue au début du traitement avec de l'eau ordinair

Voici en quoi consiste le traitement de Schott d'après Moel
On commence par des bains salés non gazeux, par exemple d
source n° 6 de l'eau de Nauheim dont on laisse au préalable s'écha
l'acide carbonique. Souvent on la dilue au début du traitement d
certaine quantité d'eau douce (à parties égales ou deux tiers d
minérale et un tiers d'eau douce). La durée du bain n'est d'abord
de cinq à dix minutes à la température de 27° Réaumur (ce qui é
vaut à 35° centigrades), surtout si le malade est rhumatisant, ané
que ou frileux. Il faut conseiller au malade de rester dans l'immob
complète pendant la première demi-minute jusqu'à ce que le co
soit habitué à la température du bain.

Peu à peu, on en augmente la concentration et le malade y en
avant que l'acide carbonique s'en soit échappé. La source de Spru
étant très fortement chargée d'acide carbonique ne peut être emplo
qu'avec une certaine réserve. Les malades ne la supportent génér
ment que lorsque la cure dure depuis une à deux semaines.

Au commencement de la cure, les bains ne peuvent être pris t
les jours ; on ordonne un jour de repos après deux ou trois bains ;
arrive peu à peu à des bains quotidiens, sauf un jour par semai
La température du bain peut être abaissée progressivement s
jamais descendre au-dessous de 21° Réaumur.

Le bain le plus énergique de Nauheim est le bain salé gazeux,
dans la source Sprudel pure et à eau courante. Le malade se pl
dans la baignoire remplie d'eau de Sprudel, laissant ouverts les ro
nets d'entrée et de sortie, de sorte que le corps reçoit le jet très pu
sant de cette source, en même temps que l'acide carbonique,
agit sur la peau, est fortement renouvelé. Le dégagement est si ab
dant qu'il éteint une allumette-bougie enflammée qu'on approch

la surface de l'eau. Aussi doit-on laisser ouverte la fenêtre de la chambre du bain. Les cardiaques supportent rarement ces bains du Sprudel à eau courante. Aussi en est-on très sobre à Nauheim, on ne les emploie que chez des malades ayant fait une longue cure alors que l'organisme et spécialement le cœur ont acquis une assez grande force de résistance. A cette période du traitement, Schott conseille de baisser la température du bain et d'en augmenter la durée.

D'après les indications même de Schott, les bains salés peuvent être produits artificiellement et leur préparation est très facile. Il suffit, en effet, d'ajouter 2 kilogr. 500 de sel marin à un bain d'environ 250 litres d'eau pour le convertir en un bain chloruré sodique de 1 p. 100 de concentration. On débutera également dans ces cas par des bains à concentration basse ; la durée du bain ne dépassera pas 5 à 8 minutes les huit premiers jours et augmentera graduellement pour arriver à 15 ou 20 minutes. Ces préceptes, d'ailleurs, n'ont rien d'absolu puisqu'ils varient avec le sujet, l'affection, le degré de cette affection. C'est d'ailleurs ce que nous verrons plus tard en parlant des indications et contre-indications.

On peut faire de même artificiellement les bains gazeux chargés d'acide carbonique. On se sert pour cela de bicarbonate de soude et d'acide chlorhydrique (en parties égales) si le titre de cet acide est de 42 p. 100. Mais celui du commerce est au-dessous de ce titre, on doit par conséquent en augmenter la proportion par rapport au sel. On peut dissoudre le bicarbonate de soude en même temps que les sels, et quelques minutes avant l'entrée au bain on verse l'acide chlorhydrique à la surface de l'eau et on agite celle-ci dans tous les sens. Il se produit un dégagement de bulles d'acide carbonique qui viennent crever à la surface de l'eau pendant une demi-heure.

A Bourbon-Lancy, le docteur de Bosia, s'appuyant sur ce fait que les eaux de Nauheim sont trop minéralisées, ce qui est incontestable, a institué un traitement des affections du cœur par les eaux chlorurées sodiques chaudes et par ce qu'il appelle « la douche sous-marine ».

De Bosia prescrit tous les jours des bains de 32 à 38° d'une durée de 15 à 30 minutes; malgré la faible minéralisation de l'eau des sources Descures et du Lymbe à Bourbon-Lancy, on voit cependant survenir de temps à autre, chez des malades impressionnables et nerveux, « des accès dyspnéiques et des palpitations, des lourdeurs de

P.   4

tête très pénibles avec vertiges. Deux cardiopathes valvulaires même, venus se soigner à Bourbon-Lancy, ont été obligés, deux années de suite, de cesser la cure thermale après quelques bains ». Que doit-il arriver à Nauheim, malgré le coupage de l'eau chlorurée et la durée moindre des bains? Schott oublie de nous le dire, et nous sommes persuadé qu'il doit les résultats qu'il obtient à la méthode adjuvante presque exclusivement.

Tout en conservant la durée du bain, M. de Bosia prescrit une douche en lames, dite *douche sous-marine* parce qu'elle est donnée sous l'eau et à travers une couche liquide variable suivant l'effet à obtenir. Cette douche est toujours donnée sur les membres seulement, et à une température supérieure à celle du bain dans lequel se trouve le malade, de 1 à 4° au plus. Il se réserve, ajoute-t-il, la faculté de maintenir le bain à la température primitive, s'il craint une poussée congestive ou s'il sait le cœur très irritable. A une température trop élevée, d'autre part, il survient des palpitations et des étouffements. Il impose enfin à ses malades d'entrer lentement et graduellement dans le bain. « La douche sous-marine remplace pour le patient le massage et la cure de terrain; c'est en effet un véritable massage sans aucune crainte de refroidissement. » En réalité, elle ne les remplace pas, mais elle agit dans le même sens.

Dans l'après-midi, M. de Bosia fait administrer à presque tous ses malades une douche en pluie ou en lames sur les membres à la température de 32 à 40° dont la durée varie de 2 à 4 minutes suivant l'état cardiopathique. Il prescrit enfin quelquefois la douche-massage usitée à Aix et bien décrite par Forestier. Elle consiste dans l'association simultanée de la douche et du massage sous l'eau. Elle est d'une durée de 8 à 10 minutes, faite à la température de 37° avec une pression maximum de 4 mètres. Forestier a remarqué que la fréquence des battements du cœur est d'autant plus grande que la température de l'eau et de la vapeur est plus élevée. La douche-massage n'exagère pas la tension artérielle.

Récemment, à Bourbon-Lancy, nous avons vu l'installation des bains avec l'appareil à douche sous-marine et la salle où se pratique la douche-massage. Nous avons pris un bain de 35° pendant 25 minutes et nous nous sommes administré une douche sous-marine, la lance étant à environ 10 centimètres du corps. Nous n'avons observé aucune modification dans le rythme respiratoire, ni sur le pouls; cette douche est très agréable, ne donne pas comme les douches ordinaires de l'accélération de la respiration. Cette observation n'a d'ailleurs d'autre valeur que d'indiquer que la douche sous-marine doit être bien tolérée des malades.

Mode d'action des bains salés gazeux ou non gazeux. — La question a été parfaitement posée par Boulomié au congrès d'Hydrologie de 1889. « Il ne suffit pas d'énoncer, dit-il, ou même d'établir que les cardiaques se trouvent bien ou mal des eaux minérales en général et de telle eau en particulier, de dire que tel ou tel malade s'est très bien trouvé d'une eau thermale. il faut de plus savoir quelle peut être l'action de telle ou telle eau sur la circulation et sur la lésion, déterminer exactement la lésion combattue ou à combattre, ne pas oublier l'influence de l'altitude et de la station. Alors seulement on peut savoir où pourra être envoyé avec avantage le malade. Jusque là on restera dans l'indécision et l'incertitude. »

Il va de soi que le médecin doit savoir poser le diagnostic, le pronostic de l'affection et en connaitre la méthode de traitement.

Quant à l'action des eaux minérales sur la lésion, nous nous sommes déjà expliqué sur ce point. Nous ne croyons pas qu'il existe une eau minérale capable de guérir une lésion organique du cœur. Cela ressort nettement de nos considérations cliniques où nous avons étudié l'évolution de cette lésion du cœur. Mais, nous dira-t-on, on a publié des observations constatant des guérisons. Pour des lésions d'endocardite récente, à forme exsudative simple, qui n'a aucune tendance à l'organisation et à la formation de tissu scléreux, nous admettons qu'un traitement bien dirigé, quelques mois après une attaque de rhumatisme articulaire aigu, peut amener la disparition d'un souffle organique. Mais, hormis ces cas, parmi lesquels d'ailleurs la guérison naturelle n'est pas exceptionnelle, surtout chez les enfants, nous nions la guérison de l'endocardite scléreuse. Car cette sclérose, nous l'avons déjà dit, est bien d'origine rhumatismale; elle n'est plus de nature rhumatismale. On doit donc penser, dans l'immense majorité des cas au moins, que ces prétendues guérisons ont visé des souffles inorganiques, cardio-pulmonaires, ou anémiques.

Malgré tout, les eaux minérales chlorurées sodiques agissent en améliorant les malades, les résultats sont là pour le prouver. Mais l'embarras devient plus grand quand on veut analyser le mode d'action physiologique du traitement.

Nous pensons que la cure hydro-thermo-minérale a une double action : 1° sur la circulation périphérique ; 2° sur la nutrition, surtout et avant tout.

Influence des eaux minérales sur la circulation. — Elles agissent par leur thermalité, leur constitution et la présence d'acide carbonique. Depuis longtemps, avant Beneke, on avait observé que les bains salés et gazeux chargés d'acide carbonique et de chlorure de sodium avaient pour effet de ralentir le pouls. Beneke le premier escompta ces heureux effets et publia en 1872 le résultat de ses recherches portant sur 55 cardiaques. Il avait noté une action calmante sur les fonctions du cœur et la disparition, la résorption de dépôt endocardique d'origine récente.

Th. Schott pense d'autre part que ces bains agissent, par les sels et l'acide carbonique qu'ils contiennent, sur les terminaisons sensibles des nerfs périphériques. D'après lui, le chlorure de sodium, de même que l'acide carbonique, traverse les couches superficielles du revêtement cutané et imbibe plus ou moins lontemps les extrémités nerveuses. Cette action stimulante qui s'étend à toute la surface du corps se propage aux centres nerveux et exerce ensuite une influence, par voie réflexe, sur les nerfs et le muscle cardiaque. Il y a donc un abime entre les conceptions de Beneke et celles de Schott. Le premier considère le traitement comme un calmant du cœur ; le second comme un excitant de la circulation qui, à son tour, retentit sur la fibre cardiaque et celle-ci, travaillant davantage, s'hypertrophie plus ou moins. Mais alors comment admettre que l'excitation du cœur étant plus forte, il y ait un ralentissement du pouls ? Schott dans toute sa méthode est imbu de l'idée qu'il faut, par tous les moyens (balnéothérapie et kinésithérapie), s'adresser au muscle cardiaque et en augmenter l'énergie. Il ne songe pas, qu'au contraire, c'est exclusivement à la circulation périphérique qu'il faut s'adresser pour diminuer le travail du cœur.

En effet, comme l'a bien dit Winternitz, la circulation ne dépend pas seulement des contractions du cœur ; un autre facteur trop peu apprécié réside dans l'élasticité et la tonicité des parois des vaisseaux et l'élasticité des tissus. Déjà, dans la première édition de son livre sur les maladies du cœur et des vaisseaux, M. Huchard attire l'attention sur ce point : « C'est une erreur de croire que dans les cardiopathies chroniques, nous puissions et devions toujours viser le muscle cardiaque ; il faut agir sur le cœur périphérique, car l'élasticité des artères économise le travail du cœur. »

Sous l'influence d'un bain d'eau chlorurée sodique, il se produit tout d'abord une vaso-constriction de la peau qui chasse brusquement le sang de la périphérie vers le centre ; mais cette vaso constriction n'est pas de longue durée ; il se fait une réaction vaso-dilatatrice qui, à son tour, produit une véritable hyperhémie périphérique et une véritable anémie des organes (Garrigou). De plus, ces bains provoquent une sudation abondante et salutaire et déterminent de la diurèse. C'est donc en augmentant l'élasticité et la tonicité des petits vaisseaux, qu'ils ont une action dérivative et révulsive sur la circulation des organes profonds et, en ce sens, ils agissent de la même manière que le massage général et abdominal, ainsi que nous l'exposerons plus loin.

C'est aussi par leur action thermale sur les nerfs périphériques et sur les nerfs vaso-moteurs qu'ils agissent et on peut, suivant la température de ces bains, modifier la fréquence des contractions du cœur, la pression du sang et l'élasticité des vaisseaux. Constantin Paul, en effet, est d'avis que l'eau agit non par sa composition chimique, mais surtout par sa température et le mode d'action employé.

A côté de l'influence de la thermalité, il y a celle de l'acide carbonique que renferme l'eau thermale. D'après de Launay, l'acide carbonique des eaux minérales résulte, partie d'un apport direct de la profondeur, partie d'une remise en mouvement de carbone déjà existant à la superficie, et emprunté aux carbonates des terrains et au dépôt des matières organisées qui contribuent, dans une proportion plus ou moins forte, à la formation des huiles minérales. Cet acide communique aux eaux le bouillonnement, la réaction acide ; il soulève des gerbes écumantes. C'est un excitant de la peau dont il réveille les fonctions languissantes. C'est un excitant des systèmes vasculaire et nerveux. Son action manifeste est de faire baisser de 6 à 12 pulsations la fréquence du pouls. Les effets physiologiques déterminés par les bains qui en contiennent sont: des sensations de chaleur, de picotement, de fourmillement, de cuisson ; rougeur et chaleur à la peau persistant plusieurs heures après le bain ; exhalation abondante de la sueur, sécrétion urinaire augmentée, exhalation d'une plus grande quantité d'acide carbonique ; urée normale.

Étant donnés ces résultats sur la circulation, on peut utiliser pour le traitement des cardiaques, non seulement le bain salé chargé d'acide carbonique, comme nous l'avons décrit, mais encore le bain d'acide carbonique, comme le donne Fredet à Royat. C'est Herpin de Metz qui, le premier, publia un travail sur la question. Voici comment procède M. Fredet : « Le malade est placé dans une baignoire de zinc recouverte d'une toile de caoutchouc échancrée à une extrémité pour entourer le col et dégager la tête. Un tuyau de caoutchouc amenant le gaz s'ouvre dans l'intérieur de la baignoire au moyen d'un robinet à mains. Le gaz arrive directement des réservoirs d'eau minérale de la grande source où il s'emmagasine. Le robinet ouvert, le gaz vient baigner la surface du corps. Les premières minutes se passent sans rien ressentir : mais, après 4 ou 5 minutes, apparaissent divers phénomènes, notamment des sensations de picotement ; la respiration s'exécute sans angoisse et les sécrétions ne sont ni augmentées, ni diminuées. »

Action des eaux sur la nutrition. — Si nous connaissons d'une façon insuffisante l'action des eaux chlorurées sodiques chaudes sur la circulation, il n'en est pas de même de leur action sur la nutrition. « C'est une médication à larges effets, agissant sur l'organisme d'une façon lente mais profonde ; elle n'agit, pour un organe lésé, que par son action sur l'ensemble d'un organisme altéré dans sa nutrition, troublé dans sa circulation. » Censier. Linossier dit d'autre part : « Les eaux minérales sont essentiellement des médicaments de nutrition et leur activité se manifeste surtout dans les maladies ayant pour cause ou pour effet une déviation de la nutrition cellulaire normale. »

Appliquée aux maladies du cœur, l'action altérante des eaux thermales agit comme dans tous les états chroniques ; elle peut tout d'abord, comme le pense Censier, être une thérapeutique prophylactique, s'adressant aux parents rhumatisants ou goutteux avant la procréation.

Elle peut, agissant sur l'état général. éloigner ou faire disparaitre les chances d'accès de rhumatisme articulaire aigu, et aussi prévenir une lésion possible des valvules du cœur. Telle est l'opinion de M. Barié qui pense que les eaux thermo-minérales agissent en mettant le malade à l'abri de nouvelles poussées rhumatismales et, par suite, s'opposent à l'aggravation des lésions cardiaques préétablies. C'est également par leur action sur l'état général que dans la convalescence d'un rhumatisme, une cure thermale est indiquée, pour faire disparaitre les dépôts endocarditiques, surtout chez les enfants. Censier cite le cas de deux jeunes gens chez lesquels un souffle d'insuffisance mitrale a disparu après une cure thermale.

Mais, pour une lésion constituée, on ne peut plus rien et l'action de la médication ne doit plus viser la lésion, mais les troubles qu'elle a déterminés. Le poumon, le rein et le foie sont les trois organes sur lesquels retentit la maladie valvulaire ; le traitement devra donc s'adresser surtout aux troubles de ces organes.

Cette cure thermale enfin favorise les phénomènes de la nutrition, les oxydations, les éliminations, ainsi qu'on a pu s'en rendre compte en faisant le dosage des éléments de l'urine avant et après le traitement.

Pour le sujet qui nous concerne, si, avant et après le traitement, on notait avec soin l'état du cœur et des vaisseaux, la pression artérielle, l'état du pouls (comme amplitude, fréquence et force et sa forme au sphygmographe); si on étudiait la capacité respiratoire et la fréquence des respirations ; si une analyse sérieuse des urines était faite, on pourrait se rendre compte, d'une façon plus scientifique, de l'influence des eaux minérales sur la nutrition et la circulation.

C'est ce qu'a fait Linossier dans son exposé de l'action des eaux minérales sur la nutrition, au congrès d'Hydrologie de 1896 ; et pour faire l'étude expérimentale de cette action, il l'a étudiée successivement en dehors et sous l'influence d'un traitement.

Il distingue, dans l'action de l'eau minérale, l'action immédiate de l'action éloignée, c'est-à-dire celle qui survit à la cure. Or les effets sont variables suivant l'administration de l'eau ; en bains ou en boissons. C'est surtout l'action éloignée qui est caractéristique. « C'est par la persistance des modifications imprimées à l'organisme que les eaux minérales se distinguent des autres médicaments, c'est à cause de cette persistance qu'elles ont conquis dans la thérapeutique des maladies chroniques, l'importance considérable qu'on leur accorde. »

D'ailleurs ce serait une grave erreur de compter sur nos connaissances chimiques actuelles pour préjuger de l'action d'une source ; les plus faiblement minéralisées ont parfois une action plus puissante que d'autres riches en sels variés. L'expérience clinique est la seule qui permette, à l'heure présente, de se prononcer sur l'opportunité de telle ou telle station. Si la composition et le mode d'action des eaux minérales présentent encore trop de points obscurs, il n'en reste pas moins certain que ces agents sont les plus puissants que nous ayons à manier pour la modification des maladies nutritives et que nulle part, mieux que dans les stations thermales, obèses, arthritiques, rhumatisants, goutteux, ne trouvent d'aussi précieuses ressources pour leur guérison (Arnozan).

Traitement interne des cardiopathies. Eau en boissons. — A côté du traitement balnéaire, l'administration des eaux en boissons a une grande propriété thérapeutique.

Elles visent par ce moyen le traitement du cœur en s'adressant à deux organes qui ont tôt ou tard à refléter la lésion cardiaque ; nous voulons dire le rein pour les cardiopathies artérielles, et l'estomac pour les cardiopathies valvulaires et les cardiopathies réflexes avec dilatation du cœur droit. C'est également par leur action sur le foie qu'elles peuvent faire cesser les troubles de ces cardiopathies réflexes.

L'imperméabilité rénale est un phénomène précoce et constant : c'est le danger des cardiopathies artérielles ; l'administration d'une eau diurétique est donc très favorable. L'eau thermale est plus diurétique et plus diaphorétique que l'eau froide. Trop chaude cependant, elle produit une élévation de la pression artérielle, des battements des artères, une coloration de la face et de la transpiration. Il faut donc se bien garder de la prescrire à une température dépassant 32°, car ainsi, on serait complice de la maladie artérielle. A 32°, c'est-à-dire, presque tiède, elle abaisse au contraire la pression du sang et a une action favorable sur le rein.

En dehors de sa qualité thermique, l'eau est diurétique par sa composition. Aussi doit on prescrire les eaux de Vittel, Martigny,

Contrexéville et Saint-Nectaire. De Bosia prescrit à ses cardiopathes artériels, 3 ou 4 verres par jour de la source de la Reine à Bourbon-Lancy, car, indépendamment de son action diurétique, elle est thermale : « Elle est très bien tolérée, dit-il, elle augmente dans des conditions considérables la quantité des urines et excite l'appétit. »

L'eau chaude a aussi une action calmante sur certaines névralgies de l'estomac et de l'intestin, aussi, doit-elle parfaitement convenir à certains cardiaques (rétrécissement mitral), qui sont avant tout des dyspeptiques. De même conviennent, dans ces cas, les eaux de Vichy, qui ont une action indiscutée sur les phénomènes de la digestion, administrées à petite dose une demi-heure avant le repas. A l'hôpital, M. Huchard donne à tous ses dyspeptiques cardiaques de petites doses de bicarbonate de soude avant le repas : ce traitement agit dans le même sens que l'absortion d'eau de Vichy. L'acide carbonique qu'elle contient a des propriétés excitantes, parfois enivrantes ; il stimule les mouvements de l'estomac et de l'intestin, et excite la sécrétion du suc gastrique. Durand-Fardel qualifie les eaux de Vichy de digestives ; elles améliorent l'assimilation défectueuse, cause primordiale des maladies par ralentissement de la nutrition. M. Huchard nous citait tout récemment l'observation d'une malade traitée, l'été dernier, par Linossier à Vichy et atteinte de rétrécissement mitral ; sous l'influence du traitement hydrominéral, non seulement le cœur n'eut pas à souffrir, mais même disparurent, les palpitations et l'arythmie palpitante causée par l'affection stomacale.

Comment doit-on comprendre la cure thermale d'un cardiaque? — Quel est le « temps variable » dont parle Janicot qui permet au médecin d'atteindre le but qu'il se propose ? Tous les auteurs se sont élevés contre le chiffre fatidique de 21 jours attribué à la durée d'une cure thermale. Le moindre bon sens suffit à le rejeter, particulièrement pour les cardiaques, qui ont besoin de 1 ou 2 jours de repos par semaine, suivant l'affection et son degré. Le bain sera prescrit le matin de préférence ; le malade y sera porté de manière à ne se fatiguer en rien ; ce bain sera entre 35 ou 36° ; la durée de 15 minutes, au début. Si l'installation est confortable, on devra noter la fréquence du pouls, prendre le tracé sphygmographique, chercher la capacité respiratoire et le nombre de respirations par minute avant le bain. De même après le bain. C'est par une série d'observations de ce genre qu'on pourra élucider l'action du bain : à ce bain on ajoutera, suivant les cas, la douche sous-marine ou la douche-massage et le malade mis au maillot pour la sudation est emmené avec toutes les précautions possibles pour éviter le refroidissement. Car les cardiaques n'ont pas le droit d'avoir une affection pulmonaire aiguë qui retentirait aussitôt sur leur lésion. En dehors du traitement thermal externe, on pourra donner aux artériels de l'eau en boisson : 3 ou 4 verres d'une eau diurétique et thermale.

Indications et contre-indications au traitement hydrominéral. — Avant de poser les indications ou contre-indications des affections chroniques du cœur, disons qu'il faut supprimer totalement l'emploi des étuves sèches « qui stimulent trop énergiquement les tissus, particulièrement les systèmes circulatoires et nerveux ». Il en résulterait des troubles dans les grandes fonctions de ces systèmes, traduits par de violents battements du cœur, par une respiration gênée, courte et fréquente avec sensation d'angoisse et d'anxiété précordiale, et par des éblouissements et des vertiges.

Nous excluons de la cure hydrominérale toutes les affections aiguës du cœur, endocardite, péricardite et myocardite et nous n'avons en vue que les cardiopathies en voie d'évolution.

Les cardiopathies valvulaires, comme l'a si bien décrit notre maître M. Huchard, passent, pendant un temps plus ou moins long, par des périodes différentes : période latente ou eusystolique ; période de compensation normale ou exagérée, c'est-à-dire hypersystolique, et période de compensation insuffisante ou hyposystolique.

C'est dans les deux premières périodes qu'on peut prescrire sans danger pour l'excitation cardiaque le traitement thermal, la période d'hyposystolie au début étant exclusivement du domaine de la méthode adjuvante, massage et gymnastique médicale. Ainsi donc, dès qu'il survient chez les malades des œdèmes périphériques, de la congestion hépatique, des accidents pulmonaires, il convient de cesser le traitement thermal ou alors de le surveiller avec une extrême précision.

L'insuffisance mitrale rhumatismale, quelques mois après la disparition des phénomènes aigus et d'accidents articulaires, peut être soignée utilement, puisqu'à ce moment, il n'y a pas de troubles périphériques. Le traitement s'adresse à l'état général, à l'anémie qu'a laissée le rhumatisme et à la lésion elle-même chez des sujets jeunes où l'endocardite n'avait été qu'exsudative.

Le rétrécissement mitral, qui reste plus longtemps latent, grâce à l'adaptation de l'organisme à la lésion, présente presque toujours des troubles digestifs et pulmonaires. On s'adressera plus particuliè-rement à l'eau prise en boissons, eau thermale qui agira en facilitant les digestions, et activant la diurèse.

Les lésions aortiques d'origine endo-cardiaque peuvent être traitées sans danger.

Dans les cardiopathies artérielles qui se présentent suivant les trois types, rénal, cardiaque ou aortique, il faut se montrer très sobre de l'emploi des bains salés; car en excitant la peau et en déterminant, même d'une façon passagère, une vaso-constriction périphérique, ils marchent dans le même sens que la maladie et augmentent la tachycardie et l'arythmie. Aussi est-ce surtout en boisson qu'on doit donner l'eau thermale et diurétique; on vise ainsi le rein, « le grand coupable qui, dès le début, est atteint d'une imperméabilité presque élective à l'égard des ptomaïnes alimentaires » (Huchard). A la période mitro-artérielle tout traitement thermal doit être exclu; de même dans les cas de dilatation de l'aorte et d'angine coronarienne. Dans ce dernier cas où les accès surviennent sous l'influence de l'effort il, faut se garder d'exciter le cœur, car il est mal irrigué par une artère oblitérée par endartérite ou par une plaque d'aortite, et tout ce qui est susceptible d'élever la pression est une cause d'accès angineux. Aussi M. Huchard dit avec raison : « J'ai vu des malades guéris à Nauheim, mais il s'agissait de pseudo-angines dont le diagnostic exact n'avait pas été établi. » C'est aussi l'opinion de de Rause qui est très affirmatif sur les bons effets du traitement dans les pseudo-angines, mais se tient sur la réserve quand il s'agit d'angine vraie. « Un fait qui domine le traitement thermal des angines de poitrine, dit-il, c'est l'intolérance des malades pour les pre-miers bains et sous cette influence, le réveil très fréquent, probable, quasi certain des accès. » Qu'arriverait-il en cas d'angine coronarienne ?

C'est surtout dans les troubles fonctionnels du cœur que le traite-ment thermal donne les meilleurs effets, puisqu'il agit ici sur la cause même des accidents. Presque tous les pseudo-cardiaques sont des neurasthéniques ou des neuro-arthritiques qui exagèrent de beaucoup les sensations qu'ils ressentent. De Ranse à Néris, sur 63 cas de fausse angine de poitrine, a obtenu d'excellents résultats dans les angines réflexes, arthritiques et tabagiques. S'il s'agit de topoalgie, ou bien de précordialgie, en dehors de la cure thermale, il faut s'efforcer de démontrer au malade que son affection est sans gravité et qu'elle doit guérir.

Les malades, atteints de palpitations, se trouvent bien de la balnéothérapie et même chez eux on peut faire usage de douches sur les membres inférieurs et le tronc en évitant avec soin la région précordiale. Suivant la variété et l'origine des palpitations, on modifiera plus ou moins le traitement. Ainsi les palpitations d'origine toxique (tabac, thé, café), cessent avec la suppression de la cause ; celles des chlorotiques et des anémiques s'améliorent par la cause la plus souvent en jeu, nous voulons dire la souffrance de l'estomac.

Les tachycardies de la maladie de Parry-Graves, de la neurasthénie, de l'hystérie, de l'épilepsie ; les tachycardies réflexes d'origine intestinale et stomacale ou toxique (alcool, thé, café), d'origine lithiasique ou utérine seront soulagées par les bains et l'eau en boisson ; mais il faut se garder de prescrire ce traitement dans les tachycardies bulbaires centrales où il serait impuissant, et surtout dans la tachy-arythmie des cardiopathies artérielles où il serait dangereux.

Les mêmes indications existent pour l'arythmie : conseiller le traitement dans les arythmies nerveuses avec pouls instable de l'hystérie, de la neurasthénie, du goitre exophtalmique ; dans les arythmies réflexes (estomac) ou toxiques ; le proscrire dans les arythmies cérébrales par compression des nerfs vagues où il est inutile, et dans l'arythmie des cardiopathies où il serait nuisible.

Il est évidemment aussi à déconseiller dans le cas d'arythmie palpitante, signe de la défaillance myocardique. Les malades qui en en sont atteints (des aortiques ou des cardio-scléreux) présentent dehors de leur hypertension artérielle générale, une hypertension pulmonaire liée à des troubles gastro-intestinaux. Ce n'est pas le cœur central qu'il faut soutenir dans ces cas, mais le cœur périphérique, et ces malades qui ne ressentent aucun soulagement du traitement thermal sont souvent améliorés par des massages.

Résultats obtenus. — L'étude des eaux minérales appliquée aux cardiopathies est encore à ses débuts, nous l'avons déjà dit. Il est impossible, dans l'état actuel de la question, de se prononcer sur les résultats que le traitement balnéaire peut donner. Car toutes les observations publiées jusqu'à présent, et nous allons les reproduire dans notre thèse en les résumant, ces observations sont pour la plupart insuffisantes au point de vue clinique. Mais la sévérité de nos critiques ne s'adressera qu'aux observations elles-mêmes et nullement à leurs auteurs.

Depuis, en effet, que la plupart d'entre elles ont été publiées on connait mieux les souffles cardio-pulmonaires que M. le professeur Potain a si bien décrits. Nous pensons qu'un grand nombre des cas qui ont été apportés visent ces fausses cardiopathies. Nous avons insisté à dessein sur la difficulté du diagnostic, car ces souffles extra-cardiaques se rencontrent chez des malades nerveux le plus souvent, présentant de l'éréthisme cardiaque et des palpitations. De là les causes d'erreur.

Avant que nous ayons eu l'honneur d'être l'interne de M. André Petit et de M. Huchard, qui, tous les deux, ont attiré notre attention sur la valeur séméiologique, l'importance clinique et pronostique, la fréquence extrême de ces souffles cardio-pulmonaires, nous ne pensions pas à examiner aussi méthodiquement qu'ils nous ont appris à le faire, la valeur du souffle, son rythme, sa mobilité, son temps, par rapport aux bruits normaux du cœur.

Aussi en lisant les observations qui vont suivre avons-nous été étonné de voir qu'une maladie cardiaque est simplement annoncée par l'appellation générale, sans explication des phénomènes objectifs.

Quoi qu'il en soit, toutes les observations concernant les guérisons d'endocardite chronique, sont discutables.

Les observations de Schott, bien qu'appuyées en apparence sur des bases scientifiques — emploi des tracés, palpation et percussion, méthode radiographique même, — sont peu concluantes par ce fait que l'histoire clinique du malade manque complétement et que le diagnostic n'a aucune précision.

Des observations que nous avons recueillies dans les ouvrages français, il est un point important à retenir, c'est que l'eau thermale, même l'eau sulfureuse, ne porte aucun préjudice aux cardiaques vrais, « à condition que leur lésion ne soit pas méconnue ».

De plus, tous les auteurs sont unanimes à reconnaitre que les trou-

bles fonctionnels du cœur retirent un très grand profit d'une cure thermale bien dirigée. Telles, par exemple, les intermittences, les arythmies,
les tachycardies, les fausses angines de poitrine.

Enfin nous estimons que le traitement du rhumatisant non cardiaque est une bonne condition pour mettre le malade à l'abri d'une nouvelle attaque et l'éclosion de l'endocardite.

Par contre, nous nous élevons contre les prétentions de ceux qui
« proclament leur croyance dans la disparition complète des exsudats
de l'endocardite ; dans le retour de la souplesse et de l'élasticité des
valvules et des orifices ; dans la diminution dans les diamètres des
cavités dilatées (diminution qui se manifeste par une réduction des
lignes de matité) et dans la disparition des bruits de souffle organiques caractéristiques des lésions mitrales et aortiques ».

Nous allons maintenant énumérer un certain nombre d'observations
que nous ferons suivre de réflexions, s'il y a lieu.

Tout d'abord nous publions le tableau suivant dû à l'obligeance du
Dr Blanc, d'Aix.

			GUÉRISONS	AMÉLIORATIONS	ÉTAT STATIONNAIRE	MORT
Lésions mitrales, 73.	Insuffisance.....	52	15	21	16	
	Rétrécissement..	4	0	2	2	
	Maladie mitrale..	17	1	5	10	1
Lésions aortiques, 25.	Insuffisance.....	7	1	2	4	
	Rétrécissement..	6	1	3	2	
	Maladie aortique.	12	0	4	7	1
Péricardite		6	2	3	1	
Hypertrophie du cœur...............		2		2	2	
Goitre exophthalmique...............		2			2	
Maladie à diagnostic incertain.........		10			10	

D'après M. Blanc, les deux cas de mort cités sont survenus : le 1er chez
un malade qui avait suivi d'emblée le traitement le plus énergique d'Aix,
sans avis préalable des médecins. Le 2e est survenu 5 jours après le
départ d'Aix à la suite de complications pulmonaires.

Le traitement d'Aix s'adresse aux cardiaques qui ont à tirer profit
de la cure thermale, quoiqu'étant cardiaques. Aussi ne doit-on y

envoyer que les cardiopathies bien compensées et en détourner les malades dont le cœur est dégénéré, les lésions valvulaires en hyposystolie, les cardiopathies artérielles et tous les cardiaques après 60 ans.

M. de Bosia fait le relevé des cardiaques soumis à ses soins et déclare que la guérison survient dans 50 p. 100 des endocardites mitrales suite de rhumatisme articulaire aigu. « Ainsi, dit-il, 26 malades sur 59 ont été guéris après deux cures thermales. Dans les endocardites anciennes il faut 5 ou 6 saisons thermales pour obtenir la cessation complète des bruits pathologiques de la lésion orificielle. »

Nous nous sommes déjà expliqué sur ces cas de guérisons de l'endocardite, et nous pensons que ni à Aix, ni à Bourbon-Lancy, ni à Nauheim, ni nulle part on puisse prétendre à des guérisons.

I. — Observations de Schott.

Obs. 1. — *Palpitations nerveuses. Dilatation du cœur.* (PAGENSTECHER, de Mexico. Résumée.)

Dr G. P..., 30 ans, santé excellente jusqu'à 35 ans. A cet âge, à la suite de pleurésie gauche sèche avec péricardite, apparaissent des accidents cardiaques : palpitations, accélération du pouls, étouffements, impossibilité de se coucher du côté gauche, intermittences du pouls et même du cœur, œdème des pieds d'abord fugace, puis persistant. Cet état dure deux ans.

Le malade change de climat, vient du Mexique en Europe, suit un traitement : bromure, digitale, repos, suppression des excitants. Puis ne voyant pas d'amélioration, il se soumet au traitement de Schott, qui dans les premiers jours fait passer le nombre des respirations de 24 à 15, celui des pulsations de 100 à 75.

Obs. 2. — *Insuffisance mitrale mal compensée.* (PAGENSTECHER. Résumée.)

M. G..., 27 ans, a eu à 16 ans une attaque de rhumatisme articulaire aigu généralisé. Depuis lors, sensation de pesanteur dans la région précordiale. A 18 ans, second accès de rhumatisme, avec rechute.

Depuis ce moment, tout mouvement un peu vif détermine chez lui des palpitations et des étouffements.

Traitement : balnéothérapie au début, à laquelle on associe plus tard la gymnastique systématique.

A la fin du traitement, voici les résultats immédiats de la gymnastique :

	DIAMÈTRE DE LA MATITÉ CARDIAQUE	FRÉQUENCE DU POULS	PRESSION ARTÉRIELLE
1° Au début de la séance.....	27 centim., 5	116-120	110 millim.
2° Après 20 minutes de gymnastique.................	17 —	108	125 —
3° Après 3 minutes encore de gymnastique énergique.....	14 —	100-102	130 —

OBS. 3. — *Myocardite et dégénérescence du cœur.* (PAGENSTECHER. Résumée.)

M. S..., 46 ans, alcoolique invétéré. En 1892, apparaît un œdème des membres inférieurs. On lui administre de la digitale, de la caféine, du strophantus, du calomel, etc., qui échouent.

Le malade arrive à Nauheim dans un état très grave : Oppression considérable, anasarque généralisée, hydrothorax et ascite.

On lui ordonne des bains chlorurés sodiques faibles (0,5 p. 100), et simultanément de l'infusion de digitale. Sous l'action stimulante des bains celle-ci, qui auparavant avait échoué à plusieurs reprises, produit une diurèse abondante. Ce médicament est supprimé après quelques jours, et on ajoute aux bains de l'acide carbonique. Vers la fin du traitement on applique les bains « Sprudel » et la gymnastique.

Les œdèmes, les épanchements séreux dans les différentes cavités se sont résorbés, il y a une véritable résurrection.

Au cours d'une des dernières séances de gymnastique le diamètre de la matité cardiaque passe de 27 centim., 5 à 17 centim., 5, la fréquence du pouls de 100 à 80, la pression artérielle de 125 millim. à 155, et le bord inférieur du foie remonte de 3 centim.

OBS. 4. — *Myocardite et dilatation du cœur.* (PAGENSTECHER. Résumée.)

M. W..., 79 ans.

Au cours d'une séance de gymnastique de vingt-cinq minutes, le diamètre de la matité cardiaque passe de 28 centim., 5 à 23; la fréquence du pouls de 98 à 73, la pression artérielle de 115 millim. à 130 millim., et le bord inférieur du foie remonte de 2 centim. 5.

OBS. 5. — *Insuffisance mitrale; dégénérescence du myocarde avec dilatation du cœur.* (Th. SCHOTT. Résumée.)

M. S..., 61 ans, a eu à 37 ans une scarlatine avec néphrite aiguë; à partir de 1877, étouffements à chaque effort; en 1879, endocardite à la suite de laquelle thromboses dans les extrémités des quatre membres, amenant même, dans la jambe droite, une gangrène suivie d'amputation.

La respiration est très gênée, 33 par minute. Matité précordiale augmentée, déborde à droite le sternum de 2 centim. et demi et à gauche la ligne mamelonnaire de 3 centimètres. Choc de la pointe imperceptible. Souffle systolique à la pointe, on ne perçoit pas le deuxième bruit du cœur. Pouls 94. A la marche, dyspnée vive, et élévation du nombre des pulsations à 112 par minute.

Traitement : Bains chlorurés sodiques de plus en plus concentrés (1 p. 100-2,5 p. 100) et dont la durée augmente peu à peu de 10 à 20 minutes. Après le huitième bain, la matité cardiaque a diminué à droite et à gauche de 1 centim. A partir de la quatrième semaine, le pouls augmente de force, et la matité cardiaque toujours plus étendue que normalement a encore diminué. Le pouls est à 82 et le malade marche une centaine de pas sans fatigue.

Après 30 bains, en six semaines, matité cardiaque normale : le choc et le deuxième bruit du cœur sont toujours insensibles. Le malade marche sans fatigue 10 ou 15 minutes.

L'année suivante, le malade revient à Nauheim. Le cœur est resté en assez bon état. Le deuxième traitement rend perceptibles les deux bruits du cœur ; le malade peut marcher sans fatigue, 30 minutes malgré son poids de 117 kilogr. Depuis, il n'a plus ressenti aucun malaise.

OBS. 6. — *Surmenage du cœur.* (SCHOTT. Résumée.)

Jeune paysan, 24 ans, bien musclé. En déchargeant un fardeau, il sentit une douleur dans la poitrine et fut pris d'étourdissements. Essayant de continuer son travail, il fut pris de palpitations et de dyspnée.

Il présente de la cyanose de la face, de la dyspnée, de la petitesse du pouls. La pointe bat fortement en dehors de la ligne mamelonnaire, le cœur est dilaté, les bruits du cœur sont nets. Il lui ordonne de l'infusion de digitale, du repos et une bonne alimentation.

Le lendemain il ne se plaint plus que de palpitations, et deux jours après tout est redevenu normal, cependant le moindre effort provoque de la dyspnée. N'a pas été suivi.

OBS. 7. — *Surmenage du cœur.* (SCHOTT. Résumée.)

X..., garçon de 15 ans, bien portant ; croissance rapide. Monte depuis plusieurs années à vélocipède.

A la suite d'une promenade de deux heures en tricycle, il est pris d'étourdissements et dit avoir senti « un bruit dans le cœur » qui disparut peu après. Nouvelle faiblesse quelques jours après, à l'occasion d'une course sur une route montante.

On constate à la pointe, un souffle systolique, qui disparut après quelques jours, et surtout une dilatation du cœur. Le malade est pâle, se plaint d'étourdissements.

Un repos absolu, la diète le rétablissent au bout de quelques semaines et il reste depuis lors bien portant.

OBS. 8. — *Surmenage du cœur.* (SCHOTT. Résumée.)

Mlle Y..., 18 ans, chlorose l'année précédente. Il y a quatre mois, en courant eut des éblouissements, avec palpitations, dyspnée. En rentrant chez elle, elle dut garder le lit plusieurs jours. On trouva une dilatation du cœur et on lui prescrivit de la digitale et du fer.

Actuellement, elle présente une dilatation du ventricule gauche, de 1 à 2 centim. et de la chlorose. Traitement de bains et de gymnastique et un régime formé d'aliments albumineux et gras. Il m'a fallu sept semaines pour faire revenir le cœur à son état normal. Depuis, la malade va très bien.

OBS. 9. — *Surmenage du cœur.* (SCHOTT. Résumée.)

X..., 57 ans, a eu à 53 ans une pleuro-pneumonie ; atteint d'asthme bronchique.

Au mois de septembre 1887, il soulève un lourd fardeau et est pris à la suite d'un accès de dyspnée et de palpitations, qui l'arrêtent sur place. Rentré péniblement chez lui, il ne peut marcher pendant quatre ou cinq jours ; on lui ordonne de la glace, et des sinapismes sur la région du cœur, à l'intérieur de l'opium.

Pendant l'hiver, il a des accès de sténocardie. Pendant l'été, on constate la dilatation du cœur.

A l'examen, pâleur du visage ; muscles flasques. Pouls radial faible, petit, arythmique. Dyspnée au moindre mouvement. Dilatation du ventricule droit de 3 centim., du ventricule gauche de 1 cent. 5 à 2 centim. La pointe bat faiblement à 1 cent. 5 en dehors de la ligne mamelonnaire. Les bruits sont nets, à part ce premier bruit un peu voilé à la pointe. Râles humides aux deux bases des poumons, en haut et à gauche matité et diminution de la respiration.

Je prescris des frictions de la poitrine et du dos avec de l'alcool et de l'eau salée, un peu de gymnastique et une bonne alimentation. Amélioration.

En 1889, bains suivant la méthode de Nauheim, associés à la gymnastique. Le malade n'a pas de palpitations, sa dyspnée diminue. La dilatation du ventricule droit a disparu, celle du ventricule gauche persiste. Cependant une récidive de bronchite fait reparaître momentanément la dyspnée, et une plus grande dilatation, elle empêche le malade de marcher beaucoup.

OBS. 10. — *Surmenage du cœur.* (SCHOTT. Résumée.)

Homme de 44 ans, a été exempté du service militaire pour dilatation du cœur, s'est beaucoup fatigué ces derniers jours ; il a été pris d'une difficulté subite de respirer, avec fatigue, douleur de tête, palpitations et dyspnée. Puis tous ces symptômes disparurent.

Après une ascension à 2,070 mètres d'altitude en 1885, il se plaint de dyspnée, palpitations. Ces symptômes persistent, si bien que l'hiver dernier la marche est impossible.

A l'examen, dilatation des deux ventricules ; pouls petit, fréquent et régulier. Pression artérielle 100 à 120 millim. de mercure.

On le traite par les bains et la gymnastique : le malade va beaucoup mieux, la dilatation disparaît.

Après dix-huit jours de traitement, le malade fait l'ascension du Johannisberg: mais il a de nouvelles palpitations ; la pression artérielle baisse de 30 millim. de mercure. Arrivé au sommet, la dilatation a augmenté et le malade se plaint de fatigue. Deux jours après, la gymnastique lui a fait beaucoup de bien. Après sept semaines, il est guéri complètement.

OBS. 11. — *Surmenage du cœur.* (SCHOTT. Résumée.)

Dame, 33 ans. A subi une atteinte de rhumatisme articulaire aigu compliqué d'insuffisance mitrale ; pendant quelque temps, ne souffre pas de cette dernière. Il y a sept ans, la malade vient avec des palpitations, dyspnée, cyanose, qui paraissent même par une marche en terrain plat. Elle se plaint de ces accidents depuis qu'elle a porté un poids très lourd.

On trouve le ventricule droit très dilaté, le gauche un peu. Je réussis à rétablir la malade.

Deux ans après, à la suite d'une ascension rapide, les mêmes symptômes reparaissent. Ils sont traités par le repos et la digitale, puis le régime de Nauheim. La malade est guérie ; mais au bout de deux ans et demi, nouvelle dilatation et décompensation qui dure six mois ; il y a dilatation des deux ventricules. Nouveau traitement de Nauheim.

OBS. 12. — (SCHOTT. Résumée.)

Homme, 60 ans. Sans cause connue, dilatation des deux ventricules depuis quatre ou cinq ans, celle de gauche variable. Jamais trace de lésion valvulaire ; pouls arythmique.

Il y a deux ans, vive émotion qui amène des symptômes peu graves, avec douleur précordiale.

A l'examen, dilatation surtout à droite de 5 à 6 centim. Bruit diastolique qui apparut cinq à six jours après. Palpitations. Dyspnée arrêtant le malade tous les huit à dix pas. La digitale l'améliora.

A mon examen : dilatation du ventricule droit de 5 à 6 centim., au gauche de 4 à 4 centim. 5. Souffle diastolique à la pointe. Artères rigides.

Après repos, bonne alimentation et bains, le malade se trouve bien, et son médecin confirme les résultats.

RÉFLEXIONS. — Parmi les 12 observations de Schott, 5 ont été prises dans l'article de Pagenstecher (*Bulletin de thérapeutique*, 1894), les 7 autres dans la monographie de l'auteur sur le « surmenage aigu du cœur ». Sur ces 12 cas nous trouvons 2 cas d'insuffisance mitrale, 2 cas de myocardite avec dégénérescence graisseuse, et enfin 8 cas de dilatation du cœur par surmenage.

Les deux insuffisances mitrales sont données comme guéries avec le traitement par la balnéation et gymnastique de résistance. Les souffles ont disparu. Schott insiste beaucoup sur la dilatation du cœur « par surmenage aigu » et il essaie de prouver, avec des schémas démontrant le résultat de sa percussion, que son traitement apporte des modifications surprenantes sur le volume du cœur. Ainsi dans l'observation 2 après 23 minutes de gymnastique, le diamètre de la matité cardiaque baisse de 21,5 à 14 centim. De même dans l'observation 3, la matité diminue de 27,5 à 19,5 ! Nous n'avons pas besoin d'insister pour démontrer combien ces affirmations sont fantaisistes et antiscientifiques. La préoccupation constante de Schott est d'établir qu'un cœur est dilaté et qu'il se rétracte par le traitement ; à en juger par la lecture de ses observations, il se préoccupe peu de l'étude du malade, de son affection, du genre de cette affection, de la période, des accidents, etc., pourvu qu'il fournisse, même au moyen de la radiographie, le témoignage de la guérison de ses malades. Nous avons lu tous les travaux de Schott et, nulle part, nous n'avons rencontré d'observation précise ; toujours des affirmations, jamais de faits.

II. — Observations de Dufraisse de Chassaigne.

OBS. 13. — (DUFRAISSE DE CHASSAIGNE.)

M. Auguste R..., négociant à Jaujac (Ardèche), 55 ans. Tempérament nerveux, constitution sèche, fut pris en 1851 d'un rhumatisme articulaire aigu, avec des symptômes intenses. Deux mois de maladie et longue convalescence. Une endocardite qui avait coïncidé avec le rhumatisme lui avait laissé des palpitations et de l'essoufflement pendant la marche.

Il vint à Bagnols en 1853, deux ans après le début de sa maladie. A cause de ses palpitations, il suivit un traitement mitigé. Au bout de 15 jours, il se sentit soulagé et le mieux augmenta pendant l'hiver ; de retour à Bagnols en 1854, les signes de ses lésions cardiaques avaient presque entièrement disparu. Après un traitement de 16 jours beaucoup plus énergique, il quitta les eaux entièrement débarrassé de ses douleurs qui revenaient parfois, ainsi que ses palpitations. Il pouvait faire de longues promenades, marcher vite et monter des côtes assez rapides sans être incommodé, ce qu'il était loin de pouvoir faire l'année précédente.

OBS. 14. — (DUFRAISSE DE CHASSAIGNE.)

Mlle Marie M.... marchande dans la Haute-Loire, 42 ans. Tempérament lymphatico-nerveux, constitution délicate, était atteinte depuis une quinzaine d'années d'un asthme humide sous la dépendance d'un rétrécissement de l'orifice auriculo-ventriculaire gauche, survenu lui-même à la suite de rhumatisme.

Elle vint à Bagnols en 1854, et sans consulter de médecin, se soumit à un traitement énergique (bains de piscine et étuves, qui au bout de trois jours amenèrent des crachats sanglants et de la fièvre). Un traitement mieux aménagé fut institué par le médecin et elle le supporta très bien. Après 16 jours, elle fut très soulagée, car sa difficulté à respirer avait cessé, par suite de l'amélioration de la lésion cardiaque. Elle revint l'année suivante, après un hiver heureusement passé. Du côté du cœur, on trouvait très peu de traces de son ancienne lésion.

OBS. 15. — (DUFRAISSE DE CHASSAIGNE.)

M. Firmin C..., propriétaire dans le Gard, 16 ans, tempérament lymphatique, constitution délicate, vient à Bagnols, le 11 juillet 1854. Il était sujet depuis longtemps à des douleurs rhumatismales périodiques dont la dernière attaque avait eu lieu au mois de mai précédent. Auparavant il existait quelques palpitations ; mais cette dernière attaque les augmenta beaucoup. Il avait de l'oppression et de l'essoufflement. Les deux bruits du cœur dont le choc ébranlait la poitrine étaient manifestement séparés par un bruit de souffle rude ; l'organe paraissait d'un quart plus gros qu'à l'état normal.

Traitement faible d'abord, augmentant progressivement d'énergie. Après seize jours, les effets salutaires sont manifestes. Le malade peut courir un peu, sans étouffer. Bruits du cœur plus réguliers et séparés seulement par un léger souffle.

L'amélioration augmente pendant l'hiver, et à son retour à Bagnols en 1855, le volume du cœur est à peu près revenu à son état normal ; les battements sont un peu forts, mais réguliers.

Obs. 16. — (Dufraisse de Chassaigne.)

M. G..., 26 ans, propriétaire dans la Haute-Loire, tempérament bilieux, constitution moyenne, vint à Bagnols en 1854 pour se guérir d'un prurigo dartreux. Il présentait également en même temps les symptômes d'une maladie cardiaque remontant à six ans. Palpitations intenses, accompagnées d'un bruit de souffle. Le volume du cœur était notablement accru.

M. G... suivit le même traitement que le précédent et partit le seizième jour très soulagé de son affection cardiaque. Les battements étaient fort diminués et presque réguliers; la dyspnée et l'essoufflement étaient moindres qu'au début. Après son départ l'amélioration augmenta; le malade put sans trop de peine se livrer à ses travaux agricoles. Néanmoins il revint l'année suivante suivre le même traitement dont il se trouva fort bien. A son départ, le volume du cœur et son fonctionnement étaient normaux.

Obs. 17. — (Dufraisse de Chassaigne.)

M. Pierre V..., 52 ans, propriétaire cultivateur en Lozère. Douleurs rhumatismales anciennes et maladie du cœur consistant en palpitation; bruit de souffle séparant les bruits. Traitement de quinze jours qui est très heureux. Il revient l'année d'après pour une sciatique rebelle jusque-là; les palpitations n'existaient plus du tout.

Obs. 18. — (Dufraisse de Chassaigne.)

Étienne F..., fournisseur de l'armée, 29 ans, tempérament sanguin, constitution très robuste, fut pris de douleurs rhumatismales multipliées, trois mois avant son arrivée à Bagnols, où il se rendit vers la fin de juillet 1855.

A cette époque, il éprouvait aussi des palpitations, de l'essoufflement et de l'oppression quand il marchait un peu vite. Avec ces symptômes, coïncidaient les signes d'une lésion valvulaire, car le 1er bruit cardiaque était accompagné d'un bruit de souffle rude; l'oreillette gauche paraissait déjà dilatée. Il y avait des intermittences dans le pouls; le cœur battait avec force et soulevait la paroi thoracique. La percussion indiquait un grand accroissement de volume, puisqu'elle donnait une matité de 12 centim. de haut en bas et 11 en travers. Consécutivement, vertiges et céphalalgie causés probablement par la lésion.

Après quinze jours d'un traitement d'une énergie graduelle, un mieux notable était survenu. Le bruit de souffle rude, qui séparait les deux bruits du cœur, avait presqu'entièrement disparu. Ces bruits étaient eux-mêmes presque réguliers, bien distincts et moins forts. Le volume du cœur ne présentait plus que 10 centim. de haut en bas et 9 en travers. Le malade pouvait marcher vite et monter sans être essoufflé. L'observation n'a pas été poussée plus loin.

RÉFLEXIONS.—Des six observations de Dufraisse de Chassaigne que nous avons relatées, il en est une (obs. 17) dans laquelle l'auteur cite un bruit de souffle séparant les deux bruits. A n'en pas douter, c'est bien là un souffle cardio-pulmonaire mésosystolique. Les autres sont sans intérêt.

III. — Observations de Raynal de Tissonnière.

OBS. 19. — (Dʳ TISSONNIÈRE.)

Anselme X..., de Quinac (Gard), avait été atteint de rhumatisme articulaire aigu en janvier 1877. De cette maladie, il lui restait une affection cardiaque qui lui occasionnait des palpitations et de l'oppression. Il est venu à Bagnols en 1878. A cette époque, son pouls était irrégulier et l'auscultation indiquait à la pointe un souffle rude, couvrant le premier temps, ce qui permet d'affirmer une insuffisance mitrale. Après un traitement de 18 jours, les signes de sa maladie se sont tellement amendés qu'ils indiquent une guérison presque complète.

OBS. 20. — (Dʳ TISSONNIÈRE.)

Mᵐᵉ R..., de Craponne (Haute-Loire), à la suite d'un rhumatisme qui survint il y a deux ans, a été atteinte d'une maladie de cœur consistant en une insuffisance des valvules mitrale et aortique, avec hypertrophie consécutive du ventricule gauche. Après seize jours de traitement, les signes de ces lésions, très manifestes à son arrivée, ont entièrement disparu ; il n'y a plus de souffle ni à la pointe ni à la base ; de ce côté, la guérison est entière. Mais l'hypertrophie existe encore, quoique diminuée ; ce qui fait craindre, pour la suite, le retour de quelques accidents.

OBS. 21. — (Dʳ TISSONNIÈRE.)

M. B..., de Béziers (Hérault), avocat, est atteint d'un rétrécissement auriculo-ventriculaire gauche, survenu il y a trois ans, à la suite d'un rhumatisme. On trouve un bruit de souffle au premier temps et à la pointe ; le malade est très oppressé, quand il monte ou qu'il court un peu vite.

Le traitement dure vingt jours, après lesquels plus de bruit de souffle, marche facile, plus d'oppression.

OBS. 22. — (Dʳ TISSONNIÈRE.)

M. M..., capitaine à Nîmes (Gard), fut pris, sept mois avant son arrivée à Bagnols, d'un rhumatisme articulaire aigu, qui lui laissa une lésion cardiaque.

Le traitement ordinaire, continué pendant quinze jours, donne de très heureux résultats; car, l'auscultation qui, à l'arrivée, indiquait nettement un rétrécissement de l'orifice aortique, ne donne plus signe de cette lésion. Les fonctions cardiaques ne s'accomplissent cependant pas avec toute la régularité désirable. La guérison, quoique réelle, n'est donc pas parfaite.

Obs. 23. — (Dr Tissonnière.)

M. M..., de Marvejols (Lozère), frère de la doctrine chrétienne, a souffert, il y a deux ans, d'un rhumatisme articulaire grave, à la suite duquel il lui est resté une insuffisance mitrale et un rétrécissement de l'orifice aortique. Après seize jours de traitement à Bagnols, le bruit de souffle que l'on entendait surtout au deuxième temps, est très diminué, ce qui indique dans la maladie une amélioration considérable.

Obs. 24. — (Dr Tissonnière.)

Henri P..., de Charlier (Loire), a été atteint il y a quatre ans d'un rhumatisme articulaire aigu. Depuis cette époque, il a beaucoup souffert de palpitations et d'oppression survenant toutes les fois qu'il se livrait à un travail actif. Le malade, qui a 19 ans quand il arrive à Bagnols, présente des signes prononcés d'une insuffisance aortique, avec hypertrophie considérable du cœur; cette hypertrophie est telle, qu'elle détermine une voussure de la paroi correspondante. Après seize jours de traitement, le bruit de souffle de la lésion a disparu et l'état général est devenu très satisfaisant; mais l'hypertrophie persiste et inspire des craintes pour l'avenir.

Obs. 25. — (Dr Tissonnière.)

Marie B..., de Charlier (Loire), 23 ans. A 19 ans, crise de rhumatisme articulaire, suivie d'une lésion cardiaque.

Elle vint trois ans de suite à Bagnols. La première année, l'auscultation indiquait une insuffisance très prononcée des deux orifices droits; la face était cyanosée, les lèvres violacées et l'œdème occupait les extrémités inférieures; ce triste état était augmenté par l'exercice. La première année du traitement amena une amélioration notable qui se maintint dans l'intervalle, augmenta l'année d'après et se compléta la troisième. Après sa troisième, la malade peut être considérée comme complètement guérie, tellement son état général s'est amendé; les signes physiques de ces lésions ont d'ailleurs disparu.

Obs. 26. — (Dr Tissonnière.)

Mme Br..., de Saint-Étienne (Loire), 40 ans. A la suite d'un rhumatisme à forme goutteuse datant de plusieurs années, a été atteinte d'une lésion cariaque, consistant en un rétrécissement mitral. Cette lésion produit de très graves désordres : le cœur a considérablement augmenté de volume, ses impulsions sont violentes et déterminent de la céphalalgie ; souvent la malade se sent étouffer. Après le traitement ordinaire, un mieux notable se produit dans l'état général et la lésion semble diminuer.

La malade n'a pas été revue.

OBS. 27. — (Dr TISSONNIÈRE.)

Mme B..., de Saint-Étienne (Loire), rhumatisante, est venue à Bagnols se faire traiter pour une insuffisance aortique. Bruit de souffle au deuxième temps à la base. Oppression. Traitement de seize jours. La malade est très améliorée, car elle n'étouffe plus et son bruit de souffle est beaucoup plus faible.

OBS. 23. — (Dr TISSONNIÈRE.)

M. Amédée A..., de Roanne (Drôme), a été atteint, il y a plusieurs années, d'un rhumatisme articulaire qui guérit en laissant le malade sujet à de violentes palpitations cardiaques. Quand il vint à Bagnols, il ne présentait aucun bruit de souffle ; mais l'irrégularité et la force des battements, l'hypertrophie considérable de l'organe permettaient de conclure à une lésion d'orifice. Le traitement commencé après une application de sangsues, dura vingt jours, après lesquels les battements étaient relevés et le volume du cœur à peu près normal. Il est sorti guéri.

RÉFLEXIONS. — Parmi ces 10 observations de Raynal de Tissonière, quelques-unes sont intéressantes à discuter. Dans l'observation 21, l'auteur explique son diagnostic de rétrécissement mitral par un souffle au premier temps et à la pointe. Dans le cas 23, « le souffle est très diminué, ce qui indique, dit l'auteur, une amélioration considérable ». Il n'en est absolument rien et au contraire la diminution d'intensité d'un souffle d'insuffisance mitrale est une mauvaise condition. Cela prouve, en effet, un affaiblissement de la force du myocarde et ce signe, que trop souvent on considère comme favorable, fait pressentir l'approche d'accidents hyposystoliques et par conséquent il est d'un pronostic fâcheux. Tout ceci est si vrai que les signes d'endocardite chronique avec lésion mitrale, chez les enfants dont le myocarde est d'une intégrité parfaite, ces signes, disons-nous, sont très accusés, et l'auscultation permet même d'entendre ce souffle très loin du foyer normal. Nous avons vu notamment une fillette de 4 ans (à la consultation de Necker), chez laquelle on entendait un fort bruit de souffle d'insuffisance en auscultant le pied. Ce phénomène en lui-même n'a aucune valeur clinique, mais il servira à bien faire comprendre notre pensée. L'observation 25 nous montre la guérison d'une insuffisance prononcée des deux orifices droits du cœur. Enfin, dans l'observation 28, nous lisons ceci : « Le malade ne présentait aucun bruit de souffle, mais il s'agit néanmoins d'une lésion d'orifices à cause de l'irrégularité et de la force des battements. » Or, ceci est tout à fait inexact.

IV. — Observations du Dr Coulomb.

OBS. 29. — *Endocardite rhumatismale ; rétrécissement et insuffisance aortique.*
(Dr COULOMB.)

Mme X..., de Nevers, 27 ans, arrivée à Bagnols le 1er août 1882, grande, très robuste. Rien à noter du côté de ses ascendants.

A 26 ans, 1re attaque de rhumatisme articulaire aigu, intéressant toutes les grandes articulations. Séjour de 3 mois au lit avec tous les signes d'une endocardite intense.

Depuis, les symptômes cardiaques se sont accentués : vertiges, perte d'appétit, insomnie. Douleurs très aiguës à la région précordiale et à la base du cou, déterminées par le moindre effort, par la marche.

Avant le traitement nous constatons un mauvais état général avec insomnie et hallucinations ; caractère devenu capricieux avec tendance à la lypémanie. Appétit nul, digestion pénible. Essoufflement et dyspnée nécessitant le repos absolu.

Voussure précordiale surtout étendue dans le sens longitudinal. On perçoit une double sensation de choc léger dans le 2e espace gauche à sa partie interne. La pointe bat dans le 6e espace à 1 centim. en dehors de la ligne mamelonnaire.

A l'auscultation, rien d'anormal à la pointe. A la base, double souffle : l'un systolique couvre le 1er temps, le 2e diastolique, doux et prolongé, se propage le long du sternum jusqu'à la pointe où il diminue d'intensité. Pas de souffle crural de Duroziez. 70 pulsations. Pouls petit, mou, dépressible, régulier.

Le traitement est bien supporté : retour de l'appétit, du sommeil et des forces, la dyspnée et la douleur disparaissent. La marche devient facile au 12e bain, et après dix sept jours la malade quitte Bagnols très améliorée.

Les deux bruits ont diminué d'intensité, surtout le 1er qui ne couvre plus le 1er premier bruit en entier. Le pouls est plus fort, plus résistant. Pendant l'hiver 1883, l'état général se maintient satisfaisant.

Obs. 30. — *Endocardite rhumatismale; insuffisance mitrale avec léger rétrécissement mitral.* (Dr COULOMB.)

M. X..., de Roanne, 9 ans 1/2. Anémie marquée à la suite d'une crise de rhumatisme aigu, remontant à quatre mois (mai 1882).

Toutes les grandes articulations, surtout les genoux, furent prises, avec endocardite intense, et épistaxis redoutables. Il reprend quelques forces et arrive à Bagnols le 10 juillet.

Appétit presque nul, nausées et vomissements.

Palpitations violentes suivies d'épistaxis au moindre effort.

La région précordiale est soulevée à chaque contraction, et la main perçoit un frémissement manifeste. Les valvules sigmoïdes de l'artère pulmonaire battent au milieu du sternum au niveau de la 3e articulation chondro-sternale ; la pointe dans le 6e espace à 1 centim. en dehors de la ligne mamelonnaire.

A l'auscultation, rien de particulier à la base : à la pointe les deux temps sont couverts par deux souffles dont le 1er se prolonge dans l'aisselle et s'entend dans le dos.

Traitement lentement progressif. L'enfant quitte Bagnols après 7 bains. L'appétit est revenu, plus de nausées, ni de vomissements; les muqueuses ont repris leur coloration; la marche est possible pendant 4 à 5 kilomètres.

Au cœur, on ne trouve plus qu'un seul bruit de souffle nettement systolique et se prolongeant un peu vers l'aisselle.

Le frémissement à la main a disparu.

Pouls régulier, plus ample, plus fort.

Obs. 31. — *Endocardite rhumatismale. Rétrécissement mitral. Cachexie cardiaque. Asystolie.* (Dr COULOMB.)

M. X..., 45 ans, de Valence (Drôme). Première atteinte de rhumatisme articulaire aigu à 12 ans, se répétant tous les huit ou dix mois jusqu'à 18 ans. Il vint alors pour la première fois à Bagnols et y revint trois ou quatre ans de suite.

A 25 ans, nouvelle attaque qui nécessite deux nouvelles saisons à Bagnols après lesquelles le malade reprend ses occupations et jouit d'une santé parfaite jusqu'à 40 ans.

A cette époque (janvier 1880), nouvelle attaque généralisée durant trois mois. Un mois après, pendant la convalescence, rechute qui dura deux ou trois mois encore, avec endocardite (insuffisance aortique), congestion pulmonaire, hémoptysies à la suite. Amaigrissement extrême, battements cardiaques très irréguliers, forces nulles, le malade se traînait à peine quelques pas. C'est dans dans cet état qu'il vint à Bagnols en août 1880.

Après trois semaines de traitement, il pouvait faire des promenades de 3 à 5 kilomètres. L'état général s'améliorait rapidement et de l'état d'asystolie et de cachexie, il ne restait qu'un certain degré de sténose mitrale.

En août 1884 le malade revint à Bagnols : État général excellent, app[...]
tion, forces normales, marche facile, sans essoufflement. Localement, tous [les]
signes de rétrécissement mitral sans insuffisance (roulement présystoli[que]
évident.

OBS. 32. — *Myocardite rhumatismale. Asystolie. Arythmie. Cycle de cardiaq[ue]*
(Dr COULOMB.)

Mme X.... de Lyon, 54 ans. Excellente santé jusqu'en janvier 1880. A c[ette]
époque, palpitations violentes, avec arthrites rhumatismales dans les membr[es]
supérieurs. Lésion cardiaque qui va en s'aggravant jusqu'au 2 juillet 18[...]
époque où la malade est envoyée à Bagnols.

A son arrivée, état général mauvais, amaigrissement extrême, appétit n[ul]
insomnies continuelles.

Violentes crises de dyspnée, marche impossible. Œdème des malléol[es]
épanchement ascitique dans l'abdomen, peu abondant.

La région est soulevée par des battements irréguliers, et tumultueux. Au[g]
mentation considérable du volume du cœur surtout dans le sens transversal.
pointe bat dans le sixième espace sur la ligne mamelonnaire. Choc de la poin[te]
très faible. A l'auscultation, bruits faibles, mal frappés, avec bruit de souf[fle]
prolongé occupant tout le premier temps et se propageant dans l'aisselle a[vec]
maximum a 2 centim. au-dessus du point ou bat la pointe.

Pouls petit, misérable, lent, irrégulier, avec intermittences fréquentes. Co[n]
gestion pulmonaire. Foie douloureux, déborde les côtes de 1 centim.

Teinte subictérique des téguments. Albumine dans les urines.

Le traitement consiste en bains a mi-corps allant de 32° à 41°, la mala[de]
quitte Bagnols le 24 juillet. L'appétit est normal, les forces sont revenues. P[as]
d'insomnie. La malade peut prendre la position horizontale, ce qu'elle n'avait
faire depuis six mois. La marche est possible pendant 2 kilomètres.

Le soulèvement de la paroi thoracique est moins marqué. Pouls plus fort, [...]
bruits du cœur se détachent mieux.

Un an après (juillet 1884) la malade revient à Bagnols après avoir passé
très bon hiver, et se croit guérie. Et bien que son médecin habituel affirm[e]
qu'il n'en est rien, il a toutes les peines du monde a lui faire continuer [le]
traitement.

RÉFLEXIONS. — Les opinions de Coulomb, sur les résultats obten[us]
par le traitement hydrominéral à Bagnols-les-Bains sont les sui[-]
vantes : Amélioration de l'état général, des troubles périphérique[s]
des malaises, etc. ; mais pas de modifications dans les signes phy[-]
siques de l'affection; pas de guérisons. Nous partageons absolume[nt]
cette manière d'envisager la question.

V. — Observations du Dr Blanc (d'Aix).

Obs. 33. — *Insuffisance mitrale*. (BLANC.)

Mlle A..., 19 ans. Rhumatisme articulaire aigu qui commence à devenir chronique fin décembre 1871 (six mois de séjour au lit).

Trois sangsues placées sur la région précordiale pendant l'attaque aiguë. Arrive à Aix le 9 juillet 1872, souffrant des petites articulations gonflées et montrant un commencement de difformités.

Légère douleur et gonflement des grosses articulations.

Pouls 88, 92 à 96 à 5 heures.

Perte de l'appétit, marche impossible. Grande fatigue.

Souffle diastolique à la base et dans les jugulaires.

Souffle systolique avec maximum d'intensité à 2 centim. en dehors de la pointe, se propageant dans l'aisselle.

Pointe du cœur dans le cinquième espace. Pouls régulier. Palpitations à la moindre fatigue, considérablement augmentées au huitième jour du traitement.

Après vingt et un jours de traitement, durant un séjour à Aix de trente-cinq jours, elle quitte la station sans aucun reste de son rhumatisme sur le cœur.

La gêne commence six semaines après le traitement thermal. Dans le mois de janvier, je vis la malade; les gonflements articulaires ont disparu. État général bon. Plus de palpitations et disparition complète des souffles cardiaques; j'ai fréquemment vu la malade depuis: elle a 3 enfants et n'a jamais eu le moindre symptôme de maladie de cœur.

Obs. 34. — *Insuffisance aortique*. (BLANC.)

Rhumatisme articulaire aigu en juin 1875. Cinq jours au lit, deuxième attaque en juin 1876. Dix-sept jours au lit. Deux sangsues sur la région précordiale.

Persistance des douleurs dans les jointures. Gonflement disparu.

A Aix du 1er au 25 juillet 1876.

A son arrivée, encore quelques douleurs rhumatismales. Pointe du cœur, dans le cinquième espace. Pouls plein, régulier.

Thrill distinct. Souffle diastolique, avec maximum d'intensité dans le troisième espace, très étendu, et perceptible dans le dos. Souffle dans les jugulaires, double souffle dans l'artère fémorale. Symptômes considérablement augmentés au sixième jour du traitement.

A son départ, les douleurs sont guéries, l'état du cœur n'est pas changé.

Encore un peu de douleurs durant l'hiver. Diminution d'intensité des palsations cardiaques.

Le malade suivit un nouveau traitement en 1877. Les signes dans la région du cœur ont complètement disparu, et le malade peut courir, jouer, et monter, sans la moindre fatigue.

Obs. 35. — *Insuffisance aortique.* (BLANC.)

Mlle X..., 14 ans. Rhumatisme articulaire aigu, juin 1872. Trois mois de lit. Complications cardiaques. Plusieurs sangsues sur le cœur. Guérison du rhumatisme ; aucune douleur pendant cinq ans, mais palpitations fréquentes ; difficulté pour courir ou monter rapidement ; épistaxis fréquentes. Nouvelle attaque de rhumatisme articulaire aigu en mars 1877. Deux mois de lit. Trois sangsues sur la région précordiale. Graves troubles dans la région du cœur, causant des craintes sérieuses pour la vie. Le médecin, ayant eu un malade très facilement guéri d'une maladie de cœur après une saison à nos bains, envoya cette malade à Aix, en juin 1877, un mois après la crise aigue de rhumatisme.

A son arrivée à Aix, quelques douleurs générales, anémie considérable, sueurs se produisant facilement, épistaxis fréquentes, brièveté de la respiration, impossibilité absolue de monter.

La pointe du cœur bat fortement vers le sixième espace, souffle diastolique à la base, très étendu dans la région de l'aorte, perçu aussi fortement dans le dos que dans la région précordiale.

Souffle dans les jugulaires.

Pouls régulier, petit. 90 pulsations par minute.

Le traitement fut d'abord mal supporté ; les épistaxis revenaient plus fréquentes. Digitale pendant quatre jours.

La malade est complétement débarrassée de ses douleurs ; elle a repris sa force ; elle peut marcher avec une plus grande facilité ; les souffles ont sensiblement diminué d'intensité. Il y eut quelque retour des douleurs pendant l'hiver. La malade revint à Aix pendant deux saisons de plus. Son cœur a été si amélioré qu'elle s'est mariée et qu'elle a eu trois enfants bien portants.

Pendant près de cinq ans, sa santé a été si bonne qu'elle s'est considérée comme complétement guérie, malgré un souffle à peine perceptible à la base.

Malheureusement, elle eut une nouvelle attaque de rhumatisme articulaire aigu en mai 1885 avec une nouvelle atteinte du cœur. Pendant la saison à Aix, en juillet 1885, les troubles cardiaques réapparurent avec quelque intensité ; la malade fut de nouveau condamnée au repos le plus absolu.

Le traitement à Aix fut bien supporté. Les douleurs disparurent, et la malade m'écrivit qu'elle avait été capable de reprendre ses occupations habituelles, bien qu'elle souffrit encore un peu de brièveté de la respiration.

Obs. 36. — *Insuffisance mitrale.* (BLANC.)

M. X..., 19 ans. Rhumatisme articulaire subaigu en janvier 1877. Deux mois de douleur siégeant principalement dans les grandes articulations, sans changement de couleur de ces jointures. Difficulté de la marche, mais le malade ne fut jamais obligé de garder le lit. Cet état dura pendant deux mois et demi. Le malade vint à Aix en août 1877. Il souffrait à chaque changement de temps ; il se plaignait aussi de palpitations et d'un indéfinissable malaise général.

Le pouls est régulier, 70 par minute ; rien de remarquable.

La pointe du cœur bat dans le cinquième espace. Souffle systolique à la pointe s'étendant vers l'aisselle ; souffle léger à la base, plus fort dans les jugulaires.

Le souffle systolique dans la région mammaire est sensiblement amélioré dès le commencement du traitement, qui est bien supporté. Le malade partit dans le même état qu'à son arrivée. Je l'ai revu trois mois après ; les rhumatismes et la lésion cardiaque étaient complétement guéris.

J'ai vu ce malade depuis, il n'a jamais plus souffert, ni de son cœur ni de son rhumatisme. Ce malade présente cette particularité, à savoir : l'apparition de symptômes cardiaques, sans rhumatisme aigu.

OBS. 37. — Endocardite mitrale. (BLANC.)

Mlle G. C..., 18 ans. Rhumatisme articulaire aigu, en janvier 1878. Deux mois de lit, trois sangsues sur la région précordiale, guérison du rhumatisme articulaire aigu, mais persistance de douleurs musculaires et articulaires sans gonflement. Bon état général.

La malade vint à Aix en juin 1878, deux mois après que les symptômes aigus avaient cessé, présentant les symptômes suivants :

Encore quelques douleurs rhumatismales, apparaissant principalement aux changements de temps ; fatigue générale, difficulté de la marche et de l'ascension ; quelques épistaxis. Pouls régulier, 70 par minute, avec rien d'anormal.

Pointe du cœur dans le cinquième espace ; souffle systolique doux à la pointe s'étendant dans l'aisselle. Souffle également à la base.

Le traitement est bien supporté ; le souffle de la base disparaît.

Le souffle de la pointe, après avoir augmenté d'intensité pendant les premiers jours du traitement, diminue ; la malade part d'Aix dans un parfait état de santé.

J'ai souvent reçu des nouvelles de cette malade par son oncle, médecin. Il n'y a plus eu de symptômes de troubles cardiaques, et le souffle systolique de la pointe a complétement disparu.

Les signes sphygmographiques furent complétement négatifs.

RÉFLEXIONS. — Parmi les nombreuses observations recueillies dans la communication des cardiopathies soignées par le Dr Blanc, nous en avons relevé 5 qui ont été suivies de la disparition des phénomènes morbides et des souffles cardiaques, après un traitement hydrominéral. De ces 5 observations, 2 ont trait à des insuffisances aortiques et nous allons expliquer ici les causes qui, dans cette affection, peuvent modifier l'intensité des souffles diastoliques. Toutes les causes susceptibles d'abaisser la pression artérielle influent sur le souffle diastolique. Timofejeff (Berlin. Klinisch. Wochens., 1888), parle de la disparition d'un souffle d'insuffisance aortique sous l'influence de la saignée. Dans ce cas-là, ce n'est évidemment pas la faiblesse du myocarde qui fait disparaître le souffle, mais la faiblesse de la tension artérielle. De même, Gerhardt (*Charite Annalen*, 1877) estime que des hémorrhagies sont susceptibles de diminuer l'intensité du souffle d'insuffisance aortique. Ces faits nous expliquent pourquoi, après une séance de massage, qui diminue la pression artérielle, après un bain chaud qui agit de même, l'intensité du souffle est moindre. Mais de là à la disparition, il y a loin ; car, aussitôt après que la pression artérielle a repris sa force normale, nous voyons se présenter les souffles d'insuffisance avec tous leurs caractères. Il faut donc songer, dans l'immense majorité des cas au moins, après la disparition d'un souffle diastolique de la base, à un souffle cardio-pulmonaire, comme MM. Potain, Huchard et Magdelaine en ont rapporté des exemples. Ce qui contribue à accroître, dans ce cas, les difficultés du diagnostic, c'est la persistance du souffle, son timbre rude, sa localisation ; cependant son caractère propre, le « mésodiastolisme » suffit le plus souvent pour le faire reconnaître. S'il ne s'agit pas du souffle cardio-pulmonaire, on peut alors être en présence de souffles cardiaques diastoliques non organiques signalés par Sahli en 1886 dus pour cet auteur au renforcement des souffles veineux par la diastole (Duroziez admettait cette interprétation).

VI. — Observations du Dr Paris.

Obs. 33. — *Insuffisance mitrale.* (Dr Paris. Résumée.)

M. D..., 16 ans, a été atteint, en 1891, d'une violente attaque de rhumatisme articulaire aigu et d'endocardite, laissant à sa suite un bruit de souffle caractéristique de *l'insuffisance mitrale.* Les années suivantes, pas de nouvelles crises rhumatismales, le bruit de souffle a diminué sensiblement.

Actuellement, 15 juin 1893, le teint reste pâle ; le pouls petit et dépressible est un peu ralenti, 56-59. Le choc est vif et la pointe bat à environ 2 centimètres au-dessous du mamelon.

Pas de bruits de souffle, mais troubles fonctionnels se traduisant par des palpitations et de la dyspnée d'effort.

Prescription : Bains salins à 35°, de 30 à 40', puis une heure, avec un jour de repos, si la fatigue se manifeste.

Le traitement, prescrit en juin, n'est suivi régulièrement qu'à la fin de juillet.

Le malade prit un repos de quelques jours et la cure se termina sans accidents.

Les troubles fonctionnels avaient cessé pour ne plus reparaître.

OBS. 39. — *Insuffisance mitrale*. (Dr PARIS, Résumée.)

Mme G..., 27 ans, Paris, est envoyée à Luxeuil pour y être traitée de douleurs rhumatismales anciennes.

Le 24 juillet 1893, au moment de notre examen, Mme G..., se plaint de douleurs vagues et intermittentes dans les articulations, de gêne respiratoire lorsqu'elle monte une côte ou un escalier, parfois même en entrant au lit.

Le cœur, dont la pointe abaissée bat au-dessous du mamelon, laisse entendre un bruit de souffle doux à la pointe et au premier temps (*Insuffisance mitrale*). Anémie.

Prescription : Bains des Fleurs 34 à 37°, d'abord de 30', puis de 40' et même une heure.

Quelques douches chaudes locales, avec grande précaution ; deux verres : Eau chaude.

Malgré quelques rares accès de troubles respiratoires en entrant dans le bain, le traitement et même les douches sont bien supportés ; mais le 28 juillet, survint une petite poussée rhumatismale dans les genoux.

Après trois jours de repos en chambre, le traitement est repris et continué, en ayant soin d'élever progressivement la température du bain.

Au départ, la malade se sent mieux, le bruit de souffle n'est pas modifié.

OBS. 40. — *Insuffisance aortique*. (Dr PARIS.)

M. L..., 42 ans, a eu, à un an d'intervalle, deux attaques de rhumatisme polyarticulaire, et depuis, souffre d'une affection cardiaque que les eaux de Lamalou, prises au printemps 1890, améliorent sensiblement.

Peu après, à la suite de grandes fatigues, les mêmes troubles d'origine cardiaque se reproduisent. C'est alors que M. L..., se décida à faire une cure à Luxeuil, fin août de la même année, où il obtient, par la balnéation chaude un aussi bon résultat qu'à Lamalou.

Il revient en 1891, fin août, et se présente à nous dans l'état suivant :

Hypertrophie du ventricule gauche, choc vif de la pointe au-dessous du mamelon, pouls de Corrigan, bruit de souffle à la base, deuxième temps. *Insuffisance aortique*.

Bains de piscine graduée 1 heure à 1 heure et demie à 35 et 36°, deux verres : Grand bain.

P.   6

Peu ou pas d'accidents aux premières balnéations, et le traitement bien supporté, produit la même amélioration que l'année précédente.

OBS. 41. — *Artério-sclérose*. (Dr PARIS.)

M. P..., 67 ans.

Bonne santé antérieure, bien qu'il soit rhumatisant et sujet à des accès de goutte.

Légère artério-sclérose, cœur hypertrophié.

Bains alcalins 35 et 45°, 2 à 3 verres d'eau du Grand Bain.

Balnéation très bien supportée. Diurèse abondante.

OBS. 42. — *Rétrécissement aortique*. (Dr PARIS.)

Mme G..., 32 ans, vint me consulter fin juillet 1893.

Cette malade raconte qu'à la suite de grandes fatigues, éprouvées pendant les deux derniers mois, une gêne respiratoire continuelle lui interdit toute occupation dans son ménage. Au moindre effort, elle étouffe.

En 1886, violente attaque rhumatismale, polyarticulaire avec complication cardiaque.

Depuis lors, elle a toujours été essoufflée, mais maintenant son état a tellement empiré qu'il *faut absolument la soulager*.

A l'examen : cœur volumineux, pointe en dehors et au-dessous du mamelon, choc vif, bruit de souffle râpeux à la base, 1er temps. *Rétrécissement aortique*. Face pâle.

En présence de pareils symptômes, je crus devoir dissuader Mme G..., mais ce fut en vain, elle *exigeait* une cure thermale.

Bain des Fleurs de 34 à 35° suivant l'impressionnabilité de la malade, pendant 30 à 40' au plus; matin et soir un verre d'eau du Grand Bain ; n'entrer dans l'eau qu'avec une extrême lenteur et en sortir au premier signe de suffocation.

Le premier bain, pris avec toutes les précautions indiquées, n'amène qu'un peu d'anhélation au moment de l'immersion, et de courte durée, au dire de la malade.

Ce fut là le seul accident et le traitement put être continué sans encombre.

Mme G..., prit une saison de 21 bains, pendant lesquels on éleva progressivement la température de l'eau à 35°, tout en portant la durée du bain à une heure et une heure et quart.

Grande amélioration.

Au printemps 1894, Mme G..., impatiente de bénéficier du traitement de l'année précédente, se présente le 10 juin dans l'état suivant :

Cœur toujours volumineux. Pointe au-dessous du mamelon. Même souffle râpeux. Rétrécissement aortique persistant, toujours face pâle. Dyspnée.

— 83 —

Traitement : Bains salins 35 puis 36° pendant trois quarts d'heure à 1 heure et 1 heure et demie progressivement.

Un verre d'eau chaude seulement après le bain, car la diurèse est déjà très prononcée.

A peine un peu de gêne à l'entrée des les premiers bains, après lesquels la malade déclare se trouver mieux dans l'eau où, dit-elle, la respiration est plus libre.

Cure de vingt et quelques bains qui produisent le même bienfait que l'année dernière.

Amélioration sensible, mais la malade est tenue à de grandes précautions pour éviter tout effort.

OBS. 13. — *Maladie mitrale*. (D. Paris.)

M. C..., Besançon, est déjà venue, dit-elle, à Luxeuil l'année dernière pour y être traitée d'une ancienne affection cardiaque.

Pas de tare héréditaire précise. Pas de rhumatisme aigu. Deux grossesses à terme.

Elle se présente à notre examen le 25 juillet 1892. 56 ans, petite, maigre, se plaint de gêne pour respirer, gêne qu'augmentent la marche et la position couchée. Face anxieuse. Foie débordant les fausses côtes de trois travers de doigt. Constipation.

Pouls 84. Choc de la pointe à peine sensible. Frémissement. Arythmie. Double bruit de souffle à la pointe. Diagnostic : Double affection mitrale, dégénérescence du myocarde.

Prescription : Bains salins de 34° puis 35°, avec précautions d'usage.

Douches ascendantes rectales ; chaque jour, deux verres : Source Grand Bain.

La première immersion seule produit de la gêne respiratoire, mais sans conséquence.

Le 2 août, la malade se sent un peu mieux, le décubitus est possible ; elle quitte brusquement Luxeuil.

Elle revient le 27 juin 1893.

Les troubles cardiaques se sont accentués.

Les troubles respiratoires persistent ainsi que le volume considérable du foie. Bruits de souffle à la base et à la pointe. Pouls filiforme. Arythmie.

Traitement : La malade, avec plus de surveillance encore qu'autrefois, prendra chaque jour :

Un bain salin à 34° puis 35° ; une douche ascendante tiède avant le bain ; matin et soir un verre d'eau chaude : Grand Bain.

Malgré l'état désordonné de son cœur, cette malade, supporte bien le traitement qui, cette fois encore, la soulage comme les années précédentes.

Au moment de son départ, en dehors du bien-être qu'elle dit ressentir, le seul changement appréciable est plus de force dans les battements du pouls.

RÉFLEXIONS. — Dans les 6 observations de Paris, le n° 38 dont le souffle d'insuffisance mitrale diminue et disparaît, semble être un souffle cardio-pulmonaire chez un anémique ; les autres observations sont intéressantes en ce que l'auteur insiste sur la nécessité d'entrer doucement et progressivement dans le bain, dans le but d'éviter l'angoisse respiratoire du début. Cependant l'élévation de la température et la durée du bain, de 1 heure à 1 heure 1/4, nous paraissent être une condition défavorable.

VII. — Observations du Dr de Bosia.

OBS. 41. — *Endocardite de l'orifice aortique.* (DE BOSIA.)

M. X..., 42 ans. Père mort au cours d'une crise de rhumatisme articulaire aigu avec délire.

Pendant sa jeunesse, migraines fréquentes et nombreuses crises hémorrhoïdaires.

A 25 ans, première attaque de rhumatisme articulaire aigu intéressant successivement les deux genoux et les poignets ; guérison en quinze jours. Aucune trace de lésion cardiaque.

A 42 ans (7 janvier 1886), deuxième attaque beaucoup plus violente. Toutes les jointures se prennent. Le douzième jour, la fièvre diminue et il survient le même jour un accès de dyspnée, avec douleur précordiale vive, au niveau du troisième espace intercostal. Souffle doux, régulier, au premier temps, couvrant à peine le petit silence, avec maximum à la base. Rien du côté des carotides, ni des jugulaires. Foie un peu gros. Après un mois, le malade se lève. Le souffle a les mêmes caractères.

Cinq mois après (15 juillet 1886), la lésion des valvules sigmoïdes s'est organisée et a entraîné une insuffisance aortique manifeste avec hypertrophie : la pointe bat à plus de 3 centim. à gauche, en dehors de la ligne sternale. Le souffle de la base est large, dur, ample, couvre le premier bruit et masque le deuxième en partie ; il se prolonge jusque dans la clavicule droite. Impulsion carotidienne violente. Pouls 94, dur, irrégulier, large, presque bondissant. Artères rigides et peu dépressibles.

Le foie déborde les côtes de 5 centim. Urines 850 gr. avec dépôts uriques abondants. Respiration courte.

Diagnostic : Rétrécissement avec insuffisance notable. Hypertrophie ventriculaire.

Le malade vient à Bourbon-Lancy le 2 août 1886, six mois après le début de l'endocardite.

Le traitement comprend cinq verres d'eau de la Reine, des bains à 34° de 20 minutes. Il a été pris dix-huit bains, dont les six derniers ont été suivis d'une douche à 38°, donnée sur la moitié inférieure du corps pendant cinq minutes, et suivie d'une sudation au lit pendant une heure.

En octobre 1886, le pouls plus égal a perdu son caractère bondissant. 1.800 gr. d'urine en 24 heures sans dépôts uriques.

Le cœur est moins volumineux, le choc de la pointe moins fort, et bat presque au niveau de la ligne mamelonnaire. Le malade respire plus librement et n'accuse plus cette sensation de poids sur la poitrine qui gênait la marche. Il reprend ses occupations.

En 1887, deuxième cure de vingt-cinq jours à Bourbon-Lancy.

Même traitement. Il a été pris vingt-deux bains à 35°, quinze douches à 38° et cinq verres d'eau de la Reine par jour.

En 1889 et 1890, la santé générale est très bonne, la respiration normale et le cœur a un volume physiologique. A la base, aucun bruit pathologique au premier bruit : claquement valvulaire plus sec qu'à l'ordinaire, et d'une durée un peu plus étendue. Le pouls est régulier, encore un peu dur, et a 76 pulsations.

De 1886 à 1891, nous avons pu suivre le malade, la santé est toujours très bonne.

OBS 45. — Rétrécissement mitral. (DE BOSIA.)

Mme X..., 47 ans, fille d'un goutteux et d'une mère rhumatisante.

Jusqu'à 38 ans a eu des migraines, des névralgies faciale et intercostale fréquentes, et une sciatique très douloureuse. Deux grossesses normales.

A 38 ans (20 décembre 1885), 1re attaque de rhumatisme articulaire, peu intense. Les deux genoux et le poignet droit ont été pris, mais avec peu de gonflement. Rien à l'auscultation du cœur. Foie normal. Urines rares avec dépôts uriques. Durée : 15 jours.

Cependant, en juillet 1886, crises d'oppression. Nous constatons : Impulsions cardiaques violentes, brèves, choc de la pointe très énergique, a deux doigts en dehors du sein gauche. Matité précordiale augmentée, difficile à mesurer à cause du volume du sein. Aucun frottement péricardique.

Les deux bruits valvulaires sont couverts par un souffle dur, sec, d'un timbre élevé, presque musical, systolique au 1er temps. Il remplit le petit silence et couvre le 2e bruit. Son maximum est à la pointe et se prolonge dans l'aisselle où il se perd.

Le foie déborde les côtes de 5 centim., douloureux. Urines 750 gr. avec excès d'acide urique et de l'albumine. Œdème de la moitié des membres inférieurs. Respiration, gênée pendant la marche, est impossible pendant l'ascension des étages.

Pas d'appétit, sommeil agité.

Le 1er août 1887 la malade vient à Bourbon-Lancy. Cinq verres d'eau de la

Reine. Le 1er bain à 34° détermine un peu d'oppression. Dès le septième jou
2,400 gr. d'urine, et au 10e l'œdème des jambes a disparu.

Un mois après la cure, l'appétit est bon, le sommeil calme, 1,800 à 2,000 g
d'urines. Albumine à peine appréciable.

Le bruit de souffle du 1er temps est toujours très rude, mais le volume d
cœur a diminué, la pointe bat à peine à 1 centim. en dehors du mamel a. Ph
d'oppression en montant. Aucune palpitation.

C'est seulement huit mois après la cure que le cœur a repris son volume nor
mal. Le souffle est doux, court, ce qui permet d'entendre le 2e bruit nettemen
frappé.

Il est limité à la pointe et ne s'entend plus dans l'aisselle.

Foie normal. Santé générale très bonne.

Après trois saisons à Bourbon-Lancy, il n'existe plus aucune trace de rétré
cissement mitral.

OBS. 46. — *Rétrécissement mitral d'emblée.* (DE BOSIA. Résumée.)

Mme X..., 42 ans, fille de rhumatisants, a une première attaque de rhuma
tisme en 1880, suivie d'une localisation cardiaque, avec douleurs subites a
cœur, accès de suffocation, pouls à 12°, délire, dyspnée effrayante.

Traitement: deux vésicatoires, digitale, nitrate de potasse, révulsifs au
jambes.

Le calme revient au bout de 36 heures. Séjour au lit pendant un mois.

A ce moment, choc de la pointe un peu exagéré, souffle au 1er temps, rude
sec, piaulant, à timbre très élevé, augmenté par tout mouvement. Foie un pe
hypertrophié; rien dans les urines.

De 1883 à 1888, évolution d'un rhumatisme chronique qui a pris et ankylo
les deux mains, le pied gauche et l'épaule droite.

En 1886 et 1887, craquements secs dans les deux sommets, sans bacill
dans les crachats, d'ailleurs très rares.

En 1888 et 1889, deux saisons sont passées à Bourbon-Lancy avec un tra
tement très prudent à cause des lésions mitrales. On obtient la disparition de
phénomènes pulmonaires, et des douleurs articulaires.

Du côté du cœur, la matité a beaucoup diminué, le souffle systolique est
peine sensible, sous l'influence d'une émotion seulement.

Le foie est normal; les urines suffisantes comme quantité, l'état génér
meilleur, la respiration libre, la marche plus facile, malgré quelques douleu
a la nuque, dans les épaules, dans le genou droit, et les poignets qui so
ankylosés.

OBS. 47. — *Endocardite des valvules sigmoïdes. Insuffisance aortique.*
(DE BOSIA. Résumée.)

Mme X..., 50 ans, en 1887, a une attaque de rhumatisme articulaire généra
lisé, pendant trois mois.

De 1887 à 1889, douleurs abdominales très vives avec diarrhée chronique; cependant pas de dépérissement. La marche est difficile par suite de la raideur des genoux, et des palpitations qui provoquent des accès de suffocation.

Les genoux sont empâtés, avec des synoviales très épaissies, à mouvements de flexion très limités.

Le cœur est augmenté de volume dans tous les sens; la pointe bat à 16 centim. de la ligne médiane avec une impulsion très forte. Hypertrophie considérable du ventricule gauche.

Frémissement marqué, surtout à la pointe du cœur et sur le bord gauche du sternum.

Bruit de souffle au premier temps, large, plein, à la base, prolongé sous la clavicule droite, qui couvre le petit silence, le second bruit et une partie du grand silence.

Pouls large, plein, tendu, bondissant, pouls de Corrigan, à 88.

Il y a adhérence avec incrustation des sigmoïdes, insuffisance de l'orifice aortique rétréci dans ses diamètres, et hypertrophie ventriculaire consécutive.

Un peu d'albumine et de congestion hépatique. État général très bon, embonpoint marqué. Deux cures en 1888 et 1889 à Bourbon-Lancy.

État de la malade en 1891 : Matité précordiale diminuée bien que dépassant encore la moyenne, choc de la pointe perceptible. Premier bruit aortique à peine prolongé, laisse entendre le deuxième bruit.

Pouls encore dur, sans athérome de la radiale, non bondissant.

Plus de palpitations ; la marche est devenue possible.

Les genoux sont plus libres, se fléchissent à angle droit et permettent la marche.

OBS. 18. — *Emphysème catarrhal. Hypertrophie cardiaque énorme. Myocardite aiguë avec accès d'asthme cardiaque.* (DE BOSIA. Résumée.)

M. X..., 65 ans, asthmatique depuis 15 ans, crachant beaucoup tous les matins, avec de légers accès d'oppression.

En 1889, pris une nuit d'un accès d'orthopnée, après un voyage sous la pluie. Sangsues sur la région du cœur, quatre vésicatoires en 15 jours, amélioration.

Vient à Bourbon-Lancy ; à l'examen, emphysème avec expectoration très abondante, respiration soufflante, vingt inspirations. Choc de la pointe insensible par suite d'interposition d'une lame pulmonaire. Matité énorme, cœur surhaissé.

Plus de bruits du cœur; rien qu'un ronron sourd, avec quelques variations de timbre, correspondant à des pulsations un peu plus marquées de la radiale.

Pouls incomptable ; très rapide et très irrégulier.

Après administration de 50 gouttes de digitale, on trouve un dédoublement net du deuxième bruit qui est faible ; le pouls reste de même, une enfilade de 5 à 6 pulsations suivies d'un repos.

Le cœur et le pouls sont tumultueux et irréguliers.

Les urines de 700 gr. sont passées à 1,500 gr. Après 4 jours de cure, elles sont à 1,900 gr.; le malade a pu dormir pendant 6 heures.

Respiration plus facile, moins d'expectoration ; mais toujours autant d'arythmie.

Pas d'amélioration dans le volume du cœur, ni dans le rythme.

Départ forcé après 10 jours de cure.

OBS. 49. — *Rétrécissement aortique sans insuffisance.* (DE BOSIA. Résumée.)

M. X..., 45 ans; a une attaque de rhumatisme aigu généralisé à 25 ans.

A 40 ans, accès de fièvre intermittente, type quotidien. 1 gr. de sulfate de quinine, et le malade est prévenu qu'il a des désordres cardiaques.

Les troubles cardiaques ont augmenté : palpitations, dyspnée d'effort, sommeil dans la position assise et surtout syncope avec perte absolue de connaissance, pâleur de la face, sueurs froides, après chaque marche un peu précipitée. Trois syncopes en 1888.

En juillet 1888, il vient à Bourbon-Lancy.

A l'examen, pas de voussure, douleur très vive à la pression au niveau du troisième espace intercostal droit derrière le sternum.

Cœur gros, oblique; la pointe à 5 centim. en dehors du mamelon.

Souffle aigu, vibrant, plein et rude, sensible à distance de la poitrine, au premier bruit. Le deuxième bruit n'est sensible qu'à la pointe et dans l'aisselle, le matin après le repos de la nuit. Le souffle a son maximum à la base, avec extension jusqu'à l'épaule droite, perceptible en arrière, dans toute l'étendue de la poitrine, donc rétrécissement aortique très accentué.

Pouls petit, serré, non bondissant, à 90.

Rien aux urines, ni au foie. Pas d'œdème, ni de varices.

Oppression après chaque repas, et marche presque impossible.

Traitement. — Bains de 20 minutes à 34°. Deux verres d'eau de la Reine.

Après le quatorzième bain, zona à gauche pendant douze jours.

Le souffle est plus doux, plus égal, non entendu à distance.

Pouls plus large, presque ondulant. Plus d'oppression après le repas.

Le 25 août, après un bain à 35° pendant 25 minutes, accès de fièvre intermittente, le soir vers 7 heures. Accès de suffocation pendant la nuit. 1 gr. de sulfate de quinine.

Reprise du traitement le 5 septembre, le malade peut dormir, marcher, monter un étage sans oppression.

En 1889, broncho-pneumonie soignée avec des ventouses et de la digitaline. Guérison ; accidents cardiaques plus accentués.

En 1890, séjour à Bourbon-Lancy. 27 bains complets.

OBS. 50. — *Myocardite aiguë au douzième jour d'un rhumatisme articulaire subaigu.* (DE BOSIA. Résumée.)

M. X..., rhumatisme héréditaire, 50 ans.

A 30 ans, sciatique et névralgie occipitale. Depuis 1877, il a des crachats sanglants, des varices volumineuses à la jambe droite, un varicocèle douloureux à gauche.

De 1880 à 1884, quatre saisons au Mont-Dore, qui l'améliorent.

En novembre 1884, rhumatisme articulaire subaigu généralisé suivi, le douzième jour, de douleur vive précordiale, syncopes successives, sueurs froides, dyspnée pendant trente heures, véritable asthme cardiaque.

Souffle léger à la base. Ventouses scarifiées, vésicatoire, digitale. Convalescence au bout de trois jours.

Jusqu'en 1888, un peu d'oppression à la marche, palpitations, dyspnée, montées impossibles. En août 1888, pendant une ascension, crise douloureuse rétro-sternale sans retentissement dans le bras, syncope; la nuit suivante accès de suffocation avec douleurs très vives pendant quarante-huit heures.

En 1889, traitement à Bourbon-Lancy.

Varices énormes aux jambes, varicocèle gauche, vagues douleurs rhumatoïdes.

Pas de saillie costale; matité cardiaque très augmentée; pointe du cœur à 15 centim. en dehors du sternum, impulsion très faible ventricule gauche hypertrophié.

Pas de bruit anormal; claquements valvulaires un peu secs, profonds, dédoublement manifeste du deuxième bruit. Pouls intermittent à 74.

Décubitus latéral droit sous peine de palpitations et de dyspnée. Marche lente; douleur sternale avec tendance syncopale au moindre effort.

Après traitement, plus de douleurs rhumatismales; urines à 1,700 gr., varices presque disparues, varicocèle indolore.

Décubitus dorsal possible.

Matité cardiaque un peu diminuée, 10 centim. au lieu de 14 centim.; pointe presque sous le mamelon. Claquements valvulaires plus doux, plus superficiels.

Plus de douleurs rétro-sternales. Pouls à 68, respiration libre.

Il y a amélioration de la marche, disparition des syncopes, la dégénérescence myocardique paraît arrêtée.

Amélioration du sommeil et de la dyspnée.

La marche est possible.

Peu d'amélioration dans l'état cardiaque. Souffle un peu moins rude, moins prolongé sous la clavicule droite.

Donc malgré la gravité de la situation et l'organisation complète et ancienne des lésions, le traitement a amené sinon une amélioration notable, du moins une régression légère de la lésion locale.

Obs. 51. — *Rétrécissement mitral, état général très grave*
(de Bosia. Résumée.)

Mlle X..., 22 ans, arthritique héréditaire, grande et maigre; facies pâle, pommettes et lèvres cyanosées, très affaiblie, aspect cardiaque.

En 1887, rhumatisme généralisé très aigu pendant deux mois.

En 1888, pleuro-pneumonie très grave.

En 1889, arrive à Bourbon-Lancy.

État de suffocation très violent, 44 respirations par minute, inspiration courte et pénible, dépression gastrique considérable. Pouls à 143, sans intermittence, faible.

Péricarde sain, cœur augmenté transversalement, pointe à 5 centimètres du côté de l'aisselle.

Choc impulsif du cœur très violent, brusque. Souffle systolique dur, vibrant, large, à piaulement aigu prolongé à gauche et en bas jusque dans l'aisselle, couvrant même le second bruit qui n'est sensible qu'en haut à droite du sternum avec maximum à la pointe.

Foie presque normal ; poumon sain avec un peu de matité en bas à gauche signes d'adhérences pleurales.

Urine à 700 gr., un peu d'albumine, pas d'œdème. Température à 38°.

Pas de traitement thermal ; bromure de potassium, pouls à 130. Douche en pluie, deux verres d'eau de la Reine, 96 pulsations, 20 respirations.

Souffle moins large, plus de piaulement, moins de propagation, moins d'impulsion cardiaque. Urines à 1,500 gr., sans albumine.

Douches. 4 verres d'eau de la Reine : moins de gêne respiratoire, bon appétit : 1,800 gr. d'urine.

Amélioration. La cure n'a pu être continuée par suite du départ de la malade.

Obs. 52. — *Rétrécissement aortique. Arthrites congestives avec périostite localisée*
(de Bosia. Résumée.)

M. X..., 60 ans, arthritique (eczéma prurigineux, pharyngite granuleuse, arthrite avec point périostique par accès).

11 attaques de sciatique.

En 1888, arthrite scapulaire gauche avec atrophie du deltoïde, raideur de l'épaule.

Lésion du cœur remontant à 15 ans, essoufflement à la marche, coryzas fréquents, sensibilité de la voix.

Depuis cinq ans, congestion pulmonaire fréquente, expectoration muqueuse avec douleurs de gorge, aphasie.

Péricarde sain, hypertrophie du cœur évidente, bruit systolique, dur, râpeux, a timbre élevé, à maximum à la base, sans prolongement sous la clavicule droite.

Rien au foie, au rein, ni aux urines (800 gr.).

Genou, siège d'arthrite avec périostite sur le condyle, le plateau tibial, d'où difficulté de la marche.

Diarrhée fréquente, appétit bon.

En septembre, traitement à Bourbon-Lancy.

Douche à 44° sur la sciatique a donné des palpitations. Rien d'anormal dans la suite.

En mars, pouls régulier à 84, plus de palpitations, ni d'oppression.

Souffle moins long, moins rude. Marche facile, urine à 1,700 gr. Plus de sciatique, plus de diarrhée.

Continue à prendre de l'iodure de potassium à haute dose.

OBS. 53. — *Endocardite aortique*. (DE BOSIA. Résumée.)

Mme X..., antécédents arthritiques, 50 ans. Sept attaques de rhumatisme polyarticulaire, subaiguës. Phlébite post-puerpérale il y a vingt ans.

En 1884, péricardite grave, pendant trois mois ; traitée par six vésicatoires, lait et digitale. Six mois de convalescence.

En 1889, attaque de rhumatisme, puis phlébite.

En 1890, brusquement la nuit, gêne respiratoire intense, douleurs vives en haut en dedans et à gauche du sternum, fixes, augmentées par la pression.

Souffle large, dur, plein, systolique, à maximum à la base, prolongé sous la clavicule droite.

Un peu de matité due à la péricardite.

Pouls petit, dur, à 112 ; dyspnée très intense par accès, température à 39° ; urines rares, un peu albumineuses.

Vésicatoire et antipyrine, 4 gr. font disparaître la suffocation. Pouls à 83. 37°,7.

En août 1890, séjour à Bourbon-Lancy.

Respiration courte ; marche très pénible, palpitations très fréquentes ; douleurs lombaires, 1 gr. 20 d'albumine.

Hypertrophie notable du ventricule gauche ; impulsion faible, un peu de frottement péricardique. Souffle large, rude, très plein, à la base, systolique.

Pouls petit, dur, irrégulier, intermittent, pas de sclérose artérielle.

Foie et reins congestionnés ; un peu d'œdème des malléoles.

C'est une endocardite avec hypertrophie ventriculaire gauche due au rétrécissement aortique.

Traitement. Bains à 33°, pendant quinze minutes ; 3 verres d'eau de la Reine.

Plus d'essoufflements, ni de palpitations, même en montant.

Pouls sans intermittence, presque plein, régulier.

Souffle limité à la base. Urines à 1,500 gr., sans albumine.

En janvier 1891, plus aucun bruit pathologique à la base du cœur. Guérison.

Obs. 54. — *Tachycardie par névralgie du plexus cardiaque.* (DE BOSIA. Résumée.)

Mme X..., 40 ans, maigre, pâle, très affaiblie, mais sans aucune tare hystérique.

Elle est envoyée à Bourbon-Lancy. Fille de rhumatisants, Mme X... est malade depuis douze ans de localisations rhumatismales, à forme névralgique, du côté de l'intestin, des annexes utérins, sans aucune lésion des trompes ni des ovaires ; la localisation est toute sur le plexus cardiaque ; anxiété précordiale presque constante, dyspnée fort pénible, surtout pendant la marche, douleur rétro-sternale et point névralgique très violent au niveau du quatrième espace intercostal, à gauche du sternum.

Mme X... ne peut plus marcher sans étouffer, elle a des accès de palpitations avec des intermittences au cœur très marquées : les faux-pas se renouvellent toutes les 8 ou 10 pulsations.

Le pouls est petit, très irrégulier, a 144 au repos, incomptable après certains repas et surtout après la marche ; à l'auscultation rien d'anormal. État général mauvais, peu d'appétit, nuits très mauvaises, étouffements et douleurs permanentes de poitrine.

La cure thermale, commencée le 27 juin, se termine le 27 juillet ; les bains, les douches, l'eau en boisson, tout a été très bien supporté. Voici l'état de la malade au moment du départ :

Mme X..., est en parfait état (26 juillet 1893), le rythme du cœur est normal, le pouls à 74 régulier, quelques très rares intermittences ; la tachycardie a totalement disparu, et avec elle la dyspnée, l'oppression cardiaque, la névralgie du quatrième espace intercostal gauche ; les nuits sont parfaites et l'appétit fort bon.

Rhumatisme des intestins précédant un rhumatisme sur le cœur.

Obs. 55. — *Aortite chronique avec rétrécissement mitral et rhumatisme noueux.* (DE BOSIA.)

M. X..., 55 ans, père mort apoplectique, mère morte en état d'infirmité complète par un rhumatisme chronique ; a été pris par une attaque articulaire subaiguë, il y a 14 ans, à laquelle a succédé le rhumatisme noueux : aujourd'hui, 15 juin 1891. M. X... a les pieds et les doigts des mains complètement déformés et renversés en masse en dehors, la marche est presque impossible, les mains ne rendent plus aucun service.

Du côté du cœur et des vaisseaux, tous les signes de l'artério-sclérose, arythmie, tachycardie, dyspnée intense pendant la marche, même au repos ; pouls cordé, retentissement diastolique du second bruit, ectasie aortique manifeste, plus de 5 centim. et demi de diamètre, et à la pointe du cœur souffle présystolique causé par une endocardite mitrale, suite de l'attaque articulaire d'il y a

14 ans, foie énorme et douloureux, urine albumineuse (0,80), rares (650 gr.), œdème péri-malléolaire.

M. X..., est venu à Bourbon-Lancy quatre années de suite faire une saison de cinq semaines ; ce n'est qu'après la troisième cure (1893) que le rhumatisme noueux a été heureusement modifié par le traitement; le malade marche, mange et s'habille seul ; à ce moment et pendant la quatrième cure (1894) les faux pas du cœur ont disparu, la dyspnée a diminué au point que M. X..., pouvait monter à Bourbon (253 mètres), le souffle systolique existait encore, mais très limité ; le second bruit à la base à peine prolongé n'avait plus de tintement métallique, l'état général très bon, le malade se considère comme guéri ; nous le considérons comme très amélioré, et nous le déclarerions guéri si nous ne savions pas que l'artério-sclérose a de ces temps d'arrêt.

OBS. 56. — *Insuffisance mitrale*. (DE BOSIA.)

M⁰ᵉ X..., 55 ans.

De novembre 1890 au mois de juillet 1891, la lésion mitrale, suite de rhumatisme articulaire qui datait de quinze ans, avait fait de bien grands progrès ; voici l'état de la malade : faciès pâle, bouffi, respiration haletante même au repos. M⁰ᵉ X... vit dans un fauteuil ou assise au bord du lit; œdème énorme jusqu'à la ceinture ; urine à 400 grammes par vingt-quatre heures avec 1,25 d'albumine : foie débordant les côtes : au cœur, insuffisance mitrale avec dilatation ventriculaire énorme ; la pointe bat sous le septième espace intercostal.

En présence d'un état aussi grave, nous ne pouvions administrer ni bains, ni douches ; prescription : régime lacté absolu, purgatif drastique, 40 gouttes de solution de digitaline de Petit deux jours de suite.

Disparition de la dyspnée ; le pouls, qui est incomptable, est à 96 ; 4 verres d'eau de la Reine, les urines sont à 1,400 grammes dans la première semaine, à 2,200 dans la deuxième ; à ce moment, la malade n'a presque plus d'œdème, elle peut marcher un peu dans le parc. Après une cure d'un mois par l'eau de la Reine, elle rentre chez elle en assez bon état.

M⁰ᵉ X..., est revenue en 1892 et 1893 : elle a toujours un souffle systolique à la pointe avec un cœur gros, mais elle vit un peu comme tout le monde ; elle marche pendant une demi-heure et est satisfaite de son état, tout précaire qu'il est.

OBS. 57. — *Artério-sclérose généralisée. Insuffisance mitrale*. (DE BOSIA.)

M⁰ᵉ X..., venue à Bourbon au mois de juin 1892.

Le diagnostic écrit porte : Artério-sclérose généralisée au début ; insuffisance mitrale, emphysème pulmonaire manifeste. Deux années après, il y avait bien toujours de l'artério-sclérose, de l'emphysème et une insuffisance mitrale, mais ce qu'il y avait surtout, c'était l'impossibilité de tout traitement externe, par suite d'une congestion des deux bases, de quintes de toux avec fièvre et oppression permanente, plus de sommeil, plus d'appétit, la vie se passe dans un fauteuil, avec un œdème énorme des extrémités inférieures.

Il n'y a rien d'héréditaire chez notre malade : elle habite une maison très humide, au-dessous de la rivière, et le rez-de-chaussée est inondé deux ou trois fois par an.

L'eau de la Reine est seule administrée, à la dose de 5 verres par jour, et cela pendant 25 jours ; à ce moment, il n'y a plus d'oppression, tous les râles de congestion pulmonaire ont disparu. Le souffle de la pointe est très doux et très peu étendu, la malade peut se coucher et va dans le parc.

Mᵐᵉ X... est revenu en 1893 et 1894; l'année dernière elle a pu prendre des bains, faire la sudation, boire 5 verres d'eau de la Reine, la sclérose des artères n'a fait aucun progrès, les parois sont plus souples au poignet, la malade tousse très peu, urine abondamment et se croit guérie.

Obs. 58. — *Endocardite aortique.* (DE BOSIA.)

Juin 1893. Mᵐᵉ X... a eu une attaque de rhumatisme articulaire fébrile qui a duré 4 mois, il y a 8 ans ; père et mère rhumatisants ; depuis cette attaque, les mains sont déformées par un rhumatisme noueux et rendent fort peu de services ; les doigts des pieds sont plus mobiles, mais très douloureux; aussi la marche est-elle très pénible à cause des pieds et à cause du cœur.

Attaques gastralgiques fréquentes, vertige cérébral très pénible, foie volumineux, urine à 690 grammes avec 0,90 d'albumine, œdème prétibial très marqué. — Cœur gros, bas, sans soussure, pouls petit, dur, à 88; au manomètre, 23 à droite, 26 à gauche. A la base, souffle systolique au premier temps avec piaulement musical très net ; il n'y a pas de prolongement vers la clavicule, pas de soulèvement artériel, pas de pouls bondissant, il n'y a pas d'insuffisance et le tracé au sphygmographe le prouve encore.

Cette cure a été très difficile à conduire, à cause de l'oppression qui est constante et devient menaçante dans le bain ; il a fallu la plus extrême lenteur et la plus grande prudence; après 16 jours de traitement, les urines vont à peine à 1,000 grammes, mais l'oppression a diminué, le foie est moins gros, l'appétit et le sommeil meilleurs, les articulations des mains et des pieds moins douloureuses et plus mobiles.

A la fin de la cure, 29 jours, l'amélioration est manifeste comme état général; le bruit de piaulement a disparu, le souffle de la base est plus circonscrit, la dyspnée a totalement disparu.

Mᵐᵉ X... revient en 1894, très heureuse du résultat obtenu; elle n'a pas été arrêtée une seule journée et elle a pu s'occuper dans la maison: elle s'habille seule, et peut marcher pendant une heure, doucement, mais sans soutien.

La cure thermale se continue jusqu'au dixième jour, sans que l'action diurétique de nos eaux se manifeste; jusqu'à ce jour, on constate 0,90 d'albumine dans les urines qui sont à 950 grammes par 24 heures; au cœur, le bruit systolique de la base persiste sans piaulement musical, la pointe bat encore trop bas et en dehors de la ligne mamelonnaire.

A partir du dixième jour, la diurèse s'établit et dure jusqu'au vingt-cinquième jour du traitement, à 2 litres 600 grammes par 24 heures.

C'est à ce moment que M. Gouraud examine la malade et ne trouve plus rien, ni au cœur, ni au foie, ni dans les urines; surpris d'un pareil résultat, le docteur Gouraud, après un interrogatoire très détaillé, examine de nouveau et nos notes, prises depuis deux ans, et la patiente, et se déclare obligé de croire à une guérison d'un cas d'endocardite aortique.

Obs. 59. — *Arythmie.* (DE BOSIA.)

Mme X..., 61 ans, très maigre, très fatiguée; a eu la ménopause il y a dix ans; sept enfants; et n'a jamais eu de rhumatisme. En 1893, anthrax sans diabète, qui dure deux mois, c'est sa première maladie.

En janvier 1894, sans aucune cause, sans fièvre, on constate une arythmie avec toutes les irrégularités du pouls, palpitations, tachycardie, dyspnée, toux sèche incessante, menaces de syncope; au cœur il n'y a aucun souffle organique, mais une très vive douleur à la pointe; la malade subit une crise qui dure depuis deux mois.

1er juillet, arrivée à Bourbon; il n'y a plus ni toux, ni dyspnée, nous ne trouvons aucune lésion, ni au péricarde ni au cœur ni à l'aorte, diamètre transverse du cœur un peu au-dessus de la moyenne.

Pouls à 88, type de l'arythmie; au manomètre 11.

Prescription: bain minéral à 33 degrés, quinze minutes; douches sur les membres; deux verres d'eau de la Reine; cure bien supportée.

Au 1er septembre, Mme X... vient encore faire une cure de seize jours.

Au départ, la malade peut se coucher, dort bien, marche presque toute la journée, malgré nos conseils; elle trouve son cœur en bien meilleur état, nous ne partageons pas son avis; nous constatons une seule amélioration, les battements sont plus égaux, l'oreille peut en suivre les distances, il n'y a plus ni palpitations ni poussées de tachycardie, mais nous trouvons le rythme encore irrégulier.

RÉFLEXIONS. — Ces observations sont intéressantes en ce que plusieurs d'entre elles montrent l'influence sur la diurèse de l'ingestion de l'eau de la Reine (Obs. 45). Les urines s'élèvent de 750 gr. à 2,400 gr.; (Obs. 48 et 51), le taux monte de 700 gr. à 1,500 gr. Malheureusement leur valeur clinique est discutable. Ainsi, l'auteur fait trois diagnostics de rétrécissement mitral avec des « souffles systoliques à la pointe » (Obs. 45, 46 et 51). De plus, dans un cas de rétrécissement aortique, il insiste sur ce point qu'un souffle considérable fait songer à un rétrécissement aortique très accentué. Or, il arrive quelquefois qu'un rétrécissement aortique très serré diminue l'intensité du souffle à ce point même que, quand la sténose est à son maximum, tout bruit de souffle disparaît (Stokes). De plus, nous nous permettrons de faire remarquer que le diagnostic de « myocardite rhumatismale aiguë » est des plus difficiles et certainement des plus contestables. Enfin, nous avons parlé déjà de l'opinion de M. de Bosia sur la curabilité de l'endocardite chronique par les eaux minérales, et contrairement à lui qui admet la guérison dans 50 p. 100 des cas, nous pensons que cette guérison est exceptionnelle.

CHAPITRE III

Hydrothérapie.

Nous ne dirons que quelques mots de l'hydrothérapie, car ses applications sont très restreintes, concernant le traitement des maladies du cœur, malgré les indications nettes et précises qu'avait posées Peter.

Jusqu'à Priessnitz, l'hydrothérapie n'avait pas eu d'application raisonnée, régulière et générale à l'ensemble des maladies. Il institua une médication qui, outre l'emploi de l'eau froide à l'intérieur et à l'extérieur, comprenait la sudation, l'exercice et le régime.

Mais c'est Louis Fleury qui fut le créateur de l'hydrothérapie rationnelle ; avec lui l'hydrothérapie empirique allemande de Groefenberg céda le pas à l'hydrothérapie scientifique.

Comment agit l'eau froide sur la circulation ?

L'eau froide, en applications partielles ou générales sur la surface de la peau, exerce sur l'organisme une action qui varie suivant la forme, la durée de l'application, la température de l'eau, celle de l'air ambiant et l'impressionnabilité du sujet. Cette action se traduit par des modifications plus ou moins marquées de la circulation, de la respiration, de la calorification, de la nutrition et de l'innervation. L'action de l'eau froide est complexe; mais d'une façon générale, elle revêt deux formes principales. En effet, cette action est tantôt excitante, tantôt sédative, suivant que l'application est faite avec de l'eau à des degrés différents, et suivant la durée de l'application. Ainsi, tandis que l'eau de 0 à 10°, pendant 5 minutes, produit de l'excitation, l'eau de 14° à 20°, pendant 10 minutes, amène, au contraire, de la sédation.

L'action sur les vaisseaux consiste d'abord dans la contraction et dans le resserrement des capillaires ; puis après survient une vaso-dilatation. L'excitation périphérique est transmise par les nerfs sensitifs à la moelle et produit une excitation des centres vaso-moteurs dont l'activité est accrue. Les muscles des petits vaisseaux sont à leur tour impressionnés.

Ici comme toujours, le resserrement des capillaires s'accompagne d'une élévation de la pression sanguine; puis survient la vaso-dilatation avec abaissement de la pression.

Les résultats fournis par Fleury et Winternitz de Vienne sur l'influence de l'hydrothérapie sur le cœur et le pouls, présentent des divergences. Fleury, après une immersion ou une douche générale de 25 minutes à 1 heure de durée, observe une diminution de 4 à 9 pulsations dans la fréquence du pouls.

Winternitz constate au contraire une augmentation de 5 à 6 pulsations; puis le pouls revient rapidement à la normale et subit une diminution de 6 pulsations (Tardivel). L'hydrothérapie peut-elle être utilisée pour les cardiaques et dans quels cas ?

Schedel dit « avoir vu à l'institut de Priessnitz, ce paysan de génie, comme l'appelait Peter, un homme, atteint d'une lésion grave du cœur, accompagnée de catarrhe pulmonaire et d'asthme, qui, forcé de garder le lit pendant 15 jours par suite de l'augmentation des accidents, quittait la chambre à l'expiration de ce temps, grâce à l'hydrothérapie, aussi frais que s'il n'avait passé que 24 heures au lit ».

Fleury dans son *Traité d'hydrothérapie* (1866) cite plusieurs améliorations presque inespérées survenues par ce traitement sur des malades arrivés à une période avancée de l'asystolie. « La relation d'une douche en pluie qui produit une vive suffocation au malade et l'histoire d'une mort subite sous la douche donnent à réfléchir. Du reste l'hydrothérapie, sous forme de douches froides, est absolument contre-indiquée dans les maladies valvulaires à la période d'asystolie confirmée et dans les cardiopathies artérielles avec symptômes angineux ou dyspnéiques. » (Huchard.)

Peter cependant la conseilla à la période des congestions viscérales. « A ce moment, dit-il, où l'asthénie des vaisseaux précède et provoque celle du cœur, on comprend ce que peut valoir toute médication qui stimule et tonifie les vaisseaux de la périphérie, ce que vaut l'hydrothérapie. Son action n'est pas seulement circulatoire, elle est générale.

« Je conseille, dit Peter, les lotions froides faites d'abord avec l'éponge, imbibée et non ruisselante, sur la partie antérieure du corps les premières fois, et non sur la partie postérieure qui est beaucoup plus impressionnée par l'eau froide, particulièrement le dos. Au bout de quelques jours on fait ces lotions sur tout le corps, puis à l'éponge ruisselante. Pour stimuler la peau davantage, je fais parfois ajouter 1/10 d'alcool à l'eau de la lotion. L'alcool agit topiquement sur l'innervation cutanée.

Plus tard, quand l'apprentissage hydrothérapique est fait, que les bons effets en sont obtenus, on pourra confirmer la cure par la douche en jet, promenée pendant quelques secondes sur la colonne vertébrale, puis sur toute la cage thoracique, sur la région précordiale et la région hépatique. Il va sans dire qu'on devra procéder avec la plus grande prudence dans l'application locale de ces douches et en graduer la durée sur les sensations du malade.

Il y a une action spéciale directe et incontestable sur la peau, action qui est tout à la fois physique et vitale. L'action physique est d'enlever du calorique à la peau, de déterminer la contraction des tissus et la diminution du calibre des vaisseaux, d'où une plus grande tension des vaisseaux de la peau. Que la sensibilité de la peau soit émue, la chose n'a pas besoin d'être démontrée ; que par un système d'actions réflexes multiples, il y ait rapidement une excitation de la moelle et du grand sympathique c'est encore là un fait d'observation ; d'où s'ensuit une respiration plus simple et une digestion plus active. Maintenant l'action sur les nerfs des vaisseaux de la peau est de stimuler directement et d'activer ainsi la circulation interstitielle de la peau ; de sorte que cette portion de la circulation générale se trouve activée par cette double raison que le calibre des vaisseaux de la peau est rétréci par le froid et la stimulation des vaso-moteurs cutanés.

Il y a une action consécutive sur les vaisseaux de la canalisation vasculaire générale : en premier lieu, par action exercée de proche en proche des vaisseaux cutanés sur les autres ; en second lieu, par tonification générale de l'organisme. De même, il y a une action consécutive sur le cœur et la canalisation intra-cardiaque : en premier lieu, par action des vaisseaux sur le cœur, en second lieu par tonification générale, or, celle-ci résulte de la plus grande activité fonctionnelle de la digestion, de la respiration, de l'absorption d'où plus de sanguinification et aussi moins d'anémie. Ainsi la circulation se fait mieux et c'est un sang meilleur qui circule mieux ».

Que devons-nous penser de la méthode préconisée par Peter ? Cet auteur cherchait à obtenir une vaso-constriction générale et une augmentation de la pression artérielle : or, c'est ce qu'il faut éviter avec soin dans les cardiopathies artérielles et si le traitement hydrothérapique peut s'adresser à de vrais cardiaques, c'est exclusivement aux valvulaires et encore, croyons-nous, à une période qui précède la décompensation.

Nous pensons que l'hydrothérapie doit être exclusivement réservée aux troubles fonctionnels du cœur, surtout aux anémiques qui présenteront des souffles vasculaires et des souffles extracardiaques, comme symptômes subjectifs, des palpitations. Le drap mouillé ou douche en jet, écossaise d'abord, puis froide, leur rendra de grands services. De même il faudra l'appliquer aux hystériques, aux neurasthéniques qui se plaindront de douleurs précordiales avec angoisse qui ne seront que de faux argineux.

CHAPITRE IV

Climat.

Il est des conditions spéciales d'altitude et température que doit remplir, pour être le plus utile, la résidence où se fera la cure hydrothérapique des cardiaques (Liégeois).

En effet, à côté de l'eau minérale, il y a dit Delfau (*Hygiène et thérapeutique thermale*, Paris, 1896) le climat, l'altitude, les vents régnants, l'exposition de la localité, l'abandon des affaires, la vie au grand air. Hayem dit même qu'il attache à ces facteurs, dits accessoires, une importance considérable. C'est également l'opinion de Hyde. (*Congrès d'hydrologie et de climatologie de Londres*, 2 mars 1898.)

Le repos physique et moral a une influence manifeste sur le traitement « puisque le cœur physique est doublé d'un cœur moral ». (Peter.) Il faut donc que le cardiaque évite tous les mouvements passionnels, qu'il renonce au jeu etc.: en un mot il faut que son séjour dans une station soit avant tout une « cure de repos » (Huchard.)

Nous allons étudier successivement l'influence de l'altitude et de la température.

§ 1. — ALTITUDE

Comme les hautes pressions atmosphériques ralentissent le cœur et abaissent la tension artérielle, tandis que les basses pressions augmentent celle-ci et excitent le cœur, il faut envoyer les cardiaques à de faibles altitudes. C'est l'avis de tous ceux qui ont étudié cette question. Constantin Paul pense que l'altitude qui convient aux cardiaques est 300 à 400 mètres. Pour M. Huchard on doit défendre le séjour à des altitudes supérieures à 600 ou 800 mètres. Liégeois dit que si l'on veut obtenir le maximum d'effets, il faut, tous autres avantages étant égaux d'ailleurs, envoyer les malades atteints d'affections organiques du cœur, prendre les eaux dans les stations où la pression atmosphérique est élevée ; c'est-à-dire dans celles qui sont situées le moins haut possible au-dessus du niveau de la mer. En tous cas, ajoute-t-il, l'altitude de ces stations ne doit pas atteindre au delà ou guère au delà de 400 mètres ; plus elle sera basse, mieux cela vaudra.

Et cependant on a proposé à l'étranger la cure d'altitude comme traitement des cardiopathies. Stokes le premier recommandait la villégiature dans les stations de montagne et Lagrange. (*Revue théorique et pratique des maladies de la nutrition*, 1895) a montré le parti qu'on en pourrait tirer pour les malades. « Au delà de 600 mètres, dit-il, les cardiaques, à lésion non compensée, peuvent ressentir, même au repos, de la dyspnée et des troubles circulatoires complexes, de tout point semblables à ceux qu'ils ressentent en plaine à la suite d'efforts musculaires violents. Au-dessus de 1000 mètres, par le seul fait de la station dans l'air raréfié, on voit quelquefois des affections cardiaques ou des lésions vasculaires, passées inaperçues jusqu'alors, se manifester par des troubles circulatoires qui peuvent aller jusqu'à l'asystolie commençante et que l'on voit s'amender peu à peu sous l'influence du repos ; le malade est acclimaté. Cet acclimatement prouve que l'énergie fonctionnelle du cœur peut s'accroître sous l'influence de l'effort plus considérable qu'il doit faire en montagne ; on pourrait donc, par analogie, essayer le séjour sur les hauteurs pour provoquer une sorte de gymnastique du myocarde et favoriser ainsi la compensation des lésions cardiaques. Pour cela, on ferait séjourner les malades dans des stations échelonnées à des hauteurs progressivement croissantes et en les mettant au repos absolu, dès l'apparition des troubles dyspnéiques ou circulatoires, pour leur permettre ultérieurement le retour à des mouvements gradués. Il n'y a pas de raison pour que les mêmes cardiopathies qui s'amendent sous l'influence de la marche ascensionnelle ne s'améliorent pas sous celles de l'altitude progressivement graduée. Les effets de l'altitude sur l'appareil circulatoire sont identiques à ceux provoqués par l'exercice musculaire : diminution de la tension artérielle, augmentation de la tension veineuse ; accélération des battements du cœur, essoufflement, tendance aux congestions viscérales ; et si le cœur dans la cure de terrain finit par triompher de ces obstacles, c'est que son énergie

s'est accrue par l'effet de la gymnastique à laquelle il a été soumis ;
rien ne prouve qu'il n'en serait pas de même dans la cure d'altitude. »

Au Congrès de climatologie de 1896, La Harpe montre que le
caractère commun à tous les climats d'altitude est la diminution de la
pression atmosphérique ; l'action globuligène de ces climats est telle
que le nombre des hématies augmente de 15 à 20 p. 100 et que l'hémo-
globine suit une action parallèle à celle de l'augmentation du nombre
des globules. Les travaux de Mermod, Marcet et de Veraguth
ont établi que le sujet acclimaté inspire moins d'air dans les altitudes
que dans la plaine ; d'autre part, qu'il élimine 20 p. 100 en plus d'acide
carbonique ; si bien qu'il lui faut moins d'oxygène pour produire
plus d'acide carbonique. A ces bons effets, viennent s'ajouter le calme
de l'air indispensable pour la promenade, le stationnement en plein
air, l'insolation aussi longue et aussi parfaite que possible, le minimum de chute d'eau atmosphérique.

Si les stations d'altitude peuvent convenir à de faux cardiaques,
en particulier à des chlorotiques porteurs de souffles cardio-pulmonaires ; aux névroses cardiaques (la maladie de Parry-Graves
entre autres), elles doivent être sévèrement défendues aux cardiopathes artériels chez lesquels l'abaissement de la pression atmosphérique est funeste ; il ne convient pas non plus aux cardiopathes
valvulaires, car dans les stations de montagne il y a lieu de redouter
les changements brusques de température, si fréquents qu'on voit
succéder brusquement les pluies et les brouillards aux plus chaudes
journées.

« Il est imprudent et irrationnel, dit M. Huchard, d'envoyer
même les faux cardiaques à une altitude trop élevée, comme à Saint-
Moritz dans l'Engadine, situé à une hauteur de plus de 1,800 mètres ;
et si l'on a voulu, il y a quelques années, recommander ce climat pour
les maladies de cœur, on a encouru certainement une grave respon-
sabilité. »

§ 2. — TEMPÉRATURE

Les brusques variations de température sont pernicieuses, soit du
chaud, soit du froid. Le froid peut rapidement produire une congestion pulmonaire dans ce système où la circulation est si languissante.

Et chacun sait qu'une complication pulmonaire est un accident fâcheux dans le cours des cardiopathies.

« D'autre part, dit Peter, le passage du modéré au très chaud est funeste parce qu'une brusque dilatation vasculaire se produit, qui entraîne une diminution de la tension artérielle et par suite la rupture de l'équilibre circulatoire dans la canalisation vasculo-cardiaque endommagée. Ce qu'il faut, c'est une température modérée, plutôt fraîche que chaude, entre 16 à 20° centigrades. La température trop froide bande trop fortement le système vasculaire périphérique et oppose un trop grand obstacle à l'impulsion d'un cœur lésé ; la température trop chaude débande au contraire ce système et ne lui permet pas de résister efficacement à l'action morbide rétroactive de la lésion orique. Ainsi s'expliquent les méfaits des bains trop chauds ou des températures trop élevées ; dans l'un ou l'autre de ces cas, dit-il, j'ai vu bien des fois le malade être pris de palpitations désordonnées, de suffocations et de tendance à la syncope. La résidence dans une vallée non humide et défendue contre les grands vents vaut mieux que celle sur une montagne, en raison de la plus grande pression et de la densité plus considérable de l'air. »

Peut-on permettre aux cardiaques le séjour au bord de la mer ? Peter l'admettait ; Constantin Paul, reconnaissait l'utilité de l'atmosphère marine, à condition que les malades ne prissent pas de bains. M. Huchard pense que le bord de la mer produit souvent chez les cardiopathes artériels une excitation circulatoire qui peut leur être très défavorable. « Si l'air et le soleil leur sont salutaires, dit-il, il me semble imprudent de regarder avec Peter comme bienfaisant le séjour sur les bords de la mer, l'été sur les côtes de l'Océan, l'hiver sur celles de la Méditerranée. » Le climat maritime est préjudiciable aux cardiopathes artériels et M. Huchard en cite un exemple ; toutefois, il peut être permis aux cardiopathies valvulaires bien compensées.

Disons pour terminer, deux mots de l'aérothérapie, que personne ne préconise actuellement et que nous signalons seulement pour être complet.

Waldenburg pensait que les inspirations d'air comprimé sont indiquées dans les affections du cœur gauche (insuffisance ou sténose mitrale ou aortique) et que les expirations dans l'air raréfié conviennent aux maladies du cœur droit.

Lambert dans sa thèse, 1877, a repris les expériences de Waldenburg. Il croit à l'efficacité de l'air comprimé qu'il compare à celle de la digitale. « Le pouls se régularise sous l'action de l'air comprimé, comme avec la digitale; mais le processus est différent. La digitale augmente d'abord la force contractile du cœur et ce n'est que consécutivement que les divers phénomènes morbides et la congestion disparaissent. Avec l'air comprimé la congestion disparait d'abord et la régularisation de la circulation vient ensuite. D'après Lambert, les bains d'air comprimé rendent la systole plus facile: il y a diminution du travail du cœur gauche et augmentation du travail du cœur droit; disparition de la congestion pulmonaire et de la dyspnée; augmentation de la capacité vitale, oxygénation plus énergique. » On obtiendrait de ce traitement de bons résultats dans les affections valvulaires.

CHAPITRE V

Régime alimentaire.

Si actuellement on ne pense plus comme Sénac, Morgagni, Valsalva, Corvisart et d'autres, que la diète doit être un des éléments principaux de la thérapeutique des cardiaques, si l'on pense justement que « jamais la diète n'a eu d'influence favorable dans la marche d'une lésion cardiaque ou aortique » (Dujardin-Beaumetz), on n'en attribue pas moins une importance capitale au régime alimentaire sans lequel la plupart des traitements mis en usage chez ces malades n'auraient pas leur plein et salutaire effet, sans lequel les cardiaques resteraient sous le coup d'accidents nombreux et graves.

Le régime alimentaire a, et nous avons eu l'occasion de le mentionner déjà, une influence préventive considérable dans le traitement des cardiopathies artérielles, auxquelles mènent souvent les excès et surtout les erreurs d'alimentation, notamment les abus de l'alimentation carnée.

Il a surtout un rôle capital dans le traitement curatif des affections cardiaques. « Ce régime doit être tonique et réparateur, mais aussi il est nécessaire que les aliments soient digérés rapidement et qu'ils ne déterminent pas dans l'estomac une distension qui gêne et trouble les fonctions du cœur et celles du poumon ». (Dujardin-Beaumetz.) On doit surtout se rappeler que l'estomac peut être le point de départ de deux ordres de troubles importants sur lesquels insiste constamment notre maître M. Huchard. Tout d'abord l'usage de l'alimentation carnée amène dans l'estomac la production de poisons multiples (qui parfois se produisent en dehors de l'usage de la viande), poisons qui vont déterminer dans l'organisme une série de phénomènes spasmodiques, spasmes atteignant les parois musculaires des bronches et de leurs ramifications et produisant la dyspnée si spéciale

que M. Huchard a décrite sous le nom de dyspnée toxique, ptomaïnique, ou toxi-alimentaire et dont ses élèves Tournier, Picard, et
Bohn ont retracé l'histoire ; à cette dyspnée si importante à connaître,
le régime lacté, comme nous allons le voir, remédie de manière pleinement efficace. Mais d'autre part, et M. Huchard le signale également, les troubles digestifs, les états dyspeptiques qui accompagnent
fréquemment les cardiopathies, et surtout le rétrécissement . itral,
peuvent retentir sur le cœur et amener des palpitations dont on
méconnaît trop souvent l'origine. Il faut donc, dans toute cardiopathie,
avoir l'œil sur l'estomac.

Ce n'est pas tout ; il faut dans le régime alimentaire éviter avec
soin tout ce qui pourrait nuire à l'intégrité du foie et du rein, recher-
cher au contraire tout aliment susceptible de stimuler l'action physiologique de ces deux organes. Il faut enfin rejeter de l'alimentation
tous les éléments susceptibles d'accélérer, de troubler le fonctionnement de la fibre cardiaque, et surtout tous ceux qui, comme le tabac,
constituent des poisons vaso-constricteurs particulièrement nuisibles.

Toutes ces considérations prouvent bien combien était illogique et
anti-rationnelle l'opinion d'Œrtel qui, partant d'idées purement
théoriques, admettait qu'il fallait chez le cardiaque réduire la quantité
de liquides ingérés, ce qui aurait pour effet de réduire la masse du
sang et d'alléger le travail du cœur : or il n'est point exact, Potain le
fait justement remarquer, que la masse du sang se règle d'après la
quantité de liquides ingérés ; il est d'autre part anti-physiologique de
prétendre avec Œrtel que la diète sèche et l'alimentation par la
viande soient capables d'augmenter la diurèse. Pourtant Constantin
Paul, Peter, Dujardin-Beaumetz n'avaient pas tort en con-
seillant l'usage d'une quantité modérée de liquides et on peut conclure avec M. Huchard, d'accord avec M. Potain, « que les malades ne doivent pas abuser des boissons gazeuses qui amènent la
distension de l'estomac, ni de liquides pris en trop grande quantité
parce qu'en diluant trop le suc gastrique ils peuvent en affaiblir la force
digestive et aboutir à des troubles dyspeptiques dont le retentissement
sur le fonctionnement cardiaque est si important ».

Ces considérations générales posées, nous pouvons maintenant
entrer avec fruit dans l'étude des divers éléments du régime alimentaire des cardiaques.

I. — Régime lacté. — Si le lait est depuis fort longtemps prescrit dans les maladies du cœur, sans méthode et surtout à cause de son action diurétique, il n'a été vraiment considéré comme agent thérapeutique que depuis le travail de Pécholier (1), mais c'est surtout M. Potain (2) qui en a indiqué de façon nette les indications que notre maître M. Huchard, tant dans ses travaux que dans les thèses de ses élèves, a précisées encore. Avant d'aborder celles-ci, il nous faut résumer, en quelques mots, son mode d'action.

1° MODE D'ACTION. — Le lait est un aliment complet renfermant des albuminoïdes (caséine, albumine), des matières grasses (beurre), une matière sucrée (lactose), des sels minéraux (chlorure de sodium ou de potassium, phosphates de chaux, de soude, de magnésie). Sa valeur nutritive est considérable et trois litres fournissent une ration nutritive à peu près équivalente à celle que réclame l'adulte en bonne santé, à condition toutefois qu'il n'ait pas de travail tant soit peu pénible.

La digestion du lait est prompte et ne nécessite qu'un faible travail de la part de l'estomac. Introduit dans celui-ci, il se coagule rapidement sous l'influence de l'acidité du suc gastrique, la caséine insoluble en résultant est transformée, sous l'influence de la pepsine en peptocaséine soluble; le suc gastrique agissant par fermentation sur le sucre de lait, il se forme de l'acide lactique. Ch. Richet a montré en outre que le lait régularise l'activité du suc gastrique, une petite quantité de celui-ci suffit pour produire la fermentation gastrique d'une grande quantité de lait : une faible quantité de lait mise en présence d'une grande quantité de suc gastrique restreint l'activité de ce dernier, enfin il est nécessaire qu'une certaine quantité de caséine intervienne pour que la lactose fermente en présence du suc gastrique.

Le lait ne séjourne pas plus de deux heures dans l'estomac et le travail digestif va se terminer dans l'intestin. Le lait bien digéré laisse un résidu peu abondant, et la constipation s'en suit, les matières sont rares, dures, sèches; en cas de non-assimilation du lait il produit au contraire des évacuations alvines abondantes; enfin ces

<hr>

(1) PÉCHOLIER. Des indications de l'emploi de la diète lactée etc. *Montpellier, médical,* 1867.

(2) POTAIN. Association pour l'avancement des sciences. *Congrès de Reims,* 1880.

elles sont pâles ou faiblement teintées de jaune, le lait ne demandant de la part du foie qu'une très minime quantité de sécrétion biliaire.

« En résumé, dit Barié (1), la digestion du lait réclame une faible quantité de suc gastrique et de pepsine, l'émulsion toute préparée pour ainsi dire, n'a besoin que d'une minime quantité de bile, la caséine seule, qui demande un peu plus de travail digestif, forme la plus grande partie du résidu fécal. » En même temps qu'il est facilement digéré, le lait réalise l'asepsie du tube digestif. Le nombre de microbes dans les fèces diminue considérablement du fait de l'emploi du régime lacté (Gilbert et Dominici) (2), ce qui s'explique par l'absorption plus rapide et plus complète du lait, par son eau de formation lavant le tube digestif, et empêchant la stagnation, par absence de matériaux résiduels, par la présence d'acide lactique en quantité notable dans l'estomac produisant un milieu peu favorable à la culture microbienne. Enfin Winternitz a montré que le lait possède une action retardatrice sur la putréfaction des albuminoïdes et la formation, tant des premiers produits intestinaux de décomposition (leucine, tyrosine, etc.), que des produits ultérieurs (indol, scatol).

Ménageant l'action du foie, puisqu'il ne lui demande qu'une minime quantité de bile, le lait, en supprimant ou en diminuant les toxines intestinales, les empêche d'annihiler le rôle protecteur de la glande hépatique ; la lactose qu'il contient viendrait exciter la fonction glycogénique du foie, intimement liée à sa fonction d'arrêt des poisons.

Enfin le lait agit sur le rein en provoquant une diurèse très abondante d'urines claires, auxquelles Charrin, Roger, Surmont, ont trouvé un pouvoir uro-toxique très diminué, ce qui semble montrer que le lait agit moins en provoquant l'élimination des toxines par le rein, qu'en n'apportant pas de produits toxiques dans l'intestin, et en empêchant plus ou moins leur production.

2° Indications. — Peu indiqué dans les névroses cardiaques primitives (palpitations des chlorotiques et des hystériques, maladie de Basedow), indiqué dans les maladies aiguës, endocardites, péricardites, mais à titre de diète, au même titre et de la même façon que dans la plupart des maladies aiguës, le régime lacté est assez sou-

(1) Barié. *Thérapeutique des maladies du cœur et de l'aorte*, p. 185.
(2) Gilbert et Dominici. *Soc. de biologie*, février et mars 1891.

vent indiqué au cours des affections organiques chroniques, mais la lésion primitive ne peut fournir aucune indication du régime lacté ; l'indication résulte seulement d'une complication surajoutée.

Le régime lacté est particulièrement favorable dans les maladies secondaires du cœur, hypertrophie ou dilatation ayant une origine rénale ou gastrique. Dans les hypertrophies cardiaques consécutives à la néphrite interstitielle, le lait non seulement diminue les hydropisies, mais agit aussi « en ne fournissant dans les matières extractives qu'il livre à l'élimination rénale, rien qui stimule ou excite par trop les éléments du rein » (Barié). En d'autres termes, « le lait agit surtout parce qu'il ne nuit pas » (Potain).

Dans le cas de dilatation du cœur droit d'origine gastro-hépatique ou intestinale, Barié remarque que lorsque le point de départ est le foie, le régime lacté n'est pas très efficace ; en revanche, quand la dyspepsie est d'origine gastrique, le régime lacté donne des résultats surprenants, et on ne saurait trop insister sur ces troubles cardiaques d'origine gastrique et le rôle du régime alimentaire dans leur apparition.

Mais, où surtout le régime lacté est indiqué, où il donne ses meilleurs résultats, c'est dans la dyspnée toxi-alimentaire étudiée par M. Huchard, dyspnée d'effort et à paroxysmes nocturnes, qualifiée souvent de pseudo-asthme cardiaque ou pseudo-asthme aortique, survenant au cours des cardiopathies artérielles, avec ou sans albuminurie ; cette dyspnée, causée surtout par l'alimentation carnée, cède au régime lacté, reparait souvent à la cessation de celui-ci, qui devient comme un réactif du diagnostic. Trois éléments en effet entrent en jeu pour produire la dyspnée toxique :

1° Le régime alimentaire qui introduit un plus ou moins grand nombre de toxines dans l'organisme ;

2° L'insuffisance rénale qui met obstacle à l'élimination complète de ces toxines ;

3° L'insuffisance hépatique qui, empêchant leur arrêt et leur destruction, permet la pénétration de ces poisons dans l'organisme.

Or, le lait remplit toutes les indications. « Il introduit le minimum de toxines alimentaires dans l'organisme, il provoque leur sortie en ouvrant le rein, il favorise leur arrêt et leur destruction en fermant le foie et en assurant son fonctionnement, il réalise l'asepsie intestinale, ce qui est encore préférable à une antisepsie : enfin, le lait agit encore à titre de médicament antiméiopragique, puisqu'il allège et facilite le travail du cœur en diminuant par la diurèse les obstacles périphériques. » (Huchard.)

Le lait doit donc tenir une place capitale dans le régime alimentaire des malades atteints de cardio-sclérose chez lesquels la dyspnée toxi-alimentaire, si fréquente, est toujours à redouter.

Mais, avant d'en aborder le mode d'administration, nous croyons utile de rapporter l'observation suivante qui montre bien, et les caractères de la dyspnée toxi-alimentaire et les effets du régime lacté.

OBSERVATION 69 (personnelle).

Le nommé L. B..., âgé de 65 ans, entre le 18 janvier 1898, salle Chauffard, lit n° 8.

On ne relève dans ses antécédents héréditaires et personnels que des fatigues exagérées, pendant la campagne de 1870 et pendant 8 ans qu'il fut matelot ; de plus, des excès de tabac.

Se plaint depuis plusieurs mois de dyspnée d'efforts et d'une dyspnée spéciale, survenant après le repas du soir, parfois le privant complètement de sommeil.

A l'entrée, le visage est pâle, les yeux excavés ; le malade a beaucoup maigri ; l'essoufflement est si violent qu'il se tient courbé sur son lit, le thorax maintenu par des oreillers. Il a une sensation de barre épigastrique.

Il a de l'œdème des jambes ; mais pas d'ascite. Pas trace d'albumine dans les urines qui sont abondantes, claires et mousseuses.

A l'examen du cœur : battements réguliers et violents ; la pointe bat dans le sixième espace en dehors du mamelon. A l'auscultation, retentissement clangoreux de l'aorte au second bruit ; pas de souffle, mais bruit de galop très net et tachycardie.

En plus, surélévation de la crosse aortique et des sous-clavières.

Foie un peu augmenté de volume, peu douloureux.

Pouls dur, concentré, dépressible, artère radiale athéromateuse.

On porte le diagnostic de « dyspnée toxi-alimentaire » et on institue le régime suivant : 3 litres et demi de lait par jour et au moment des crises de dyspnée, inhalations d'un mélange de CO_2 et d'O.

Sous l'influence de ce traitement la dyspnée disparaît en 8 ou 10 jours, après quoi le malade demande à manger.

Aussitôt qu'il reprend le régime ordinaire, la pupille devient punctiforme, la pâleur de la face apparaît, les urines diminuent et la dyspnée s'installe, paroxystique, et à prédominance nocturne.

Remis au lait, il s'améliore de nouveau, et ainsi de suite.

Chaque fois que le régime lacté est abandonné, les accidents reparaissent et le malade fait lui-même l'expérience puisqu'il demande à manger aussitôt qu'il se sent bien.

Cette observation est intéressante pour démontrer l'influence du régime chez ce malade qui n'a pas de dyspnée urémique, parce qu'il a encore de la perméabilité rénale et pas trace d'albumine.

3° MODE D'ADMINISTRATION. — Lorsque l'on doit prescrire le régime lacté exclusif, il faut, comme nous l'avons vu, donner au malade une ration quotidienne d'au moins 3 litres 1/2 de lait de vache. Le lait sera au gré du malade pris tiède, chaud ou froid; de préférence, le malade prendra le lait cru et non cuit ; pourtant, dans les villes, la difficulté de se procurer du lait pur et indemne de tout germe infectieux fait qu'il peut être préférable de faire bouillir le lait avant de le consommer ; on pourra aussi utiliser les laits stérilisés industriellement.

En général, le lait frais à la température de 10 à 12 degrés est le mieux supporté. Les trois litres quotidiens doivent être pris par petites quantités à la fois : toutes les deux heures ou toutes les heures et demie une tasse de 300 grammes environ à prendre par petites gorgées ; parfois même les malades se trouvent mieux de prendre 150 grammes de lait toutes les heures ; en cas de dypsnée toxi-alimentaire, comme la dyspnée est nocturne, c'est le soir et la nuit qu'il faudra surtout boire le lait.

Dans un certain nombre de cas, il y a intolérance pour le lait et celle-ci peut être buccale, stomacale ou intestinale.

Est-elle buccale? On peut changer le goût du lait en le coupant avec de l'eau de Vichy (Célestins), de Vals, d'Alet ou d'Évian qui rendent en même temps plus active la digestion du lait ; on peut, pour éviter la saveur fade du lait provoquant souvent assez rapidement le dégoût, ajouter au lait, au choix du malade, une cuillerée à bouche de café infusé, de thé ou quelques gouttes de rhum, de kirsch, d'anisette, de cognac, ou l'aromatiser avec une ou deux gouttes d'essence de menthe, de vanille, etc. : le donner froid ou chaud, sucré ou non sucré ; le malade devra se tenir la bouche très propre en se la rinçant après chaque tasse, pour éviter la fermentation lactique.

Si l'intolérance reste invincible, on peut essayer d'introduire le lait par la sonde œsophagienne qui supprimera l'intolérance buccale.

L'intolérance est-elle stomacale, s'il existe de l'embarras gastrique, parfois un vomitif ou un purgatif peuvent produire un bon résultat, mais surtout on peut exciter la sécrétion du suc gastrique par des alcalins (faire prendre un quart d'heure avant chaque tasse de lait un paquet de bicarbonate de soude de 50 centigr.), ou bien encore employer l'acide chlorhydrique après chaque tasse de lait (une cuillerée à bouche de la solution à 1/500). M. Potain conseille de prescrire la pancréatine par pilules ou cachets de 10 centigr. après chaque tasse de lait.

Dans ces cas d'intolérance stomacale, on pourra remplacer le lait de vache par du lait d'ânesse ou par du képhir n° 2.

Lorsque la diarrhée vient trahir l'intolérance intestinale, outre les moyens précédents, il faudra s'adresser à la limonade lactique ou au sous-nitrate de bismuth ; si, ce qui est plus fréquent, le lait constipe, il faut alors employer, la magnésie, le soufre, ou recourir aux lavements purs ou glycérinés.

Parfois l'intolérance vient du lait lui-même, certains laits contenant trop de matières grasses ; souvent il suffira de l'écrémer ; enfin chez les alcooliques, la suppression brusque de l'excitant habituel pouvant déterminer des attaques de delirium tremens, il est nécessaire d'ajouter au lait une certaine dose d'alcool.

Le régime lacté absolu peut, grâce à ces précautions, presque toujours être supporté des malades et produire ses effets. Pour activer la diurèse, on peut parfois joindre à l'action du lait celle de la théobromine à la dose de 1 gr. 50 par jour par cachets de 0 gr. 50 pendant 4 à 5 jours, notamment dans le cas où on lutte contre la dyspnée toxi-alimentaire.

Le régime lacté absolu ne saurait d'ailleurs être prolongé indéfiniment ; suivant les indications pour lesquelles on le prescrit, on le cesse plus ou moins vite pour reprendre le régime mixte, et chaque cas comporte des règles spéciales sur lesquelles nous ne saurions nous étendre. Rappelons néanmoins à propos de la dyspnée toxi-alimentaire, les principes posés par notre maître M. Huchard. Après 10 ou 15 jours de régime lacté exclusif, la dyspnée disparaît ; mais sous l'influence de l'alimentation, elle peut reparaître, même en l'absence de tout symptôme hyposystolique ; aussi, M. Huchard institue-t-il préventivement pendant 6 mois à un an, alternativement 8 jours de régime lacté absolu et 8 jours de régime lacté mitigé ; ensuite, si on a réussi à vaincre complètement la dyspnée, on peut ne soumettre les malades au régime lacté que pendant 6 à 10 jours chaque mois, en deux fois.

II. — Alimentation générale. — Le régime alimentaire des malades atteints d'affection du cœur, doit être substantiel et tonique, n'introduire que peu de toxines dans l'organisme, redonner au malade ses forces diminuées par le régime lacté et par sa variété, empêcher le dégoût. Dans les cardiopathies artérielles le *lait* et le *laitage* sous toutes les formes doivent continuer à former la base de l'alimentation dans les périodes de régime mixte. Il faut le donner à la dose de 1 à 2 litres par jour, surtout le soir où potages au lait, riz ou pommes au lait, crèmes, fromages frais, etc..., sont indiqués. Les *œufs* constituent un bon aliment, facile à digérer, utile pour varier l'alimentation. Les *poissons* frais ne sont pas nuisibles, si toutefois l'on évite les poissons fumés et les œufs de poisson, le caviar, les poissons de mer marinés et les saumures, les mollusques et les crustacés ; il faut également se méfier des poissons à chair grasse comme l'anguille, très nourrissants mais souvent mal digérés ; de plus, tous ces poissons peuvent facilement être la cause d'intoxications alimentaires amenant la dyspnée ; aussi faut-il surtout les éviter dans les cardiopathies artérielles.

En revanche, les *légumes* et les *fruits* peuvent être recommandés : farineux bien cuits et réduits en purée (autrement leur digestion exigerait une grande quantité de liquide), pommes de terre cuites à l'eau ou sous les cendres, pois, haricots, lentilles, riz, légumes herbacés favorisant la régularité des selles, pommes, raisins, etc... ; il faut toutefois éviter les légumes conservés et les aliments comme l'oseille, la tomate, les asperges, fraises, groseilles, à cause de leur acidité.

Le *beurre*, les *huiles*, les *graisses* ne doivent être pris qu'en petite quantité ; il faut surtout craindre l'usage en excès des *bouillons et potages gras* ; les pâtes, les potages maigres sont au contraire permis ; si les *fromages* frais peuvent être utilisés, on doit redouter avec soin l'usage de fromages faits.

Le pain sera mangé bien cuit et rassis, mais le malade ne doit pas dépasser la dose de 200 à 250 grammes dans les 24 heures, descendre même à 60 grammes environ par repas s'il est obèse.

Quant à la *viande*, proscrite presque tout le temps dans les cardiopathies artérielles, on peut pourtant la tolérer 3 à 4 jours avant le commencement de chaque période lactée, parce que, si les malades s'intoxiquent, ils se désintoxiquent, aussitôt après, par le lait. Cette viande sera alors donnée dans la journée, au repas de midi, et jamais à celui du soir, puisque c'est la nuit que l'intoxication est la plus complète. Permise dans les cardiopathies valvulaires, à la période de compensation, la viande doit être prise en petite quantité et bien cuite, de préférence rôtie, grillée, ou braisée ; dans le choix de la viande, mieux vaut éviter toutes les viandes d'animaux très jeunes qui forment d'excellents milieux de culture pour toutes sortes de microbes (Leblanc) ; préférer les viandes blanches aux autres, rejeter les viandes d'animaux malades ou surmenés comme le gibier, toujours très toxiques, mêmes fraîches ; nous sommes loin, on le voit, de l'opinion de ceux qui prétendent que les cardiaques, à estomac un peu fatigué, se trouveraient bien de l'usage du gibier un peu faisandé qui favoriserait le travail de la digestion stomacale ; bien au contraire, son usage serait une cause importante de dyspnée toxi-alimentaire que l'on ne saurait trop éviter.

Pour la même raison, la charcuterie, les salaisons, les conserves de viandes, légumes ou poissons sont à rejeter ; le foie gras, les mets épicés sont interdits.

En dehors du lait, les *boissons* peuvent consister en vin rouge ou blanc étendu d'eau simple ou d'eaux digestives faiblement minéralisées : Évian, Alet, Vals, Condillac, etc... Les malades devront s'abstenir de bière, de champagne, de vins mousseux, de vin pur, de café, de *thé* surtout qui provoque souvent de violentes palpitations et même des sensations angineuses. Les boissons doivent, nous l'avons vu, n'être pas très abondantes, surtout si le cardiaque est en même temps obèse.

Les *boissons alcooliques* doivent être proscrites et n'être permises à très petites doses après les repas, qu'à titre d'exception. Quant aux liqueurs stimulantes soi-disant apéritives, elles sont rigoureusement interdites.

Insistons encore sur la suppression du *tabac*, nécessaire pl
encore dans les cardiopathies artérielles que dans les valvulai
« cela non seulement parce que la nicotine est capable de produire
troubles digestifs avec retentissement sur le cœur droit, mais au
et surtout parce que le tabac est un poison vaso-constricteur. Il f
défendre au malade de fumer, de priser et de se trouver en co
pagnie de fumeurs, surtout dans un appartement clos ». (Hucha r

Toutes ces règles montrent qu'il est néanmoins assez facile pou
cardiaque d'avoir une alimentation variée à ses deux repas, le re
du soir devant être léger pour prévenir l'insomnie, et, dans les c
diopathies artérielles, composé seulement de laitage, légumes, peu
pas de viande pour éviter les accès de dyspnée nocturne.

Pourquoi donc, dans les villes d'eaux françaises, n'y aurait-il p
comme à l'étranger, des *tables de régime* dans les divers hôtel
M. Janicot insistait justement sur cette coutume, il y a quel
temps, montrant combien il est difficile, dans une station hyd
minérale, d'obtenir du malade qu'il suive, dans l'hôtel où il se trou
le régime alimentaire qui convient à son état ; or, pour les cardiaqu
surtout, n'est-il pas évident que le régime alimentaire a une imp
tance capitale, et qu'il est de toute nécessité que le cardiaque contin
à le suivre dans la station hydro-minérale, où il va chercher l'e
favorable des médications que nous avons exposées au cours de no
travail ; n'est-il pas évident que des tables de régime seraient, com
elles le sont à l'étranger, un des principaux éléments du succès
villes d'eaux françaises ? La réforme est facile dans notre cas, ét
donnée la variété suffisante des aliments permis aux cardiaques,
elle s'impose.

III. — **Moyens adjuvants.** — 1° Cure de petit lait. — Ce
cure peut être d'une sérieuse utilité chez les cardiaques. Lorsque
lait est abandonné à l'air, il se coagule ; le coagulum, renfermant
beurre et la caséine, surnage dans un liquide jaune-verdâtre qui
le petit lait, celui-ci ne renferme plus que de l'eau, une faible quant
de caséine, le sucre de lait et les sels. Pour les préparer, il faut à
litre de lait en ébullition ajouter de la solution d'acide tartrique
citrique à 1 gr. pour 8 gr. d'eau ; quand le coagulum est formé, pass
dans un linge sans exprimer, remettre sur le feu avec un blanc d'œ

battu dans de l'eau, faire une nouvelle ébullition, filtrer sur un papier lavé à l'eau bouillante. Ce petit lait légèrement laxatif, diurétique, agit efficacement sur les congestions viscérales secondaires aux maladies du cœur (Traube). Au début, on prend 150 à 200 gr. par jour en deux fois de ce petit lait; au bout de quelques jours, s'il n'y a pas de dégoût, on pourra aller jusqu'à un litre; comme il est difficilement digéré, on fera bien de le couper avec quelques eaux minérales faiblement gazeuses. La cure de petit lait, pratiquée surtout en Suisse et dans le Tyrol, est également essayée dans quelques villes d'eaux françaises (Allevard, Saint-Nectaire et d'autres).

2° Cure de raisin. — Complétant ou remplaçant celle du petit lait, cette cure consiste ou à manger du raisin à satiété en une fois, ou bien à en manger quatre à cinq livres en quatre fois dans la journée ; la cure devra se faire de préférence à la vigne, le matin à la rosée, le fruit à ce moment étant sensiblement laxatif et diurétique; le malade peut arriver à une quantité journalière de 2 à 4 kilogr., quand la cure est exclusive.

Sous l'influence de la cure, la circulation devient plus active, le pouls plus plein, plus ample; les urines sont plus abondantes, les selles régulières, parfois diarrhéiques, l'état général meilleur, les forces plus vives. La cure exclusive ou mixte se fait surtout en Suisse (Montreux, Vevey, etc.), et dans le Tyrol ; en France, moins répandue, elle a été essayée dans quelques stations (Celles-les-Bains).

IV. — **Régularité des garde-robes.** — Purgatifs. — Un dernier point, complément d'une bonne hygiène alimentaire, est de veiller à la régularité des fonctions intestinales et de combattre la constipation. Le plus souvent il suffit de recourir aux laxatifs doux: une cuillerée à café ou à dessert de magnésie le matin; même dose de sel de Seignette ou de poudre de réglisse composée; une pilule de 3 centigrammes de podophylline et d'extrait de jusquiame le soir, ou encore une pilule d'aloès de 10 centigrammes ; un cachet de 30 centigrammes de poudre de cascara sagrada, de 50 centigrammes de poudre de rhubarbe et de fleur de soufre, un demi-verre d'eau de Montmirail, etc... Ce n'est qu'exceptionnellement qu'il y a lieu (en dehors des accidents aigus) d'employer des purgatifs plus actifs ou même de recourir aux drastiques qui sont pourtant parfois indiqués.

CHAPITRE VI

Kinésithérapie.

Historique. — L'idée d'appliquer l'exercice et le massage aux cardiopathies remonte à la plus haute antiquité. Arétée les conseillait aux cardiaques. Galien les recommandait chez les hydropiques, pour favoriser « la résorption de l'eau qui est sous peau ».

Au commencement de ce siècle, le suédois **Ling** créa le système de la gymnastique méthodique, qui permet d'arriver à « un dosage de l'effort musculaire aussi rigoureux que la pesée des médicaments avec la balance ». La gymnastique manuelle est la forme primitive et fondamentale du système de **Ling**. Elle est manuelle parce que la presque totalité des mouvements « dits libres » sont exécutés avec le concours d'un aide qui saisit les parties du corps soumises à l'exercice, les déplace dans la direction voulue, sans résistance si le malade doit subir des mouvements passifs, en opposant ou en provoquant une résistance calculée, s'il s'agit de mouvements actifs, en un mot règle avec sa main la forme, l'étendue et le degré d'énergie de ces mouvements.

En même temps que **Ling**, dès 1811, **Yahn** à Berlin, et le colonel espagnol **Amoros**, réfugié à Paris, en 1813, fondèrent une méthode de gymnastique athlétique sans application médicale.

A la mort de **Ling** en 1839, ses élèves **Branting** et **Georgii** développèrent ses idées, et, dès 1839, l'institut central de Stockholm eut une partie médicale.

Dès 1857, **Zander** fonde la gymnastique médico-mécanique ou mécano-thérapie, qui ne représente pas une méthode à part, mais simplement des procédés d'exécution différents. Les machines de **Zander** remplacent la main de l'aide pour provoquer les mouvements actifs ou passifs et le massage.

Puis Hermann Satherberg et Hartelins furent les apôtres les plus fervents de la gymnastique médicale manuelle, et ce dernier publie un ouvrage sur la question en 1880.

En 1875, Œrtel de Munich, reprenant les idées de Stokes, imagine une méthode thérapeutique qui devait agir directement sur le cœur; cette méthode comprenait deux facteurs : le traitement mécanique consistant en ascensions progressivement augmentées, et le traitement diététique, comprenant une alimentation tonique et réparatrice avec restrictions dans la quantité de boissons ingérées par le malade.

Dès 1880, les frères Schott de Nauheim instituèrent le traitement des cardiopathies par la gymnastique suédoise et la balnéation. Ils emploient surtout la gymnastique de résistance consistant en des mouvements simples des membres et du tronc, flexion, extension, abduction, adduction, rotation, circumduction. Pour produire chacun de ces mouvements, le malade est obligé de surmonter une certaine résistance qui lui est opposée par un aide gymnaste. Chaque mouvement, disent ces auteurs, doit se faire avec énergie, et cependant non sans une grande régularité, et une certaine lenteur. C'est précisément pour augmenter la force des contractions musculaires, en même temps que pour les rendre lentes et uniformes, qu'ils veulent l'intervention d'un aide qui leur offre de la résistance.

Le gymnaste doit avoir soin de proportionner l'intensité de la résistance à l'état des forces du sujet. Le malade doit triompher de la résistance qui lui est opposée sans que sa respiration soit le moins du monde accélérée.

Les méthodes des deux médecins allemands, quoique très différentes, se rapprochent en ce sens qu'elles visent toutes deux l'augmentation de l'énergie du cœur.

Le Dr Pi y Suñer, 1893, critique de la façon suivante la méthode de Schott. « Nous ne pouvons pas admettre que l'exercice, même raisonné, réduise les dimensions d'un cœur fatigué, encore moins celles d'un cœur dilaté à la suite d'une lésion mitrale non compensée. Que de fois n'avons-nous pas vu s'opérer, sur des malades atteints de dilatations cardiaques, une amélioration notable rien que sous l'influence de quelques jours de repos? Et si la dilatation est le résultat d'une débilité des parois cardiaques, distendues par la pression intra-cardiaque, il nous paraît impossible d'admettre les bénéfices que produirait dans ces circonstances une augmentation de pression déterminée par un plus grand afflux de sang. »

Lagrange, dans ses livres sur l'*Exercice chez l'adulte*, en 1891, et la *Médication par l'exercice* en 1894, est le premier à vulgariser la méthode suédoise, et à apporter de la lumière sur le mode d'action comme moyen thérapeutique.

Après Rubens Hirschberg, Cautru en 1894, appelle l'attention sur l'effet du massage sur la diurèse. « Il nous semble, dit-il, que le massage abdominal, combiné au massage général, en rétablissant heureusement la circulation, soulagerait le myocarde altéré, qui avec moins d'effort ferait plus de besogne. »

Pendant deux ans et demi, Nebel observe à son Institut Zander, 120 cardiaques. Les observations qu'il rapporte sont peu scientifiques et les diagnostics discutables.

En 1894, Federn de Vienne émettait la notion suivante : que dans l'insuffisance cardiaque rebelle, il faut tâcher non pas d'augmenter l'action du cœur, mais de diminuer la résistance du système vasculaire, ce qui s'obtient en remédiant à l'atonie intestinale qui en est le point de départ.

La même année, M. Huchard, ayant comme objectif la méthode d'Œrtel, déclare que la méthode de l'entraînement musculaire est inapplicable au début de la cardio-sclérose, « puisqu'elle prétend favoriser le développement d'une hypertrophie cardiaque qui existe déjà et qu'elle a pour but et pour résultat d'augmenter le travail du cœur déjà exagéré; elle est irrationnelle parce qu'elle ne tient pas compte de la dyspnée d'effort et qu'il est aussi impossible de faire marcher des dyspnéiques que des paralytiques; irrationnelle encore parce que l'état de méiopragie viscérale commande le repos des organes, et surtout du cœur. Elle peut être nuisible, s'il est vrai que la dyspnée pathologique peut être assimilable à la dyspnée physiologique provoquée par la marche d'après Basch; elle est encore dangereuse à la période de dégénérescence musculaire, parce qu'elle favorise la tendance à la cardiectasie et conduit à l'asystolie. Cette méthode qui nous promet une hypertrophie thérapeutique, aboutit donc à la dilatation du cœur, et cette médication, en surmenant un cœur qu'elle veut seulement exercer, deviendrait la complice de la maladie. »

Il pose nettement les vues qui nous ont conduit aux résultats que nous avons obtenus sur nos malades.

« Depuis que j'étudie les cardiopathies artérielles, ajoute-t-il, je me suis toujours efforcé de faire comprendre que jusqu'alors la thérapeutique s'est trop occupée du cœur central, et pas assez du cœur périphérique, et c'est là une grande faute, parce que ces maladies ont le cœur pour siège et les artères pour origine. C'est donc du côté du système vasculaire qu'il faut agir de bonne heure et cela, par l'intermédiaire des contractions musculaires. »

En 1895, Romano, sous l'inspiration de M. Stapfer, étudie les effets cardio-vasculaires du massage abdominal.

Dans une séance du *Club médical* de Vienne, 1896. M. Bum a insisté sur le traitement par la gymnastique des troubles circulatoires et ce traitement doit remplir, d'après lui, 3 conditions : diminuer les obstacles au cours du sang dans la grande circulation pour faciliter le travail du ventricule gauche, fortifier le muscle cardiaque, diminuer la stase sanguine dans le système veineux et dans la circulation pulmonaire.

Campbell (de Londres) attire l'attention sur ce qu'il appelle « les moyens auxiliaires de la circulation », et parmi ceux-ci, il recommande certains mouvements respiratoires qui contribuent à faire affluer le sang veineux dans le cœur droit. C'est pourquoi, dit-il, tous les malades atteints d'une affection mitrale devraient être soumis à des exercices de parole et de chant qui ont pour effet de dilater les poumons et de faciliter la circulation.

Barié qui rapporte le fait (*Méd. moderne*. 1896), pense à juste titre, et nous partageons son avis, que sans nier ces effets théoriquement acceptables, on devra être très réservé sur ce genre d'exercices.

Puis, dans une thèse récente en 1897, Mme Tacké expose les résultats du traitement des maladies du cœur par la gymnastique suédoise, et dans un excellent article paru dans la *Semaine médicale*, Barié pose les indications de cette méthode.

Heinemann (*Société de méd. de Berlin*. 1896) signale les résultats fournis par le traitement.

Boureart (de Genève) fait paraître en 1898 la traduction française du *Traité de gymnastique suédoise* de Wide.

Il y a quelques semaines, Lagrange, dans la *Revue des maladies* de la nutrition, étudie la mécanothérapie (méthode de Zander) appliquée au traitement des cardiaques.

Lorand (de Carlsbad) a bien voulu nous donner quelques renseignements sur la méthode qu'il emploie. Elle consiste dans l'exécution de trois séries de mouvements : pétrissage des muscles ; rotations, flexions et extensions avec résistance ; et des frictions générales sur le corps. C'est donc, d'une manière générale, une application de la méthode suédoise.

Alexandre Murrison, en 1898, étudie l'asystolie et son traitement par les bains et la gymnastique ; il cite onze observations dont quelques-unes sont dues à Groedel de Nauheim. C'est en somme l'exposé de la méthode de Schott.

Exposé des différentes méthodes.

Fernand Lagrange, au sujet de l'exercice chez les cardiaques pose nettement le problème. Les congestions passives qui s'observen à la période d'asystolie dans divers points des organes internes et des membres, sont à la fois le résultat de la fatigue du cœur et la cause d'une nouvelle fatigue pour cet organe.

Pour rompre ce cercle vicieux, il faudrait commencer par lever l'obstacle mécanique opposé au cours du sang par l'obstruction des vaisseaux et activer le cours du sang dans les capillaires. Or il y a deux procédés pour arriver à ce résultat.

1° Solliciter une poussée plus énergique de la part du cœur : digitale, méthode d'Œrtel.

2° Agir sur les petits vaisseaux où le sang est en stagnation : méthode suédoise. Cette méthode suédoise comprend elle-même la méthode manuelle, c'est-à-dire dirigée par des gymnastes intelligents et instruits, et la méthode avec appareils ou mécanothérapie.

I. — Méthode d'Œrtel.

Elle fait appel à 3 sortes de moyens : 1° à des ascensions graduées sur un terrain en pente ; 2° à un régime spécial consistant surtout dans la diminution des boissons; enfin 3° à des bains de vapeur ou d'étuve propres à provoquer la sudation.

Les terrains en pente sont répartis en quatre degrés : 1° sans pente ; 2° avec montée légère; 3° avec montée accentuée ; enfin 4° ascension rapide. L'ascension de ces terrains de montagne se fait : tantôt en une ou deux étapes, tantôt en trois ou quatre, pour arriver au point curatif qui répond à 3,000 ou 4,000 pas deux fois par jour. Le malade doit aller aussi loin que ses forces le lui permettent.

Elle est basée sur ce principe fondamental, que le fonctionnement régulier et progressif d'un organe le fortifie, à la condition de ne pas dépasser les limites de sa résistance, et le but est de relever la force contractile du muscle cardiaque et d'en augmenter l'énergie par l'exercice méthodique et la marche ascensionnelle.

Elle se propose de diminuer par la sudation et la restriction des boissons la quantité de liquide existant dans l'économie, et par cette déshydratation des tissus vise à faire disparaître les stases veineuses, les œdèmes périphériques, à diminuer l'obstacle, et par suite le travail du cœur.

Cette sudation est obtenue par des bains de vapeur et d'étuve, et par des bains de soleil. Les ascensions complètent le traitement diaphorétique au point qu'Œrtel estime qu'une montée de 362 mètres provoque une déperdition aqueuse plus considérable que les bains d'étuve. Elles concourent au but final, qui est le dégraissement général du corps et en particulier du cœur.

L'eau éliminée par la peau et le poumon est prise sur la partie aqueuse du sang. Œrtel y joint même la diète des liquides, l'eau soustraite au sang ne se reforme que lentement, par déshydratation des tissus et, au total, la masse de liquide contenu dans les artères et les veines se trouve diminuée, comme elle le serait à la suite d'une évacuation sanguine. D'autres sécrétions sont activées et notamment la sécrétion urinaire, grâce à l'augmentation de l'énergie du cœur. Les ascensions relèvent la pression artérielle, élargissent les voies artérielles, et soulagent ainsi le système veineux.

D'après F. Lagrange, les effets à attendre du traitement sont les suivants :

1° Activité plus grande des combustions vitales, d'où diminution de la surcharge graisseuse de tout le corps, et notamment des organes internes.

2° Augmentation des sécrétions de la peau et des reins et de l'exhalation aqueuse des poumons, d'où résorption des œdèmes et des hydropisies locales.

3° Augmentation de l'aptitude respiratoire par l'exercice graduel du poumon.

4° Augmentation de la force des ventricules du cœur, d'où rétablissement de l'équilibre des pressions entre les systèmes artériel et veineux et régularisation du cours du sang.

Voici les déductions qu'Œrtel tire de sa méthode :

« La première conséquence de l'exercice prolongé avec augmentation de l'activité cardiaque, dans les ascensions, par exemple, c'est l'accroissement constant de la pression sanguine qui est surtout énorme chez les personnes peu habituées à cet exercice. Cet accroissement s'accompagne de la dilatation des vaisseaux par l'excitation des nerfs dépresseurs ; en même temps, la tension des parois diminue et la réplétion du système artériel augmente.

Le cœur est animé de contractions plus nombreuses et plus puissantes, comme le démontrent l'augmentation de la fréquence du pouls, l'élévation de la première ondée et l'état de la pression sanguine. En même temps, l'augmentation de la capacité des vaisseaux rend plus facile l'écoulement du sang. Par suite des puissantes inspirations automatiques, le thorax et les poumons se dilatent au maximum et les vaisseaux pulmonaires augmentent de capacité. L'écoulement du sang du cœur droit devient donc plus facile ; la différence de pression entre l'artère et la veine pulmonaire diminue et la vitesse du courant sanguin augmente.

Les artères de la grande circulation subissent une diminution notable dans la tension de leurs parois. Par le relâchement de leur tunique musculaire, elles éprouvent une augmentation de capacité dans tous les diamètres et se chargent de plus de sang. Comme les résistances diminuent en même temps que l'impulsion du cœur augmente, la pression sanguine reste à peu près la même, mais la vitesse du courant s'accroît et un équilibre s'établit entre le système veineux et artériel.

L'action sur le cœur résulte de ce fait qu'il est un muscle qui s'accroît et se nourrit suivant les mêmes lois que les autres, et que l'augmentation de son énergie agit sur sa nutrition, sa puissance et ses contractions. Ce serait donc, ajoute Œrtel, l'excitation de nombreuses et puissantes contractions, en un mot les palpitations si redoutées qui nous fourniraient le moyen de fortifier le myocarde. Ce moyen, dit-il, personne ne l'a indiqué!

La diminution enfin de la masse sanguine par le régime, par les bains de soleil; l'accélération de la circulation sous l'influence des causes énumérées produisent une augmentation de la diurèse. »

Sans insister sur ce qu'a de théorique l'ingénieuse conception d'Œrtel, nous la croyons inapplicable aux traitements des maladies du cœur et elle doit avant tout viser l'obésité. D'ailleurs, voici l'opinion des auteurs sur cette méthode :

F. Lagrange est très partisan de la méthode d'Œrtel, qui est un puissant moyen thérapeutique, basé sur le dosage de l'exercice musculaire.

Cependant il est un peu revenu de son opinion première, et récemment il écrivait dans la *Revue des maladies de la nutrition* : « La cure de terrains a ses indications, mais elle a de très nombreuses contre-indications ; on peut dire qu'elle représente l'emploi le plus hardi de la médication par l'exercice ; on ne peut se refuser de reconnaitre qu'appliquée mal à propos, elle risquerait de dépasser le but cherché et de surmener le cœur au lieu d'en augmenter la force. »

MM. Potain, Huchard et Barié pensent que cette méthode est applicable seulement dans les cas de surcharge graisseuse du cœur.

Voici comment le professeur Potain apprécie la méthode dans les Cliniques de la Charité : « Le but assigné à cette méthode, c'est-à-dire, développer davantage l'hypertrophie compensatrice et rendre ainsi le cœur capable d'un travail plus considérable, me semble peu en rapport avec la logique des faits : car l'hypertrophie en général ne manque guère aux lésions organiques des orifices du cœur et quand elle fait défaut, c'est la plupart du temps qu'elle ne servirait à rien. D'ailleurs je me suis efforcé de vous démontrer itérativement que les accidents qu'on se propose d'éviter par là et qu'en général on englobe sous le nom d'asystolie ne sont ordinairement imputables qu'en partie à l'insuffisance des contractions du cœur. Pourtant le conseil est sage, à mon avis, et je le crois bon, pourvu qu'on l'applique avec beaucoup de méthode et de précision et seulement aux cas où il convient. Bien que je ne croie pas, ajoute-t-il plus loin, à la nécessité d'exagérer l'hypertrophie du cœur, la marche sur les pentes me parait cependant rationnelle. L'effort y est facile à mesurer et, pour produire le même sur terrain plat, il faudrait l'accélérer ou la prolonger beaucoup; dans le premier cas, elle produirait plus de fatigue; dans le second, beaucoup plus d'agitation du cœur. » M. Potain apprécie enfin l'importance de l'expiration retenue conseillée par Œrtel sous le nom d'expiration saccadée. Elle est produite par l'occlusion incomplète de la glotte et a pour but de maintenir élevée la pression dans le thorax et ainsi d'arrêter l'afflux du sang veineux ou de le modérer tout au moins. De cette façon, la respiration y perd, car le sang ne traverse plus le poumon en aussi grande abondance et l'air ne se renouvelle plus que d'une façon insuffisante. Aussi l'insuffisance respiratoire amène bientôt l'anhélation, mais le cœur est préservé.

Schott, Leyden et Curchman croient qu'il est dangereux de diminuer le poids du corps de 20 à 25 kilos en 6 ou 8 semaines, comme le conseille Œrtel.

Leyden et Sommerbrodt prétendent à juste titre que l'ascension d'une montagne est une gymnastique qu'on ne peut contrôler.

Pour Basch, on ne peut admettre au point de vue physiologique la théorie d'Œrtel qui explique l'augmentation des urines par diminution des liquides ingérés.

D'autre part, Lichtenstein et Bamberger croient que l'ingestion de liquide n'influe que peu sur la composition du sang.

En résumé, cette méthode est un moyen hygiénique capable de doser l'exercice chez des cardiaques qui ne souffrent aucunement de leur lésion. Elle est susceptible de faire maigrir les obèses et de donner de bons résultats dans les troubles fonctionnels du cœur; mais elle est contre-indiquée dans les affections valvulaires à la période d'hyposystolie ; à toutes les périodes des cardiopathies artérielles, car dans ces cas, surtout s'il y a cardio-sclérose, loin d'amener l'hypertrophie du myocarde, elle amène rapidement la dilatation et par suite l'asystolie, et elle est impossible en raison de l'état dyspnéique des sujets.

II. — Méthode suédoise

Méthode manuelle. — Elle a pour but d'utiliser les muscles comme agents de circulation locale, car tout muscle qui entre en contraction est traversé par un courant sanguin cinq fois plus considérable et plus rapide qu'à l'état de repos (Chauveau et Kauffmann). En accélérant la circulation périphérique, non seulement on ne fatigue pas l'organe central, mais encore on diminue son travail. Les petits vaisseaux reprennent leur calibre et leur tonicité sous cette influence.

Ce résultat ne peut s'obtenir qu'à deux conditions :

1° Que les efforts musculaires provoqués chez le malade soient assez modérés pour ne pas influencer le cœur, c'est-à-dire trop faibles pour produire les effets généraux de l'exercice.

2° Qu'ils soient suffisants pour produire des résultats appréciables sur le cours du sang.

Le système suédois est tout à fait différent du traitement d'Œrtel, qui au contraire vise, d'abord et avant tout, le cœur lui-même.

Le traitement des cardiopathies par la gymnastique suédoise doit emprunter au système de Ling les mouvements passifs, les massages consistant en hâchements, vibrations et effleurages, en pétrissage des muscles et de l'abdomen, mouvements passifs de flexion, extension, abduction et circumduction, puis des mouvements de résistance qui sont déjà des mouvements actifs et enfin, quand l'état du malade le permet, des mouvements actifs.

Pour les cardiopathies valvulaires en hyposystolie, et pour les cardiopathies artérielles à la période mitro-artérielle, la gymnastique suédoise possède trois groupes de mouvements passifs : 1° pétrissage, 2° circumduction, 3° mouvements de respiration.

1° Le pétrissage des muscles et les circumductions facilitent surtout la circulation dans les parties périphériques du corps. Les mouvements de respiration, la circulation intra-thoracique et indirectement la circulation abdominale.

Le pétrissage musculaire facilite la circulation de la façon suivante : la compression d'un muscle chasse le sang veineux vers le cœur, grâce au jeu des valvules ; l'effet du pétrissage sur les veines intra-musculaires a une certaine analogie avec celui des mouvements actifs, aussi le combine-t-on avec ces mouvements lorsque l'état du malade le permet.

Le pétrissage du ventre a une influence considérable sur la circulation générale, au moment où il existe, dans les affections valvulaires, une congestion veineuse dans les organes de la digestion. Les pressions et le pétrissage sont assez forts pour comprimer les veines et faire progresser le sang veineux dans une direction centripète, tout en laissant libre cours au sang artériel.

Le massage du ventre a une action certaine sur les nerfs sympathiques et il amène une excitation, dont l'influence sur les vaso-moteurs produit non seulement des contractions des artères, mais encore des gros troncs veineux, tels que la veine cave inférieure et la veine porte, ainsi que le Dr Lewin de Stockholm l'a démontré; enfin le massage du ventre peut modérer la surexcitation de l'activité cardiaque.

Les effleurages rapides qui suivent, en général, les massages ont aussi leur importance; l'excitation des extrémités des nerfs sensibles cutanés amène une contraction générale des vaisseaux superficiels ; la durée de cette action est sans doute passagère, mais elle est, d'autre part, d'une étendue toujours assez considérable.

2° Les mouvements de circumduction sont, en gymnastique médicale, appelés « mouvements de circulation ». Wide explique leur action par l'allongement et le raccourcissement de nombreuses veines qui avoisinent l'articulation et l'aspiration sur les branches périphériques, ce qui augmente encore la circulation des capillaires correspondants. Cette explication est d'ailleurs loin d'être satisfaisante.

3° Les mouvements de respiration ont pour but d'activer le cours du sang en l'aspirant vers le cœur et en accélérant et facilitant son passage à travers le poumon. Ils consistent en soulèvement du thorax, extension et élévation du thorax.

Pour Zander, la trépidation du thorax avec soulèvement et vibration du dos peut exercer une grande influence sur l'augmentation trop rapide de l'activité du cœur. La trépidation manuelle du thorax avec le soulèvement et les vibrations du dos correspondent aux vibrations mécaniques, et ont toujours donné d'assez bons résultats.

Lewin, en Suède, est le seul qui se soit occupé du massage spécial du cœur; il consiste en hâchement, tapotement à main plate, vibrations et effleurages.

Suivant le mode d'application, suivant la force ou la lenteur des vibrations, on peut obtenir deux effets opposés: ou une action stimulante, ou une une action calmante. Ces faits sont encore à l'étude, et nous avons, avec M. Krikortz, essayé de vérifier le fait. Les résultats que nous avons obtenus sont trop variables comme effets pour qu'il nous soit possible de nous prononcer.

On donne, dit M⁰⁰ Tacké pour le traitement des maladies du cœur dans chaque cas, « hâchement » et « tapotement à main plate », ou bien « vibration et effleurage ». Par « effleurage et vibrations » on abaisse de 10 ou 20 le nombre des battements du cœur, et d'autre part « avec hâchement et tapotement à main plate», on relève l'activité du cœur affaibli.

Mécanothérapie. — C'est l'application de la méthode de Zander, telle que la pratique Lagrange à Paris. Il y a, d'après lui, deux formes de massage mécanique qui ont une action particulièrement puissante sur la circulation périphérique ; ce sont : les frictions et les vibrations.

1° Les frictions se donnent aux membres ; au membre supérieur, au moyen d'un appareil composé de l'assemblage de deux larges courroies, à surfaces munies de reliefs qui se meuvent dans un même plan vertical, mais en sens inverse ; au membre inférieur, au moyen de deux planchettes, munies de reliefs en cuir dur, planchettes qui se déplacent de haut en bas, puis de bas en haut.

Ces appareils font subir aux membres une énergique friction qui a sur les vaisseaux à la fois une action mécanique et physiologique.

Il suffit de 4 minutes de ce massage pour rendre la respiration plus facile et soulager le malade. Prolongé plus longtemps, il serait au contraire une cause d'excitation de la circulation. au lieu d'avoir un effet dérivatif comme on veut l'obtenir.

2° Les vibrations sont faites par l'appareil de Zander, qui consiste en une banquette animée d'un mouvement de très faible amplitude, mais d'une très grande fréquence (200 vibrations par minute). Ces vibrations produisent au début une action vaso-constrictive, avec élévation de la tension artérielle ; puis une vaso-dilatation, « véritable réaction analogue à celle que produirait l'hydrothérapie » (Lagrange). Appliqués sur la région précordiale, les vibrateurs de Zander ou de Liebknecht produisent une action modératrice sur

le cœur, en diminuant les battements et l'éréthisme. C'est ce qu'
observe dans les cas de tachycardie.

Ici encore, comme pour les frictions, il faut limiter la durée
mouvement vibratoire, car on pourrait observer sans cela de l'excit
tion, c'est-à-dire l'inverse de ce qu'on désire.

Lagrange estime que 2 ou 3 minutes sont suffisantes pour av
une action utile.

Après le massage mécanique, viennent les mouvements passifs d
un forme la base du traitement mécanothérapique appliqué aux c
diaques : c'est l'inspiration forcée.

La machine de Zander, sur laquelle on fait asseoir le patient, «
prend sous les bras et lui porte le moignon des épaules en haut, p
en arrière, forçant les côtes, que l'épaule entraine, à s'élever jusqu a
limites de course que leurs articulations permettent. En même tem
un gros tampon garni de crin, appliqué en arrière entre les de
épaules, repousse en avant la colonne vertébrale qui se trouve ainsi
extension forcée ». Ce mouvement, comparable « à celui d'un souff
qu'on écarte », produit à son maximum le phénomène de l'aspirati
thoracique.

Après les mouvements passifs, la mécanothérapie arrive peu
peu à l'application des mouvements actifs dont le degré d'énergie
proportionné à celui de l'organisme à traiter. Ce sont des mouvemen
simples, de flexion et d'extension des membres avec faible résistan
d'un contrepoids. Les mouvements passifs du tronc sur le bass
devront être surveillés avec beaucoup d'attention.

A. — Modes d'action de la méthode suédoise sur le cœur et
circulation en général. — Pour connaitre cette action sur les c
diaques, il est essentiel de l'étudier d'abord sur l'organisme sai
C'est ce qu'a fait Mme Tacké dans sa thèse et Lagrange dans s
traité de la médication par l'exercice.

1° *Action sur l'organisme sain.* — La circulation, dit Marey,
réglée par deux forces antagonistes : l'impulsion du cœur qui pous
le sang et la résistance des petits vaisseaux qui le retient. Ces de
actions principales sont loin d'être simples. Le volume des ondées q
le ventricule envoie dans les artères, la force avec laquelle le sang
projeté dans les vaisseaux, la fréquence des impulsions du cœur,

degré d'élasticité des artères, la résistance opposée par les capillaires sont autant d'influences qui entrent, comme facteur, dans le mouvement du sang. Le cœur, d'autre part, règle son effet sur la résistance qu'il doit vaincre, résistance due à la pression à laquelle le sang est soumis dans les artères.

L'élasticité artérielle normale transforme en mouvement continu le mouvement saccadé du cœur ; mais ce n'est pas une force qui s'ajoute à celle du cœur, c'est la restitution d'une force empruntée au cœur lui-même (Bérard).

Tandis que les premières parties du système artériel ne possèdent que l'élasticité, c'est-à-dire l'action régularisante sur le cours du sang, les dernières divisions artérielles jouissent de la contractilité, propriété qui leur permet de régler la quantité de sang qui les traverse. Ces dernières divisions artérielles forment le cœur périphérique, si bien mis en relief par Claude Bernard, dont la propriété contractile est connue depuis la découverte des vaso-moteurs. Physiologiquement, ce cœur phériphérique, s'il ne se contracte que localement, n'a pas d'effet sur la circulation générale ; au contraire, si les petits vaisseaux de l'organisme se contractent dans l'ensemble, il en résulte un obstacle au cours du sang, une turgescence des gros troncs artériels, de violents battements de ces vaisseaux, une augmentation de la pression et une diminution du nombre des battements. Vient-il, au contraire, à se produire une vaso-dilatation, la tension artérielle s'abaissera, le pouls, au lieu d'être fort et concentré, sera faible et à grande amplitude (c'est ce qui se produit dans les grandes hémorrhagies) et la fréquence des battements augmente. A ce propos, rappelons que l'action des hémorrhagies est très variable, suivant qu'il s'agit d'hémorrhagie artérielle ou d'hémorrhagie veineuse ; dans le premier cas, la pression artérielle est intéressée d'une manière subite ; dans le second, d'une façon lente et graduelle. Un autre fait important, après la soustraction d'une certaine quantité de sang du système circulatoire, une hémorrhagie, par exemple, c'est l'adaptation du contenant au contenu ; « il se fait une nouvelle répartition de la masse sanguine qui abandonnant en partie les vaisseaux de petit calibre passe dans les gros vaisseaux pour y rétablir l'équilibre rompu de la pression. Ceci résulte de l'expérience de Hunter, qui a montré qu'une hémorrhagie fait contracter les vaisseaux jusqu'à l'effacement complet de leur calibre. C'est d'ailleurs ce qui explique les lipothymies et les syncopes qui se produisent après les hémorrhagies, par ischémie bulbaire.

L'adaptation du système vasculaire à la quantité de sang qu'il contient se fait par relâchement si la masse du sang est augmentée, par contraction si elle est diminuée (Paulow et Lesser). Ces auteurs ont vu que, dans l'augmentation de la masse du sang, il se produit des dilatations des petits vaisseaux ; des voies collatérales nouvelles s'ouvrent et le système veineux abdominal loge en se distendant une quantité de sang considérable.

La tension artérielle, la force et la fréquence du cœur varient donc suivant le relâchement et le serrement des capillaires ; la masse du sang change suivant l'ingestion de boissons abondantes ou l'abstinence prolongée de liquides. Enfin la respiration et les actions musculaires exercent des pressions positives ou négatives qui modifient le calibre et la perméabilité des vaisseaux.

Ces notions physiologiques, indispensables à la compréhension du sujet, étant exposées, nous allons étudier les propriétés de l'exercice pris dans le sens « large » que lui attribuent les auteurs suédois.

2° *Propriétés de l'exercice.* — S'il est vrai, comme l'a dit Marey, « que la médecine est physiologique, c'est-à-dire que dans la production des phénomènes morbides il n'intervient pas de forces spéciales, mais seulement les forces qui président aux fonctions normales de la vie », où trouver une médication plus physiologique également que l'application du dosage du mouvement aux troubles circulatoires ?

Sous l'influence des contractions musculaires, on voit s'exagérer tous les phénomènes de la vie, circulation, respiration, calorification, sécrétion. Le sang est plus et mieux oxygéné et l'organisme par ses émonctoires, peau, reins, exhalation pulmonaire, rejette les produits de déchets. Or ces produits de déchets sont des poisons qui modifient la constitution de l'individu ; le rendent goutteux ou obèse. Chacun sait que la goutte a le triste privilège d'engendrer presque toutes les cardiopathies artérielles et qu'elle est « aux vaisseaux, aux reins et à l'estomac ce que le rhumatisme est au cœur » (Huchard). D'autre part, l'obésité annonce un ralentissement de la nutrition et les obèses sont, à certain moment de leur existence, presque toujours des cardiaques.

Dans tout exercice physique, il y a deux choses à considérer : l'effort musculaire et le mouvement ; de ce que nous avons dit plus haut, il découle que pour le traitement des affections du cœur, il faut « obtenir les bénéfices du mouvement, en supprimant les dangers de l'effort musculaire ». On arrive avec les méthodes suédoises à un dosage si précis du travail musculaire qu'on obtient une activité plus grande du cours du sang « non pas en augmentant, mais en diminuant le travail du cœur ».

3° *Effets de la contraction musculaire.* — La contraction musculaire est tantôt active ou volontaire (mouvements); tantôt passive ou communiquée (massage et mouvements passifs). La contraction du muscle qui se produit sans mouvement apparent est dite statique, et quoique l'œil ne puisse rien apprécier, il se fait, dit M⁰ Tacké, des mouvements moléculaires, agissant sur les différents éléments anatomiques avec lesquels le muscle est en contact. Les filets nerveux qui le traverse, les gros troncs qui le côtoient, ressentent par l'effet de la contraction, des froissements, des tiraillements qui servent d'excitants au système nerveux ; de même les vaisseaux capillaires, les artères et les veines subissent des pressions qui peuvent modifier le cours du sang et réagir sur le cœur, et c'est là ce qui explique les bons effets du massage.

La contraction musculaire a des effets locaux, des effets de voisinage, des effets de synergie et des effets généraux.

1. Les effets locaux se traduisent par une stimulation du système nerveux, par des phénomènes de combustion active et par des échanges organiques avec production de chaleur. Les actes chimiques qui se passent dans un muscle en travail ne sont en somme que l'exagération des phénomènes normaux. Aussi, la contraction musculaire a-t-elle une importance considérable sur l'activité des échanges nutritifs. Localement encore, elle agit en accélérant la circulation dans le muscle en contraction (1). Marey, en effet, a démontré que les diffé-

(1) Le massage ne favorise pas seulement la circulation périphérique, mais il a encore pour résultat de faciliter la disparition des déchets organiques qui l'intoxiquent. Ainsi ZABLUDOWSKI (*Berlin. Klinisch. Wochen.*, 1896) a pu démontrer que chez l'homme, un repos de 15 minutes après un travail fatigant, réussit à peine à restaurer la force musculaire, tandis que le massage pratiqué en temps égal, double la quantité de travail que peut fournir le muscle. (HUCHARD, *Thérap. appl. de Robin.*)

rents organes ne sont pas traversés par un courant sanguin de vitesse invariable. Par exemple une glande, lorsqu'elle fonctionne, possède une circulation plus abondante que pendant son état de repos, sous l'influence des vaso-moteurs. Mais pour les muscles, l'influence sur la circulation est variable suivant que leur contraction est continue ou intermittente ; par exemple, un muscle tétanisé comprime d'une manière continue les vaisseaux qui le traversent et fait obstacle au cours du sang ; il diminue donc la vitesse. Au contraire, un muscle alternativement contracté et relâché produit une accélération du cours du sang. Chauveau et son élève Kaufmann ont montré, nous l'avons déjà dit, que, dans un muscle en travail, il passait cinq fois plus de sang que dans un muscle au repos.

Le cœur périphérique n'agit pas comme la physiologie semble l'indiquer.

Ce n'est pas en se contractant que les capillaires augmentent la vitesse du sang dans les dernières ramifications de l'arbre circulatoire mais en se relâchant. Aussi le cœur périphérique contractile de Claude Bernard n'intervient pas activement à la manière du cœur central pour augmenter le cours du sang. La contraction des parois des petits vaisseaux, non seulement ne faciliterait pas la circulation veineuse, mais au contraire l'entraverait, puisque la diminution de leur calibre déjà si petit, ferait obstacle au passage du sang dans les veines et diminuerait le débit des artères.

Les fibres contractiles des artérioles sont donc les antagonistes des fibres cardiaques. Mais, tandis que la vaso-constriction refoule le sang dans les grosses artères, augmente le travail du cœur et fait obstacle au passage facile dans les veines, la vaso-dilatation fait le contraire et alors le débit des vaisseaux augmente ; la vitesse du liquide est accélérée et la vis a tergo, produite par l'appel de sang dans les lacs des capillaires, est considérablement augmentée. Claude Bernard avait expérimentalement reproduit le phénomène. Si on sectionne les nerfs vaso-constricteurs, on produit une vaso-dilatation et les pulsations cardiaques se font sentir jusque dans les veines et produisent un pouls veineux direct. C'est donc par ce mécanisme que la contraction musculaire augmente la vis a tergo qui pousse le sang veineux vers le cœur.

2. Les effets de voisinage de la contraction musculaire se tra-

duisent par des froissements et des pressions des parties voisines ; il y a une sorte de massage, important surtout lorsque les muscles mis en jeu sont en rapport avec les viscères abdominaux ; et enfin il se produit une vaso-dilatation entraînant une accélération de la circulation.

3. Par effets de synergie, on entend l'association inconsciente du travail d'un groupe musculaire à un autre groupe. Les effets de synergie sont utilisés par la gymnastique suédoise.

4. Les effets généraux de la contraction musculaire sont le contre-coup que reçoit l'organisme d'un exercice local ; ils consistent en élévation de la température du corps au contact du sang échauffé par les muscles ; en exagération des sécrétions et, surtout, dans l'introduction dans le sang d'une plus grande quantité d'oxygène qui active les combustions. Au repos, en effet, il existe, quand on analyse les urines, beaucoup plus de substances azotées non oxydées qu'à l'état de travail ; au lieu de trouver de l'urée, le dernier terme de la transformation, on trouve des produits moins oxydés, de l'acide urique, de la créatine, de la créatinine ; de même les substances hydro-carbonées, au lieu de se transformer en eau et en acide carbonique, se transforment en acide lactique, acide oxybutyrique et en une série d'acides gras, produits également d'oxydation incomplète.

4° Effets du mouvement. — Tout mouvement communiqué aux membres, qu'il soit actif ou passif, agit sur la circulation veineuse, en facilitant la progression du sang de la périphérie vers le centre. Il en résulte une fatigue moindre pour le cœur qui n'est plus obligé de lutter contre l'hypertension artérielle, le passage du sang des artères dans les veines se faisant facilement.

De plus, nous trouvons ici, comme pour la contraction musculaire, un appel de liquide sanguin dans les masses musculaires qui travaillent et comme l'a autrefois démontré Brown-Séquard, « cette aspiration du sang par un muscle est tout à fait indépendante de la poussée du cœur. L'expérience suivante en est la preuve. Chez un animal auquel on venait d'extirper le cœur, on a pu voir, pendant les quelques instants de survie des éléments anatomiques, le sang des artères affluer aux muscles qu'on avait mis en contraction par l'excitation électrique ». L'action du mouvement envisagé de la sorte a donc un rôle dérivatif comparable à l'effet d'une ventouse, « à cette différence près que la ventouse immobilise le sang dans la région où elle est appliquée, tandis que le muscle rejette dans les veines le sang qu'il appelle au fur et à mesure de son arrivée par les artères ».

Lagrange résume d'une façon si brillante la physiologie de la contraction musculaire et du mouvement que nous lui empruntons les lignes qui suivent.

« Ainsi donc, la contraction musculaire et le mouvement, loin de contrarier l'action du cœur et de lui causer par eux-mêmes un supplément de travail, se trouvent au contraire l'aider dans son fonctionnement.

Et pourtant nous voyons en pratique que tout exercice musculaire violent fatigue promptement le cœur et trouble la circulation, même chez l'homme sain. Nous savons ainsi que, chez l'homme atteint d'une affection cardiaque quelconque, un exercice, même modéré, peut exagérer les troubles circulatoires déjà existants et rendre instantanément apparents des symptômes qui restent latents à l'état de repos. C'est ainsi que certains souffles cardiaques trop faibles pour être perçus chez un homme immobile deviennent perceptibles quand on le fait marcher vivement ou monter un escalier.

Comment expliquer cette contradiction apparente entre la théorie et la pratique? Tout simplement par l'influence de la dose de travail. Et même, fait important, il ne se produit aucune excitation appréciable de l'appareil circulatoire quand l'exercice représente une très petite somme de travail pour un temps donné. Et ceci résulte, dit Lagrange, de l'expérimentation que j'ai faite de toutes les conditions pratiques de l'exercice musculaire, expérimentation qui m'a autorisé à formuler la loi suivante :

« L'intensité des réflexes cardio-pulmonaires au cours d'un exercice du corps est toujours en raison directe de la quantité de travail effectuée par les muscles en un temps donné. »

Donc pour éviter l'excitation du cœur dans l'exercice il faut fractionner les doses du travail, c'est-à-dire faire exécuter, à intervalles suffisamment espacés, une série de mouvements modérés. C'est ainsi qu'en thérapeutique, on fractionne la dose d'un médicament pour provoquer l'effet utile, sans provoquer l'action perturbatrice redoutée.

Un autre facteur de troubles circulatoires offre chez les cardiaques encore plus de dangers que l'excitation du cœur, c'est l'effort thoracoabdominal ; car chaque fois qu'on fait effort, on fait supporter au cœur, à l'aorte et aux gros vaisseaux une compression d'autant plus violente que l'acte musculaire effectué a demandé plus d'énergie. De là, une augmentation brusque de la pression sanguine qui peut, en se répétant souvent, arriver à forcer le cœur et à faire éclater les petites artères, quand les parois en sont dégénérées et fragiles. »

Les cardiaques s'essoufflent facilement au cours du moindre exercice, action d'aller contre le vent, de monter un escalier, etc. Il existe entre les fonctions du cœur et du poumon un lien si étroit que les unes retentissent sur les autres pour s'aggraver réciproquement. C'est encore une fois par le fractionnement du travail des muscles qu'on arrivera à résoudre ce double problème : « activer la circulation du sang sans fatiguer le cœur ; activer la respiration sans essouffler le poumon ».

B. — APPLICATION DU MASSAGE AUX MALADIES DU CŒUR. — Après l'exposé des diverses méthodes qui concourent au traitement des maladies du cœur : *méthode allemande* par la gymnastique de résistance, méthode de Œrtel, *méthode suédoise* par l'association du massage, des mouvements passifs et plus tard des mouvements actifs, nous développerons l'application du massage tel qu'il fut conçu dans le service du Dr Huchard (*méthode française*.) Le massage et les mouvements passifs seuls ont été prescrits, car l'application n'en a été faite qu'à des cardiopathies valvulaires en période d'asystolie, ou à des cardiopathies artérielles présentant des troubles tels que de la dyspnée, une sensation de barre épigastrique ou même des accès d'angine coronarienne. Ces pratiques ont été faites avec une compétence toute spéciale par M. Krikortz et notre collègue Cautru, auxquels nous sommes heureux d'adresser ici nos remerciements.

Nous pensons qu'à la période de décompensation ou des troubles artériels, le massage est un des moyens qui permet le plus de doser l'exercice sans arriver jusqu'à l'excitation du cœur. Mais il doit être exécuté par des gymnastes compétents. Car, à l'instar des meilleurs médicaments, il peut faire beaucoup de bien ou beaucoup de mal, suivant l'usage qu'on en fait. Il en est de lui comme de la digitaline qu'on attaque trop parce qu'on s'en sert mal. Ce n'est pas la faute du médicament s'il survient des allorythmies avec rythme bigéminé ou trigéminé (Obs. 63). C'est celle de l'administration du médicament.

1° *Où doit se pratiquer le massage?* — Le massage, chez nos malades, est toujours fait sur le lit, au début du traitement du moins, pour éviter toute fatigue, essoufflement et excitation du cœur. On note avant, la fréquence du pouls, la pression artérielle et on prend un tracé sphygmographique. On commence toujours, pendant 4 ou 5 minutes, par du massage ou pétrissage du ventre; puis suivant les cas, par de l'effleurage et du massage général (affections valvulaires), ou par du pétrissage des membres (affections artérielles).

Plus tard, le malade peut se lever et on le masse alors sur un plint, dont le dossier peut être soulevé plus ou moins et sur lequel se place le malade. Au massage général et abdominal, on ajoute ou des vibrations du thorax faites à la main, ou des mouvements d'inspiration forcée ou du massage local du cœur.

Disons deux mots sur la manière de procéder.

2° *Massage abdominal.* — Le malade est en position demi-couchée, les genoux relevés, les reins et le bas du dos appuyés sur la partie horizontale du plint; la tête et les bras bien fixés de façon que les muscles abdominaux soient complètement relâchés. Le gymnaste assis à la droite du malade applique sa main droite au milieu du ventre et exécute le pétrissage complet, doucement et profondément de tout le paquet de l'intestin grêle, en exerçant une pression combinée à de petits mouvements circulaires. Le mouvement se continue dans le flanc droit par le pétrissage du gros intestin pour se terminer à gauche : la main ne doit pas quitter la paroi abdominale et n'avancer que petit à petit. Lorsque la paroi abdominale est très épaisse, il est bon de s'aider de la main gauche en l'appliquant sur la droite.

3° *Massage général.* — Il comprend l'effleurage et le pétrissage des muscles. L'effleurage est pratiqué chez des malades ayant de l'œdème des membres. Il consiste en un mouvement superficiel et lent sur la partie malade, mouvement allant de la périphérie au centre, c'est-à-dire dans le sens du courant des vaisseaux lymphatiques et des veines. Il s'exécute avec la face palmaire des mains. L'effleurage dure de 4 à 5 minutes, il a un effet mécanique sur le cours du sang veineux et un effet réflexe encore mal connu. C'est de lui que Cons-

tantin Paul disait : « Il fournit une sorte de cœur veineux accessoire. »

Le pétrissage des muscles se fait, au moyen de la main entière ou
des doigts seuls, suivant le volume des masses musculaires. Les
muscles doivent être complètement relâchés et souples ; c'est un des
meilleurs moyens de dérivation du sang pour abaisser la pression
artérielle.

4° *Vibrations du thorax.* — Le hâchement, qu'il soit exécuté
avec le bout des doigts ou avec le rebord cubital du petit doigt, ou
avec la surface dorsale des trois derniers doigts, ou enfin avec le bord
cubital de toute la main, se fait de haut en bas du dos, en commençant aux épaules et en descendant le long de la colonne vertébrale,
une main frappant de chaque côté.

La vibration proprement dite, manuelle ou produite par des machines
(percuteurs et vibrateurs) agit sur la circulation sanguine, soit directement, soit par la voie des réflexes vaso-moteurs. La vibration latérale
du thorax ne doit être imprimée que pendant l'expiration et le malade
fait une inspiration profonde avant que le mouvement ne s'exécute.

Le mouvement d'inspiration forcée ou extension du thorax se fait
en saisissant le malade par les bras au niveau de l'épaule et en atti-
rant fortement ceux-ci en arrière et légèrement en haut.

A la fin du traitement, M. Krikortz fait des mouvements passifs,
par conséquent, sans résistance. Tels la flexion, l'extension, l'adduction, l'abduction, la rotation et la circumduction.

Dans des cas particuliers enfin, il pratique le massage local du
cœur, surtout dans les troubles fonctionnels, et ainsi on voit disparaître de l'excitation cardiaque, de l'arythmie ou de la précordialgie.

C. — ACTION DU MASSAGE ET DES MOUVEMENTS PASSIFS APPLIQUÉS AUX
MALADIES DU CŒUR. — Nous avons observé 12 malades tous gravement
atteints et à une période avancée de leur maladie. D'autres sont en
cours d'examen. Nous avons laissé de côté les cardiaques avec lésions
sans troubles circulatoires et généraux, de façon à étudier et à voir si
l'influence du massage était favorable ou non. Il arrivait même parfois
que montrant un cardiaque à M. Huchard, à la visite du matin, et
lui annonçant le peu d'action soit de la digitaline ou de la théobro-

mine, nous recevions de lui cette réponse : « Alors faites-lui du massage. »

Tout d'abord nous prévoyons l'objection qu'on nous fera d'avoir suivi des malades soumis en même temps à un régime ou même à l'action d'un médicament. Nous répondrons qu'il en est de même pour l'étude d'un traitement quelconque où des causes étrangères viennent plus ou moins fausser le résultat.

Sur les 12 malades observés, nous avons 3 lésions mitrales en asystolie, 2 angines de poitrine coronariennes, 3 observations de dyspnée toxi-alimentaire, une cardiopathie artérielle avec double souffle aortique, 3 cardio-scléroses.

D'après l'étude attentive de ces observations, nous avons pu voir l'action du massage et des mouvements passifs :

1. Sur la résorption des œdèmes et la diminution du volume du foie.

2. Sur la sécrétion urinaire (diurèse et composition chimique de l'urine).

3. Sur le pouls (pression, nombre des battements et tracés du pouls).

4. Sur la respiration (dyspnée, congestion pulmonaire).

5. Sur l'appareil gastro-intestinal (constipation, ballonnement du ventre).

6. Enfin sur certains malaises (barre épigastrique, précordialgie et même accès d'angine de poitrine).

1° *Résorption des œdèmes.* — C'est un phénomène constant qui arrive après 3 ou 4 séances de massage des membres inférieurs combiné au massage abdominal. Dans ces cas, le massage consiste en effleurages d'abord légers des téguments et ensuite effleurages plus forts du bout du pied à la racine du membre. Les œdèmes se produisent surtout dans les cardiopathies valvulaires quand le cœur vient à faiblir. Ils constituent un obstacle difficile à franchir et contre lequel vient s'épuiser l'énergie du moteur central. Ces stases, ces congestions passives, l'obstruction qui en résulte, a pour conséquence immédiate de provoquer un nouvel effort du cœur, qui est obligé de lutter contre les liquides en stagnation. Ces masses immobilisées distendent les vaisseaux qui les contiennent. Leur partie la plus fluide exsude à travers les parois vasculaires pour infiltrer le tissu cellulaire voisin. De là, des causes de compression pour les vaisseaux avoisinants, « des barrages circulatoires » (Huchard) qui interceptent le cours du sang et contre lesquels la poussée du cœur se heurte en vain.

Les congestions passives et les œdèmes, qui s'observent en divers points des organes internes et en particulier dans le foie (foie cardiaque), dans le rein (rein cardiaque), la stase dans les veines mésaraïques, qui est de « l'œdème qu'on ne voit pas » (Huchard), l'œdème des membres sont donc à la fois le résultat de la fatigue du cœur et la cause d'une nouvelle fatigue pour cet organe. C'est un cercle vicieux qu'il faut rompre.

Le massage général et abdominal y parvient en poussant le liquide exsudé dans les capillaires ou dans les lymphatiques (ce qui, en fin de compte revient au même); le système veineux sous l'influence de quelques massages, devient moins distendu ; les valvules, qui étaient insuffisantes, peuvent recouvrer leur action. D'autre part, la circulation se régularise, puisque, aux confins des deux systèmes artériel et veineux, il n'y a plus de stase et que la vis a tergo est rétablie, vis a tergo qui est, pour les veines, le retentissement ultime de la contraction ventriculaire.

Chez deux de nos malades, les nᵒˢ 9 et 4 de Delpech (Obs. 66 et 71), nous avons constaté que l'œdème des membres disparaissait sous l'influence de 4 ou 5 massages, — pour reparaître ensuite, il est vrai. — Alors, nous dira-t-on, puisque l'œdème reparaît, après cessation du massage, pourquoi en faire? Nous répondrons que cet œdème se montre souvent, après que l'effet de la digitaline, ce médicament cardio-vasculaire par excellence, a cessé d'exister. Puisque par les deux procédés, on peut arriver au même résultat, il vaut mieux, au début, réserver l'action de la digitaline, médicament héroïque, et en reculer le plus tard possible l'administration.

Tout à fait comparables aux œdèmes des membres, sont ces congestions passives du foie et la stase des veines mésaraïques sur lesquelles le massage du ventre a une action manifeste. Dans plusieurs de nos observations nous avons délimité à la percussion le volume du foie; ce foie extrêmement douloureux à la pression, qui débordait de 4 ou 5 travers de doigt le rebord des fausses côtes, devient moins sensible et la limite inférieure de la matité remonte. Or nous savons que la congestion du foie est une des causes de la sclérose de cet organe et cette cirrhose cardiaque, une fois constituée (et on la reconnaît à ce que l'organe n'est plus sensible), cette cirrhose, disonsnous, est indélébile et aucun médicament n'a de prise sur elle.

C'est en effet ce que nous avons trouvé chez deux de nos malades, le n° 3 de la salle Delpech et le n° 11 de la salle Chauffard (Obs. 70 et 63). La première, atteinte d'insuffisance mitrale, a de l'asystolie locale : elle a fait son asystolie dans le foie ; l'autre malade, atteint de maladie mitrale (insuffisance et rétrécissement), a également un foie énorme, dépassant de quatre à cinq travers de doigt le rebord des fausses côtes. Tous deux ont de l'ascite ; la première, plus, il est vrai, puisque nous avons dû faire chez elle deux ponctions, une de 5 litres, l'autre de 7 litres.

Chez tous deux, le massage n'a pas agi ou a agi d'une façon insuffisante, puisque, faisant diminuer l'œdème des membres inférieurs, il restait sans effet sur le liquide péritonéal.

La cause de son insuccès, dans les deux cas, tient à ce fait que la paroi abdominale, distendue au maximum et presque contracturée, modifiait l'action du massage abdominal et à ce que nos deux malades faisaient de la thrombose cardiaque ; et alors la prudence la plus extrême était conseillée aux masseurs.

2° *Action sur la sécrétion urinaire.* — Cette action vise deux faits : la diurèse proprement dite et la constitution des urines. La diurèse a été le fait le plus constant de l'action du massage général et abdominal combiné. On peut s'en rendre compte en consultant les courbes d'urine que nous avons annexées aux observations et dont quelques-unes sont absolument démonstratives.

A quel moment se produit la diurèse ? en général, deux ou trois jours après le début du massage. A ce moment déjà, la pression artérielle a diminué et nous voyons, entre l'action du massage et de la digitaline, des rapports très intéressants à mettre en relief. En effet, c'est une erreur de croire, disent MM. Potain et Huchard, que la digitaline soit diurétique parce qu'elle élève la pression artérielle. L'observation clinique démontre qu'au moment où s'établit la diurèse digitalique, la tension vasculaire est tantôt élevée, tantôt abaissée ; d'autres fois absolument normale. La preuve expérimentale de ce fait important a été donnée par Lauder-Brunton et Power. Ces auleurs injectent une solution de digitale dans la circulation d'un chien La pression sanguine s'élève presque aussitôt ; en même temps, la sécrétion urinaire diminue et même s'arrête, par suite de la contraction des artères rénales, contraction qui tend naturellement à mettre obstacle à l'arrivée du sang dans le rein. Il peut même résulter de cet arrêt circulatoire l'apparition d'une faible quantité d'albumine, comme s'il s'agissait d'une ligature ou d'une compression de l'artère rénale. Après un certain temps, la sécrétion urinaire devient abondante, au moment même où la pression artérielle commence à baisser, et parce que la *vitesse du sang est considérablement accrue* dans les vaisseaux du rein, et elle est accrue en raison même de la vaso-constriction *préalable* de ces mêmes vaisseaux (Huchard).

La diurèse, après massage, est d'autant plus forte que l'œdème des membres est plus accentué, à condition toutefois qu'il n'y ait pas une forme ascitique pure, indiquant la sclérose du foie. Cette forme d'ailleurs est aussi rebelle à la digitale qu'au massage, comme le montre la suite de nos observations, n° 3 de Delpech ; n° 11 de Chauffard (Obs. 63 et 70).

Un fait intéressant que nous avons remarqué dans l'action du massage, c'est sa propriété de favoriser l'action diurétique de médicaments, tels que la digitaline et la théobromine. Ainsi, le n° 9 de Delpech (Obs. 66) prend depuis 3 mois presque quotidiennement 1 gr. 50 de théobromine. Le taux des urines tombe à 250 gr. ; la dyspnée est intense : il existe un peu d'œdème péri-malléolaire ; la pupille est contractée et la malade est obligée de passer ses nuits dans un fauteuil. 3 jours après le massage, le taux des urines est à 3 litres 500. Viendra-t-on nous dire que le massage n'agit pas seul ? que la théobromine est un diurétique puissant ? La meilleure réponse est que la malade prenait ce médicament depuis 3 mois sans résultat.

Le n° 4 de Delpech (Obs. 71) est un exemple plus saisissant encore, pour l'étude de la diurèse par le massage. Cette malade a eu pendant son séjour à l'hôpital 4 crises asystoliques, complications d'un rétrécissement mitral. Pendant les premières semaines de séjour à l'hôpital, la malade mise au régime lacté, reçoit à deux reprises différentes, dans l'espace de quelques semaines, 50 gouttes de digitaline de Nativelle. Alors se produit une nouvelle crise asystolique et nous essayons le massage seul, sans théobromine ni digita-

line. La diurèse s'établit plus vite et mieux même qu'avec la digitaline comme les tracés d'urine en font foi. Au bout de 12 à 15 jours
nouvelle crise asystolique, caractérisée par léger œdème des jambes,
congestion hépatique, ballonnement du ventre et contracture des
muscles de la paroi abdominale, congestion pulmonaire, etc. Nous
administrons 50 gouttes de digitaline et cette fois les urines
dépassent 4 litres, montent jusqu'à 5, se maintiennent à ce taux pendant 6 ou 7 jours et la malade, sans œdème, sans un râle dans la poitrine, toujours avec un peu de congestion du foie quitte le service et
nous déclare qu'elle sort pour travailler. De ces faits, nous pouvons
retenir ceci, que le massage peut remplacer la digitale comme diurétique ou amplifier son action. Il doit même la remplacer quand, par
suite de vomissements causés par ce médicament, l'administration en
est impossible.

Non seulement le taux des urines augmente, mais encore la composition des urines se modifie. Malheureusement, nous n'avons pas
eu, au début et à la fin des massages, toutes les analyses d'urine; mais
celles que nous devons à l'obligeance de M. Moreau, interne en
pharmacie du service, nous prouvent que les combustions sont
activées. Ainsi, il existe, après massage, moins de produits de désassimilation, créatine, créatinine; ces produits se sont oxydés et trans-
formés en urée dont le chiffre augmente notablement. Ceci n'a rien
que de très connu, puisque, dans le traitement de l'obésité et « du
cœur gras » qui en est la conséquence, on a signalé que l'exercice
ou le massage produisaient des modifications de la nutrition.

Comment le massage produit-il la diurèse? Faut-il admettre,
comme le font certains auteurs (Colombo entre autres), une action
directe sur le rein (massage du rein)? Cette hypothèse est séduisante
et cependant nous avons peine à l'admettre car, pour continuer l'hypothèse, il faudrait supposer des réflexes sur des nerfs excito-sécré-
toires.

Mais ce qui est certain, c'est l'influence du massage sur le foie
congestionné; il ne répugne pas d'admettre une action similaire sur
le rein, action qu'on ne peut contrôler, étant donnée la situation
profonde de l'organe? C'est donc, selon nous, par la régularisation
de la circulation au niveau du rein, et peut-être par la décongestion
apportée par le massage abdominal, que se produit la diurèse. Encore

une fois, ce n'est qu'une hypothèse, et comme telle, cette interprétation n'a qu'une valeur relative.

3° *Action sur la circulation.* — Le massage agit sur la circulation : et on peut s'en rendre compte, en étudiant le pouls et la pression artérielle.

a) *Sur le pouls.* — En Suède, Lewin a pris, pendant dix ans, les observations de ses malades atteints de lésions organiques du cœur ; il est arrivé, dit Wide, à des conclusions d'une valeur scientifique certaine, en se basant sur plus de 6,000 numérations du pouls. Voici un résumé de ses conclusions :

Pendant un traitement rationnel. 1° la rapidité du pouls diminue toujours ;

2° La rapidité du pouls diminue peu à peu pendant un traitement prolongé, pour augmenter de nouveau lorsque le traitement cesse ;

3° Les mouvements ci-après diminuent le nombre des pulsations à la minute, des quantités suivantes :

Vibrations du cœur	de 8 à 12 battements par minute
Trépidations du thorax avec soulèvement.	de 9 à 10 — —
Massage du ventre.	de 8 à 10 — —
Vibrations du dos.	7 — —

Par la lecture de nos observations, il est facile de se convaincre que nos résultats ont été les mêmes que ceux de Lewin. En effet, d'une façon presque constante, surtout dans les cardiopathies artérielles, la fréquence du pouls diminue. Cependant, dans certains cas de vibrations fortes de la région précordiale, nous avons noté une augmentation du nombre des battements.

Nous avons pris de nombreux tracés sphygmographiques tant avec l'appareil de Marey qu'avec celui de Dudgeon. Les externes et élèves de M. Huchard, MM. François Dainville, Frumusanu, Theuveny, Tridon et M. Znoiko, nous ont beaucoup facilité cette tâche et nous tenons à les en remercier.

Nous avons fait suivre plusieurs de nos observations de ces tracés qui montrent, sous l'influence du massage, le ralentissement du pouls. Ces sphygmogrammes sont assez difficiles à interpréter au point de vue du caractère de la lésion ; ceux qui sont les plus nets ont été pris chez des artériels présentant soit de la cardio-sclérose, soit de la néphro-sclérose. Presque tous les dimanches également, depuis trois mois, nous prenions des tracés cardiographiques avec l'appareil de Verdin. les tambours de Marey, pour le cœur et la carotide. Chez tous nos malades qui, nous l'avons déjà dit, étaient ou des asystoliques ou des dyspnéiques, les tracés n'ont pas eu la clarté que nous en attendions, à cause de la difficulté à trouver la pointe de cœurs affaiblis, à battements faibles et irréguliers, et surtout à cause de la précipitation des mouvements respiratoires, de sorte que, de huit jours en huit jours, nos tracés n'étaient pas comparables, excepté toutefois chez les cardio-scléreux; nous nous étions efforcés d'inscrire simultanément sur le rouleau enregistreur, les pulsations cardiaques et les pulsations carotidiennes ; mais le plus souvent, un seul des deux tracés était net; si bien que nous avons renoncé à cette méthode et employé l'inscription successive des battements du cœur et ceux de la carotide.

Nous avons pris ainsi un très grand nombre de cardiogrammes que nous ne mettons pas dans notre thèse car ils n'apporteraient rien à l'explication de l'influence du massage sur la circulation. D'ailleurs ces cardiogrammes sont toujours très difficiles à interpréter, en cas de lésion cardiaque, et il n'y a guère que les cardiogrammes de cœurs sains qu'on puisse lire.

b) *Sur la pression artérielle.* — Nous avons pris avec l'aide de M. Krikortz la pression artérielle de tous les malades soumis au massage, avant et après la séance. Nous nous sommes servis exclusivement du sphygmomanomètre de Potain; nous pensons que celui de Bloch est moins précis, en ce sens que la pression, étant faite sur une petite surface, atténue les sensations et peut troubler les résultats.

Presque tous les mouvements passifs du massage (pétrissage des muscles et du ventre surtout) diminuent la pression artérielle en produisant une vaso-dilatation active. Nous avons été frappé d'un fait qui met nos observations en désaccord avec le principe physiologique qui veut que, lorsque la pression artérielle baisse, le nombre des pulsations radiales augmente (Marey). Or, au contraire dans l'immense majorité des cas, nous avons trouvé que l'abaissement de la pression était parallèle à la diminution de fréquence du pouls. Nous avons cherché l'explication de ce phénomène sans la trouver et nous sommes obligé d'en conclure, qu'à côté de la physiologie de l'homme sain, il y a celle de l'homme malade.

D'autres mouvements du massage, l'effleurage en particulier, amènent une hypertension artérielle momentanée. Voici comment nous interprétons ce phénomène : d'abord, par un réflexe cutané qui pourrait retentir sur l'innervation cardiaque en augmentant la force des contractions ; mais surtout, par la poussée veineuse produite mécaniquement par la main du masseur et allant un moment, pour ainsi dire, forcer le cœur droit et par contre-coup, le cœur gauche.

Un point intéressant encore à étudier sur les pressions artérielles est le suivant : nous avons lu, dans la thèse de notre excellent ami et collègue Papillon, que certaines toxines avaient pour rôle les unes d'augmenter, les autres de diminuer la pression artérielle. Ainsi, par exemple, la toxine tuberculeuse abaisse notablement la pression artérielle ; de même la toxine typhique, etc. Or, nous nous sommes demandé si des produits de déchets, véritables poisons dans un organisme en souffrance et dont les émonctoires sont plus ou moins altérés, si ces produits disons-nous, tels que la créatine, la créatinine ne seraient pas capables d'élever la tension artérielle. Si oui, comme ces produits de désassimilation des matières azotées, s'oxydent mieux sous l'influence du massage, — ainsi que le montrent les analyses d'urines, — leur transformation en urée aurait pour résultat de diminuer la vaso-constriction due aux poisons. Pour vérifier ce fait, nous aurions pu, par exemple, ingérer une dose faible de créatine et voir l'influence sur la pression prise avant et après l'absorption de cette substance. Nous ne l'avons pas fait, mais nous nous réservons le soin de vérifier plus tard ce fait, tout hypothétique qu'il soit.

Le massage a enfin une influence sur les souffles cardiaques. Après un traitement de quelques semaines, nous l'avons vu, la tachycardie diminue, le cœur est plus régulier et sa contraction est plus forte.

Il en résulte que des souffles à peine perceptibles ou masqués par la tachycardie reparaissent avec intensité et force. Nous le constatons dans l'observation 74 et dans l'observation 71, que nous devons à l'extrême bienveillance de M. André Petit. Nous sommes donc loin de ceux (Wide entre autres), qui admettent la disparition de souffles organiques sous l'influence du massage ;

bien au contraire, nous considérons leur réapparition comme un symptôme heureux et leur disparition comme grave au point de vue du pronostic.

4° *Action sur la respiration.* — L'action du massage sur la respiration a été jusqu'ici peu étudiée ; pour faire le massage du thorax on fait le mouvement d'inspiration forcée, soit manuellement, soit mieux, quand on le peut, avec la machine de Zander.

Cette application de la mécanothérapie nous a paru très ingénieuse. Par ces moyens, on provoque une inspiration très profonde et une expiration lente sans jamais provoquer de dyspnée. Au contraire, nous avons constaté quelquefois la disparition de râles de congestion pulmonaire après cette manœuvre manuelle. Ce mouvement aurait donc un rôle sur la circulation pulmonaire qu'elle accélérerait. Toujours est-il que sous cette influence, la dyspnée disparait presque complétement, la cyanose, dès lors, diminue, la fonction de l'hématose s'accomplit mieux. Enfin, disons que ces mouvements d'inspiration forcée sont très bien tolérés des malades. Chez certains malades, notamment chez le numéro 4 de la salle Chauffard (Obs. 61), atteint de dyspnée toxi-alimentaire, malgré de fréquentes séances de mouvements d'inspiration forcée, nous n'avons jamais vu disparaitre complétement les râles de congestion pulmonaire des bases. Le malade allant bien, quittant l'hôpital, montant plusieurs fois par jour deux étages pour aller ou revenir du jardin, conservait toujours ses râles de congestion. M. Huchard, à qui nous faisions part de notre réflexion, pensait que le malade devait avoir de la pleurite sèche ou un léger épanchement pleural, à peine perceptible par les moyens d'investigation autres que la ponction.

5° *Action sur l'appareil gastro-intestinal.* — Chez les cardiaques, notamment chez les hyposystoliques, il est très utile que les fonctions intestinales s'accomplissent bien. C'est ce fait que Peter, Constantin Paul et d'autres énonçaient en disant « que, dans les maladies du cœur, on doit toujours avoir le ventre libre ». Nous en avons d'ailleurs parlé à propos du régime alimentaire. Ceci est si vrai que, avant d'administrer un diurétique tel que la théobromine ou un médicament cardio-vasculaire tel que la digitale, on a soin de prescrire la veille à ses malades un purgatif drastique, de l'eau-de-vie allemande, par exemple. Or, nous avons remarqué que chez tous nos cardiaques, les

mmes surtout. les fonctions intestinales se régularisaient par le
assage du ventre; elles avaient une selle par jour (Obs. 66). Nous
nsidérons ce résultat comme important pour faire disparaitre les
ases veineuses abdominales. Nous avons remarqué aussi beaucoup
 cardiaques qui. même sans présenter d'ascite, ont un ballonne-
ent du ventre et presque de la contracture des muscles de la paroi
dominale. Le massage, difficile d'abord, assouplit peu à peu ces
ans musculaires et peut bientôt agir sur tout le paquet intestinal.
ette sensation de dureté du ventre nous étant connue, aussitôt que
us la remarquions chez nos malades, nous faisions reprendre le
assage interrompu. Enfin le massage améliore les troubles de l'es-
mac, si fréquents dans le rétrécissement mitral. (CAUTRU, th. Paris,
894.)

6° *Action sur certains phénomènes éprouvés par les malades.*—
us avons observé le malade du numéro 23 de Chauffard (Obs. 64),
i était atteint d'angine coronarienne, dont les accès se sont d'abord
oignés et ont disparu sous l'influence du massage. L'observation
 Cautru conclut dans le même sens. C'est en produisant une vaso-
latation générale, en abaissant la tension artérielle, sans provo-
er chez le malade aucun effort, qu'on arrive à améliorer les angi-
ux.

La barre épigastrique, si douloureuse chez les malades atteints de
spnée toxi-alimentaire, est un phénomène plus tenace; il s'atténue
rès quelques semaines de massage. pour reparaitre, il est vrai,
esque aussitôt après la cessation de ce dernier.

Le sommeil devient meilleur par suite de la cessation de la dyspnée
 de cette sensation de barre épigastrique.

Les précordialgies ou sensations de fausse angine de poitrine s'atté-
nent vite sous l'influence de vibrations de la région précordiale. avec
potements légers, mais n'est-ce pas là plutôt le fait d'une sugges-
on, car presque tous ces malades sont des neurasthéniques ou des
ystériques plus justiciables de la douche froide que d'un médica-
ent cardiaque.

En résumé, nous pensons. comme Lagrange, que la méthode
ljuvante n'agit pas sur la lésion du cœur, mais sur les troubles cir-
ulatoires créés par cette lésion; et même à cette période de la mala-
ie « le symptôme a plus d'importance que la lésion ». Or ces troubles

circulatoires, au début du moins, ne se montrent que par intervalles éloignés, sous l'influence d'une cause qui apporte une entrave passagère au cours du sang.

Il est donc essentiel de les faire disparaître promptement, puisque, nous l'avons vu, les congestions viscérales entraînent l'altération des organes. A ce moment certes, le massage est suffisant pour enrayer ces troubles et remplacer la digitale; si cependant les œdèmes persistaient, le massage après l'administration d'une dose de digitale, en deviendrait un précieux auxiliaire.

Maintenant que nous avons énuméré le mode d'action des diverses applications de la méthode adjuvante dans le traitement des cardiopathies, disons deux mots des inconvénients du massage; de la durée du traitement, ensuite nous passerons aux indications et contre-indications de la méthode.

D. — INCONVÉNIENTS DU MASSAGE. — Le massage dans les premières séances produit chez les malades des sensations de courbature et de fatigue; mais ce brisement de tous les membres disparaît vite: nous avons vu des malades ne pas accepter le massage, telle le n° 21 de Delpech (Obs. 72) atteinte de cardio-sclérose à forme tachy-arythmique; elle était si impressionnable que, chez elle, le massage amenait une hyperexcitation du cœur avec dyspnée intense. Enfin, il est des cas où il est dangereux ou bien il est impossible de le pratiquer. Il est dangereux dans les cas de thrombose cardiaque, quand on voit apparaître les marbrures péri-rotuliennes et les taches violacées de la face; il est impossible en cas d'ascite ou en cas de varices volumineuses et turgescentes sur un membre œdématié. Ce sont d'ailleurs deux cas de contre-indication absolue.

E. — DURÉE DU TRAITEMENT. — On comprendra facilement que cette durée est variable, variable suivant l'intensité des troubles et surtout leur ancienneté, 3 à 4 semaines environ (1). En règle générale, il est bon de ne pratiquer du massage chez les cardiaques que tous les deux jours au début.

Puis quand le malade est familiarisé avec l'application de ce traitement, on peut le faire quotidiennement; même alors, il sera utile

(1) Wilie pense que le traitement doit être continué 3 ou 4 mois; mais croyons au contraire qu'après 3 semaines, il faut le suspendre, car il cesse d'agir. Mais il faut le reprendre plus tard. Ce point a été vérifié sur nos malades.

e laisser reposer le malade et de le laisser sans traitement, une jour-
ée tous les cinq jours.

Quand on observe, au cours du traitement, une accélération du pouls
u une gêne de la respiration, il faut interrompre le massage ; la durée
ar séance ne doit pas dépasser 15 à 20 minutes.

Indications et contre-indications de la méthode adjuvante.

Parmi les affections valvulaires, sont d'abord contre-indiquées
utes les affections aiguës du cœur, endocardite, péricardite, myo-
ardite. Nous admettons ceci d'une façon absolue quoique Wide de
tockholm ait signalé la guérison d'une péricardite avec épanche-
ent.

En dehors de cette restriction, le massage et la gymnastique médi-
ale sont applicables à presque toutes les affections du cœur, à une
ériode quelconque de leur évolution : il est surtout indiqué quand
s malades sont condamnés au repos ; car rien n'est plus funeste
ue l'immobilité absolue chez des sujets à circulation languissante.
est en effet à l'action de l'immobilité qu'on doit rapporter ces stases
assives qu'on observe chez les vieillards après quelque temps de
jour au lit, et qu'on appelle des « pneumonies hypostatiques ».

Étudions l'indication du massage dans chacun des groupes de
aladies du cœur que nous avons exposées au début de notre travail.

Dans les affections valvulaires en eusystolie ou en hypersystolie,
ar conséquent avant la période de décompensation, le massage n'est
as nécessaire, puisqu'à cette période, le sujet n'est qu'en immi-
ence morbide. C'est au contraire au début de la décompensation,
uand apparaissent un peu de dyspnée d'effort, de l'œdème périmal-
olaire, une sensation douloureuse dans la région hépatique ; quand
s urines deviennent moins abondantes et plus foncées en couleur,
est à cette période de la maladie, disons-nous, qu'il faut surtout
avoir recours.

Quand plusieurs crises hyposystoliques se seront produites, quand
s œdèmes seront plus tenaces, le foie moins douloureux, les urines en
és petite quantité, il sera bon de faire aussi du massage, car seul,

il donnera de la diurèse, ou bien il viendra en aide à l'action de la digitale.

Dans tous ces cas, le massage des membres inférieurs et du ventre suffit : cependant, au début des congestions pulmonaires passives, le mouvement d'inspiration forcée sera indiqué pour favoriser la déplétion du système veineux et soulager le cœur droit, qui, nous l'avons vu, est toujours le premier atteint, dans les affections mitrales. Ainsi s'atténueront les stases pulmonaires, cause de dyspnée et l'œdème cérébral, cause de subdélire. Par contre, il faudra se garder de faire ce mouvement d'inspiration forcée dans l'insuffisance aortique, car le traitement augmenterait l'anémie cérébrale et serait préjudiciable au malade.

C'est surtout dans les cardiopathies artérielles que le massage donne d'excellents résultats, car l'obstacle circulatoire n'est pas dans le cœur, mais dans les petits vaisseaux. M. Huchard a, le premier, nettement posé les indications du massage dans ce groupe de maladies. « Pour être de bons ouvriers en cardiothérapie, nous ne devons pas nous contenter de constater un obstacle, il faut aussi en discerner la nature et le siège. Au début de l'artério-sclérose, le cœur central, dont l'aptitude fonctionnelle a pu diminuer de moitié, par suite de son insuffisance nutritive due à l'endartérite coronarienne, va être obligé de doubler son travail pour vaincre les obstacles situés à l'extrémité du système vasculaire. C'est là un cercle vicieux d'où l'on ne peut sortir qu'en agissant directement sur le cœur périphérique représenté par les vaisseaux. Par là on soutient déjà et l'on protège en quelque sorte le cœur central. »

Nous l'avons vu, le traitement par le massage et la gymnastique agit surtout en produisant une vaso-dilatation ; il s'applique donc absolument au début de l'artério-sclérose, aux cardio-scléreux et même aux coronariens, comme nous en avons 3 observations.

Enfin, dans les troubles fonctionnels du cœur, le massage est indiqué pour faire disparaître un certain degré d'éréthisme cardiaque. C'est surtout dans les cas de pseudo-hypertrophie de croissance, chez des sujets à thorax malformé que l'on rencontre cet éréthisme. Dans ces cas, au massage, croyons-nous, il vaut même mieux substi-

r la gymnastique respiratoire telle que l'a exposée Caminade
s sa thèse sur « le développement du thorax » (1897).

es autres troubles (palpitations, arythmie, précordialgie) sont plus
iciables d'un traitement basé sur l'étiologie et la pathogénie.

ans l'adipose cardiaque, l'exercice et la gymnastique sont à recom-
nder, l'ascension de terrains en pente (méthode d'Œrtel) est
iquée. Il serait même très désirable qu'en France on imitât la
nière d'agir des peuples du nord, les Suédois par exemple. En
de, en effet, malades ou non, tous se rendent au gymnase. Aussi
ésité y est-elle presque inconnue.

OBSERVATIONS PERSONNELLES (1)

OBS. 61. — *Dyspnée toxi-alimentaire.* (Personnelle. Service du Dr HUCHARD.)

Le nommé M..., âgé de 57 ans, comptable, est entré à la salle Chauffard, lit n° 4, le 17 mars 1898.

Antécédents héréditaires. — Père mort de fluxion de poitrine à 68 ans; mère morte à 58 ans de paralysie. A eu six frères et sœurs, dont un est mort à 43 ans de bronchite chronique et quatre sont morts, de cause inconnue du malade.

Antécédents personnels. — Le malade est sujet aux bronchites; il eut la grippe en 1889. Pas d'autres maladies; ni syphilis, ni alcoolisme. Peut-être, abus léger de tabac.

Depuis sa grippe de 1889, le malade se plaint d'étouffements survenant le soir sous forme de crises, durant parfois trois ou quatre heures. Les crises, d'abord très espacées, deviennent plus fréquentes.

En août 1897, il est pris d'une violente dyspnée avec battements de cœur tumultueux et crachement de sang, l'obligeant à garder le lit quinze jours. Sans doute, accès d'œdème aigu du poumon.

Rémission presque complète jusqu'en décembre, époque à laquelle les étouffements deviennent quotidiens. Le malade ne dort plus, passe les nuits dans un fauteuil, ne mange presque rien.

A la fin de février 1898, inquiet de voir apparaître de l'œdème des jambes, il va consulter M. Huchard qui prescrit le régime lacté absolu, et 1 gr. 50 de théobromine par jour, ce qui fait disparaître l'œdème.

Il entre le 17 mars dans le service.

Le malade est très pâle, le teint presque cireux, les yeux cernés, les lèvres violacées, les conjonctives subictériques. Il est anhélant, sous l'influence du moindre effort. Il passe ses journées, assis dans un fauteuil, accoudé sur le bord de son lit pour mettre en jeu ses muscles respirateurs accessoires. Depuis quatre mois, il a maigri de 30 livres et présente absolument le type de ce que M. Huchard a si bien décrit sous le nom de cachexie artérielle.

Le malade digère bien, n'est pas constipé, et ses urines peu abondantes ne renferment pas d'albumine, ni de sucre.

A l'examen, on ne constate pas de surélévation des sous-clavières et de l'aorte. La pointe du cœur bat dans le 5° espace intercostal gauche en dehors

(1) Voir page 115 l'observation 6) (personnelle).

du mamelon. A l'auscultation, retentissement diastolique au niveau du 2e espace intercostal droit. Bruit de galop présystolique presque constant, en tout cas facilement produit par la marche, et accompagné de tachycardie. Pouls régulier mais dur et concentré.

Dans les poumons, tonalité élevée dans la fosse sous-claviculaire droite et respiration rude. Pas de bruits morbides ; aux deux bases, nombreux râles sous-crépitants, gros, accompagnés de râles ronflants et sibilants.

Le foie déborde les fausses côtes de trois travers de doigt, il est douloureux à la pression ; sa hauteur est d'environ 15 à 20 centim.

Ce qu'accuse surtout le malade c'est une sensation de barre épigastrique extrêmement douloureuse, gênant les mouvements respiratoires et augmentant la dyspnée.

Le diagnostic porté est : cardio-sclérose avec dyspnée toxi-alimentaire.

Le malade est mis au régime lacté exclusif, trois litres et demi en moyenne par jour ; 1 gr. 50 de théobromine ; et on lui applique tous les deux jours 30 ventouses sèches.

De plus, M. Krikortz pratique presque quotidiennement chez notre malade une séance de massage abdominal et général.

```
18 mars. P. A.................................        19
          Pouls avant le massage.................        96
          —    après      —    .................       104
          Capacité respiratoire.................      1,300
Le 19.   P. A. avant le massage.................      17 1/2
          —    après      —    .................        16
          Pouls avant le massage.................        96
          —    après      —    .................       100
Le 21.   Pouls avant le massage.................        96
          —    après      —    .................       100
```

L'épigastre est moins sensible ; le taux des urines a augmenté ; la dyspnée est moins accusée ; on supprime la théobromine et on maintient le massage uniquement.

```
Le 22.   Pouls avant le massage.................       104
          —    après      —    .................        94
Le 23.   Pouls avant le massage.................        98
          —    après      —    .................       100
```

Le malade est très soulagé après le massage. Le bien-être qu'il ressent dure environ deux heures, sans dyspnée aucune ; celle-ci reparait le matin et la nuit.

Le cœur se régularise ; la tachycardie est moins violente, le bruit de galop n'est pas constant. Le malade est moins pâle, il supporte très bien son lait grâce à la précaution qu'il prend de se rincer la bouche et les dents, après chaque prise de lait. Le malade va régulièrement à la garde-robe.

Le 25, essoufflement plus fort. Barre épigastrique plus accentuée. Massage des membres qui le calme pendant 1 heure et demie.

Pouls avant le massage......................... 100
— après — 100
— après massage local du cœur.............. 83

Le 27. La respiration est meilleure et plus ample.
Le 28. Forte dyspnée depuis 11 heures du soir.

Pouls avant le massage......................... 98
— après — 91

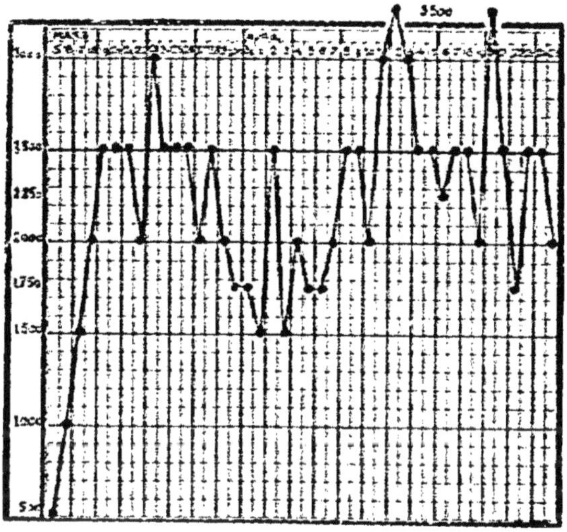

Le 29. La nuit a été très bonne. Plus de dyspnée. Moins de sensation de barre épigastrique.

Pouls avant le massage......................... 102
— après — 94
Le 30. Pouls avant le massage......................... 95
— après — 92
Le 31. Pouls avant le massage......................... 84
— après — 84

1er avril. L'amélioration est nette; le visage est plus coloré; les yeux moins excavés; plus de subictère, moins de dyspnée et d'insomnie.

Pouls avant le massage......................... 92
— après — 88
P. A. avant le massage......................... 20
— après — 18
Le 2. Pouls avant le massage......................... 96
— après — 92
P. A. avant le massage......................... 18 1/2
— après — 18

Le 5. Pouls avant le massage........................ 83
       — après   — 83
       P. A. avant le massage.................... 15 1/2
       — après   — 15 1/2
Le 6. Pouls............................ 84
       P. A............................ 16
Le 7. P. A............................ 16
Le 8, est allé dans le jardin de l'hôpital, a descendu et monté deux étages sans trop de peine.
       P. A............................ 15 1/2
Le creux épigastrique est moins douloureux; la dyspnée est moindre; le foie est moins sensible et moins gros. La capacité respiratoire est de 14,5.
Le 9. P. A. avant le massage 17
       — après   — 18
       Pouls avant le massage 90
       — après   — 90
Le 11. P. A. avant le massage 17
       — après   — 18
       Pouls avant   — 92
       — après   — 90
La sensation de barre a diminué, l'état général est très amélioré; mais la dyspnée persiste quoique atténuée.
Le 12. Pouls avant le massage 92
       — après   — 88
Le 14. P. A. avant le massage 14
       — après   — 14
       Pouls avant   — 96
       — après   — 96
Le 15. P. A. avant le massage 15
       — après   — 15
       Pouls avant   — 96
       — après   — 92
Le 16. P. A. avant le massage 16
       — après   — 16
       — après massage local du cœur 18
       Pouls avant le massage 88
       — après   — 92
       — après massage local du cœur.......... —
Le 17. P. A. avant le massage 16
       — après   — 15
       Pouls avant   — 91
       — après   — 96
Le 24. P. A. avant le massage 14 1/2
       — après massage général. 15

<pre>
        P. A. après tapotement du cœur. 19 1/2
          — après vibrations   15
Le pouls n'a pas varié.   83
</pre>

Le malade est moins oppressé ; il a pu monter et descendre deux étages sans fatigue.

<pre>
Le 25. P. A. avant le massage   16
          — après   — 14 1/2
         Pouls avant   —   102
          — après   —   90
Le 26. P. A. avant le massage   15
          — après   —   15
          — après tapotement du cœur   19
          — après vibrations du cœur   16
         P. avant le massage.   92
          — après   —   88
          — après tapotement   96
Le 27. P. A. avant le massage   16
          — après   —   16
         P.   avant   —   94
          — après   —   100
Capacité respiratoire 1,600.
Le 28. P. A. avant le massage. 14 1/2
          — après   — 14 1/2
         après tapotement.   17
         après vibrations 14 1/2
         P.   91
</pre>

Le 29, le malade quitte l'hôpital très amélioré. Son faciès est plus coloré ; le teint, moins terreux, les pupilles, moins contractées.

Le bruit de galop persiste encore ; de même les râles de congestion à la base droite qui n'ont jamais disparu complètement.

Mais plus de barre épigastrique, moins de dyspnée et sommeil bien meilleur.

OBS. 62. — *Dyspnée toxi-alimentaire* (Personnelle. Service de M. HUCHARD.)

Le nommé D..., cocher, âgé de 55 ans, entre le 29 mars 1893 à la salle Chauffard, lit n° 7.

Nous relevons dans les antécédents personnels du malade de l'impaludisme, contracté en Algérie, où il resta huit ans ; la syphilis contractée à 25 ans. Ni goutte, ni rhumatisme. Excès de tabac ; mais pas d'excès de boissons.

Depuis 3 ou 4 ans, il se plaint de dyspnée ; et récemment il y a un mois, il eut une crise qui l'obligea à se reposer quinze jours. Il vient consulter M. Huchard, qui le soumet au régime lacté absolu ; au bout de huit jours de traitement, se sentant toujours très oppressé, il se décide à entrer à l'hôpital.

La dyspnée survient brusquement, par accès, aussi bien le jour que la nuit, la même en dehors des repas.

A l'examen, on trouve un cœur volumineux venant battre violemment contre la paroi thoracique:

L'auscultation révèle la présence d'une tachycardie manifeste et d'un bruit

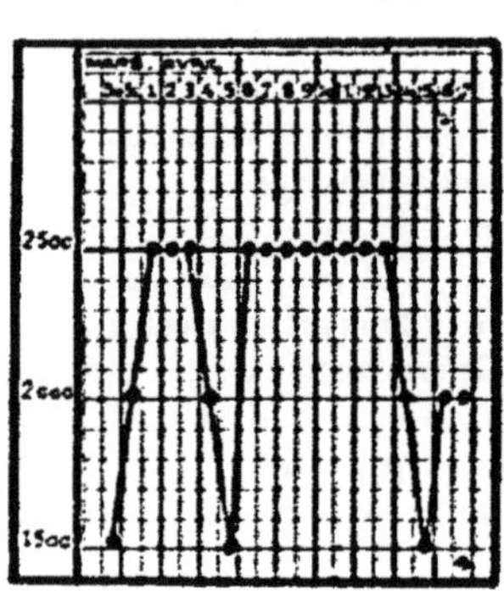

de galop. Le second bruit aortique est dur et retentissant. La matité aortique déborde de deux centimètres. le bord droit du sternum.

Le malade présente en outre de la neuro-fibromatose. L'urine ne contient ni albumine, ni sucre.

Le malade est soumis au régime lacté (3 litres 1/2 par jour) et à 1 gr. 50 de théobromine:

Peu d'amélioration, le dyspnée persiste.

A partir du 5 avril, M. Krikortz pratique le massage abdominal et le massage général.

```
5  avril. P. A. avant le massage. . . . . . . . . . . . . . . .    30
        —  après       —       . . . . . . . . . . . . . . .    27
        Pouls avant le massage. . . . . . . . . . . . . . . .    92
        —  après       —       . . . . . . . . . . . . . . .    92
Le 6.     P. A. avant le massage. . . . . . . . . . . . . . . .    30
        —  après       —       . . . . . . . . . . . . . . .    27
        Pouls avant le massage. . . . . . . . . . . . . . . .    100
        —  après       —       . . . . . . . . . . . . . . .    100
Le 8.     P. A. avant le massage. . . . . . . . . . . . . . .    26 1/2
        —  après       —       . . . . . . . . . . . . . . .    24 1/2
        Pouls avant le massage. . . . . . . . . . . . . . . .    101
        —  après       —       . . . . . . . . . . . . . . .    100
Le 9.     P. A. avant le massage. . . . . . . . . . . . . . .    24 1/2
        —  après       —       . . . . . . . . . . . . . . .    23 1/2
        Pouls avant le massage. . . . . . . . . . . . . . . .    108
        —  après       —       . . . . . . . . . . . . . . .    108
```

Le 11.   P. A. avant le massage.   20
    —   après   —   20
    Pouls avant le massage.   108
    —   après   —   106

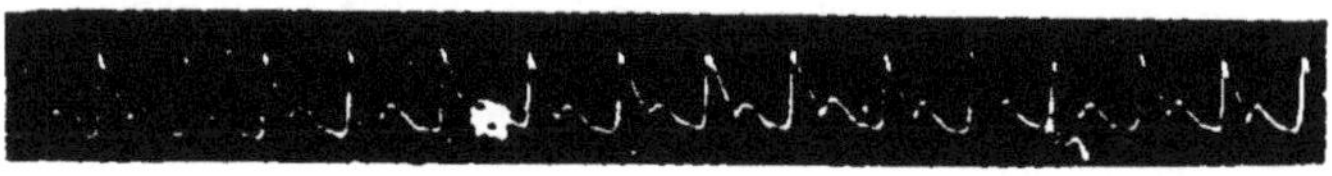

Tracé avant massage.

Le 12.   P. A. avant le massage.   25
    —   après   — 22 1/2
    Pouls avant le massage.   101
    —   après   —   101

Le 12 le malade présente une amygdalite, avec fièvre légère et dysphagie. On interrompt le massage jusqu'au 16. Le 14, on prend la première artérielle sans faire de massage. On trouve 20.

Le 16.   P. A. avant le massage.   22
    —   après   —   22
    Pouls avant le massage.   94

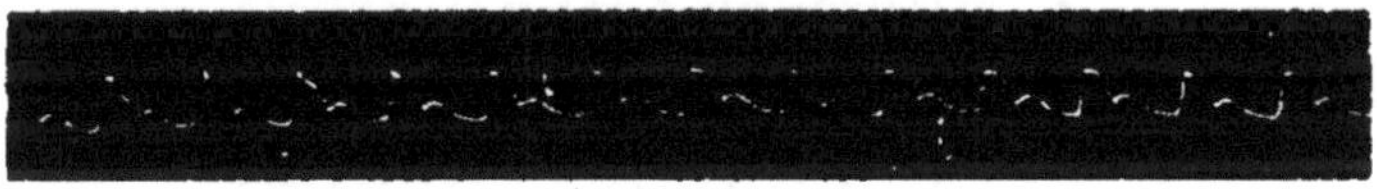

Tracé après massage.

Le 17.   P. A. avant le massage.   19
    —   après   —   20
    Pouls avant le massage.   92
    —   après   —   94

Le malade sort sur sa demande, très amélioré ; on le met au régime lacté, avec viandes blanches, légumes verts, etc.

Le 25, vient à la consultation, et se trouve très bien depuis sa sortie de l'hôpital. La dyspnée a cessé complètement.

OBS. 63. — *Insuffisance mitrale avec rétrécissement.* (Personnelle. Service du Dr Huchard.)

Le nommé Paul Ferdinand T..., âgé de 38 ans, entre à la salle Chauffard, lit n° 11, le 31 mars 1893.

Antécédents héréditaires. — Père mort d'accident ; mère cardiaque à la suite de rhumatisme articulaire aigu, un frère rhumatisant, sans accidents cardiaques.

Antécédents personnels. — Très faible jusqu'à l'âge de 7 ans, scarlatine à cette époque. Pneumonie à 14 ans. A 27 ans, attaque de rhumatisme articulaire aigu généralisé aux genoux, coudes, pieds, poignets, petites articulations.

4 mois après, en juillet 1897, il ressent de violentes palpitations. Il va consulter à Beaujon, où l'on trouve une « affection mitrale », il est mis au repos huit jours et sort amélioré.

Depuis ce moment, il éprouve de temps en temps des palpitations, de l'essoufflement.

Au mois de juillet 1897, le foie devient douloureux; du subictère apparaît

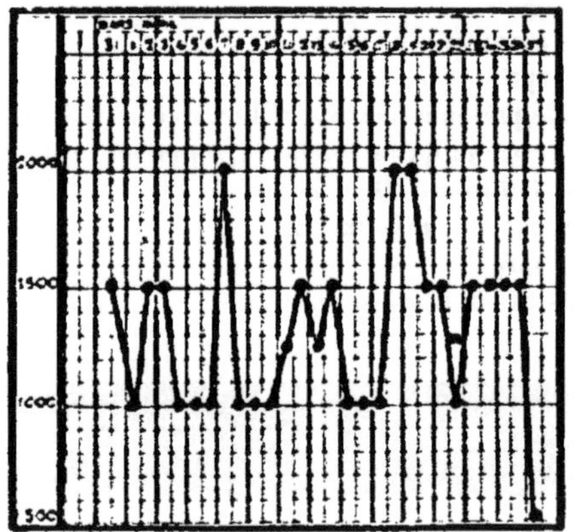

aux conjonctives et depuis il a fréquemment de la congestion pulmonaire et des crachements de sang.

Le 17 mars 1898, à la suite d'efforts, il est repris de palpitations ; il vient consulter à Necker et entre à l'hôpital le 31 mars.

A l'arrivée, le malade est cyanosé, les lèvres et les pommettes sont violacées, les conjonctives sont subictériques. Il est en proie à une dyspnée intense ; le cou est animé de battements veineux; l'abdomen est distendu, la paroi abdominale contracturée, il existe un peu d'œdème péri-malléolaire.

A l'examen du cœur, on entend des battements tumultueux et irréguliers ; la pointe du cœur est rejetée très en dehors. A l'auscultation, en dehors de l'arythmie, on trouve un bruit de souffle au premier temps à la pointe, se propageant dans l'aisselle.

A la base, on entend un dédoublement du second bruit très net.

La région du foie est douloureuse; cet organe est augmenté de volume et dépasse de 4 travers de doigts le rebord des fausses côtes.

Ni sucre ni albumine dans les urines.

Dans les poumons, submatité des deux bases ; pas d'épanchement pleural.

mais de nombreux râles humides, muqueux et sous-crépitants. L'expectoration est mousseuse, avec quelques filets de sang.

Le pouls est faible, petit, irrégulier ; les premiers jours, il présente de l'allorythmie ; régulièrement, toutes les trois pulsations, il y a un faux-pas du cœur. Le malade interrogé, nous apprend qu'il a pris d'assez fortes doses de digitale.

Ce qui surtout assombrit le pronostic c'est la cyanose des lèvres, le teint mat avec varices veineuses des pommettes, et la présence presque constante de sueur sur le visage. C'est surtout l'apparition, dès son entrée, de taches ecchymotiques péri-rotuliennes que notre maître M. Huchard considère comme un signe de haute valeur, indiquant de la thrombose cardiaque.

On porte le diagnostic d'asystolie, complication d'une lésion mitrale, insuffisance et rétrécissement, avec foie cardiaque et rein cardiaque.

Depuis l'entrée jusqu'au 4 avril, le taux des urines s'est maintenu aux environs de 1,000 à 1,500 gr.

Le 7 avril, saignée de 330 gr., après laquelle les urines augmentent ; la cyanose et la dyspnée diminuent.

Le 10. Les urines étant rouges, sédimenteuses et rares, on prie M. Krikortz de pratiquer du massage abdominal et général.

        P. A. avant le massage 17
          —   après   —   17
        Pouls avant le massage 120
          —   après   —   103

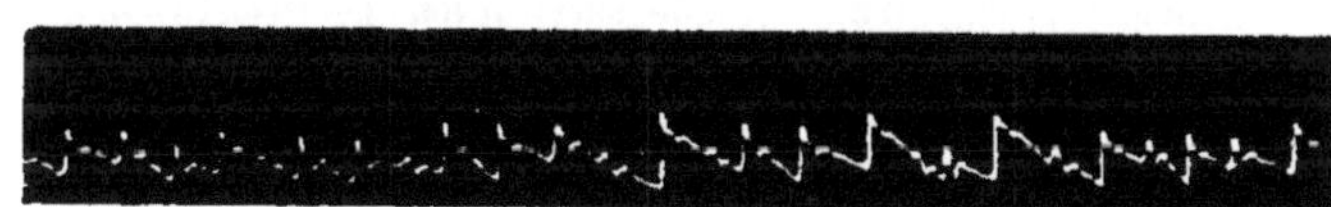

Tracé avant massage.

Le 12. Très fatigué. Diarrhée profuse. 5 selles.
Le 13. Impossible de prendre la pression artérielle à cause de l'œdème.
Le 14. Foie moins douloureux ; abdomen plus souple.

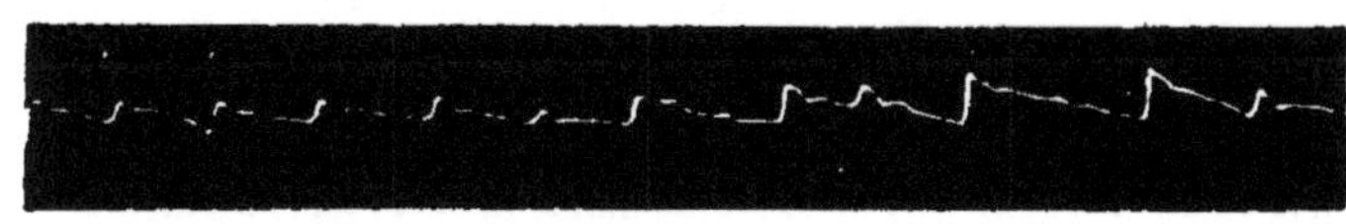

Tracé après massage.

        Pouls avant le massage 100
          —   après   —   100
Le 15. Pouls 120
Foie moins volumineux et moins sensible.

Le 16. Voyant que le massage n'apporte aucune amélioration ; on administre au malade 50 gouttes de digitaline cristallisée. La diurèse se rétablit 3 jours pour disparaître le 20.

La dyspnée est de plus en plus intense : la cyanose est plus prononcée ; les taches ecchymotiques péri-rotuliennes augmentent d'étendue. Le malade est dans un demi-coma, avec subdélire et réveil en sursaut.

Le 27. 500 grammes d'urine. Dyspnée. Cyanose, sueurs profuses. Le malade asphyxie ; on nous envoie chercher et nous pratiquons de suite une saignée de 300 grammes, à la suite de laquelle les accidents s'atténuent.

Dans l'après-midi, la famille du malade tient à l'emmener chez elle ; nous ignorons ce qu'il est devenu.

OBS. 61. — *Angine coronarienne tabagique.* (Personnelle. Service de M. HUCHARD.)

Le nommé C..., âgé de 60 ans, employé, entre le 5 avril à la salle Chauffard, lit n° 23.

Rien de précis ou d'intéressant à relever dans ses antécédents héréditaires.

Le malade a eu la rougeole à 5 ans : la fièvre typhoïde à 10 ans. Pas d'éthylisme ni de phénomènes nerveux. Seulement, il a toujours été un gros fumeur et un mangeur de viande.

Depuis un an, il se plaint d'éprouver « comme un point » dans la région précordiale ; cette sensation, de la durée d'une seconde, survient tous les 10 ou 15 jours, s'accompagnant d'angoisse. Il y a deux mois, en rentrant chez lui, il éprouva une sensation de faiblesse, accompagnée d'angoisse, de dyspnée, brusquement, sans efforts. De plus une douleur poignante le long du bord gauche du sternum, s'irradiant le long des bras, jusqu'à l'extrémité des doigts.

Le malade, grisonnant, au faciès arthritique, entre à l'hôpital, parce que les crises deviennent très fréquentes et se répètent au moindre effort. L'intention même d'un mouvement, l'idée par exemple de courir après un omnibus lui fait pressentir une crise, de sorte qu'il pourrait la faire naître à volonté. A l'inverse de celles qu'il avait auparavant, les douleurs commencent dans les articulations du poignet pour s'irradier ensuite le long du bras jusqu'à la région précordiale.

A l'examen, le cœur est de volume normal et ne présente aucun bruit morbide ; seulement, il existe un retentissement diastolique à l'aorte ; mais pas de surélévation des sous-clavières ou de la crosse aortique.

Rien à noter dans les autres organes. Ni albumine ni sucre dans les urines.

Urines peu abondantes, ne dépassant pas 1 litre par jour. Pouls lent (64). Pression artérielle élevée (24).

La capacité respiratoire est au-dessous de la normale.

Malgré l'absence de signes physiques (sauf le retentissement diastolique, indice de l'hypertension artérielle) et s'appuyant sur le fait que les accès sont provoqués par les efforts, M. Huchard porte le diagnostic d'angine spasmo-tabagique coronarienne.

Le malade, pendant quelques jours, est soumis au régime lacté mixte et on
i donne, au moment des crises, des comprimés de trinitrine n° 2.
Malgré cela, les crises se renouvellent presque quotidiennement. Alors on
escrit du massage général et abdominal que pratique M. Frumusanu, externe
M. Huchard.
Sous cette influence, les crises diminuent de fréquence, jusqu'à disparaître ;
taux des urines augmente ; la tension artérielle diminue et la capacité respi-
toire augmente, comme on peut le voir par la suite de l'observation.
14 avril, avant massage :

    Pression artérielle........................... 23
    Pouls... 61
    Capacité respiratoire........................ 2,600
    Taux des urines............................. 1 litre

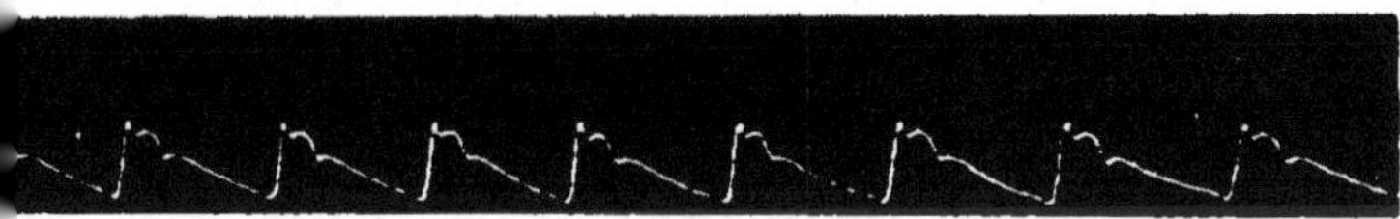

Tracé sphygmographique avant le massage.

Le 15, après massage d'une demi-heure :

    P. A.. 21
    Pouls....................................... 60
    C. R.. 2,800
    Urines...................................... 3 litres

Tracé après le massage.

Le 18, avant massage :

    P. A.. 23
    Pouls....................................... 64
    C. R.. 2,100
    Urines...................................... 2,500

Tracé avant massage.

Le 19,   après massage :

P. A.. 21
Pouls... 60
C. R.. 2,800
Urines.. 3,000

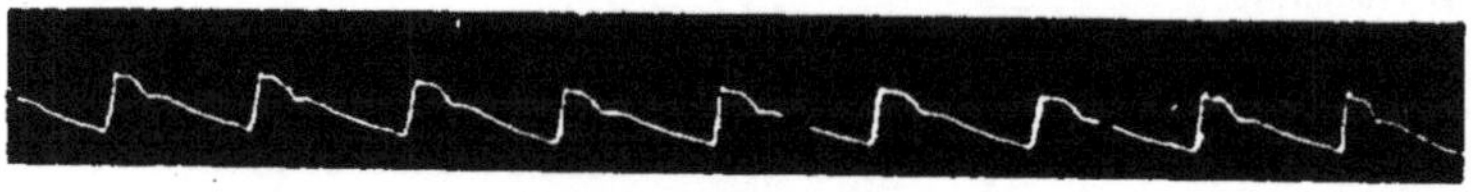

Tracé après massage.

Le 21,   avant massage :

P. S.. 18
Pouls... 64
C. R... 2,600
Urines.. 2,000

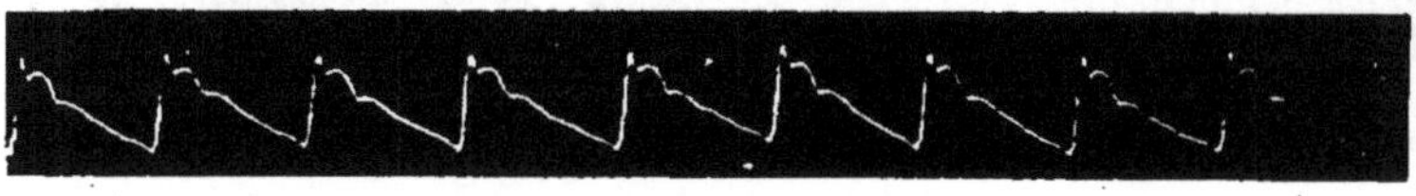

Tracé avant massage.

Le 22,   après massage :

P. A.. 16
Pouls... 60
C. R... 2,700
Urines.. 3,000

Tracé après massage.

Le 23,   avant massage :

P. A.. 24
Pouls... 66
C. R... 2,700
Après massage :
P. A.. 22
Pouls... 64
C. R... 2,700

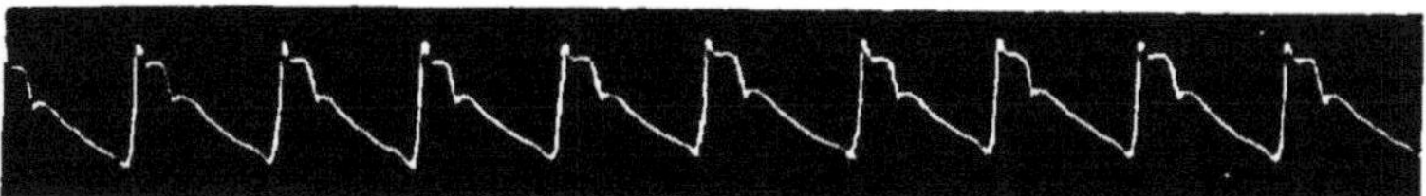

Tracé avant massage.

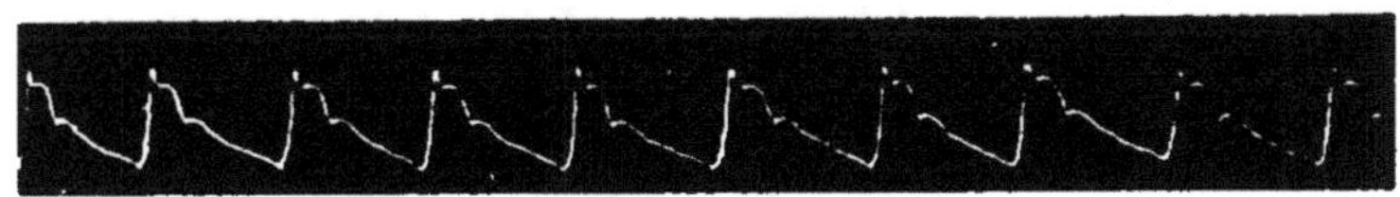

Tracé après massage.

Le 25,   avant massage :

    P. A..   16
    Pouls...   66
    C. R..   2,600

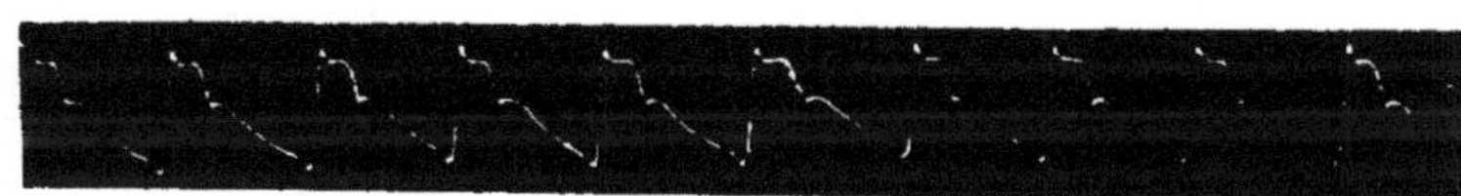

Tracé avant massage.

Après massage :

    P. A..   15
    Pouls...   62
    C. R..   2,700

Tracé après massage.

Le 27, le malade quitte l'hôpital, sur sa demande, n'ayant pas eu d'accés depuis le début du massage et se sentant très amélioré.

OBS. 65. — *Aortite chronique. — Angine coronarienne.* (Service du Dr HUCHARD, rédigée par M. KRIKORTZ.)

Le nommé B..., 50 ans, chauffeur, entre à la salle Chauffard, lit n° 11, le 21 juin 1897, pour une dyspnée d'effort et des douleurs précordiales s'irradiant dans le bras gauche.

Antécédents personnels. — Syphilis à 18 ans. Séjour de 40 mois à Madagascar, abus de tabac et de boissons.

Il y a 14 mois, en portant un sac de charbon, il tomba à terre, étreint par une forte douleur précordiale et par un manque de respiration.

Il put continuer son travail pendant un mois, mais il dut y renoncer, la fatigue et l'effort occasionnant l'apparition des douleurs précordiales. Ces douleurs duraient quelques minutes et s'irradiaient dans le bras gauche et dans le quatrième et le cinquième doigt. La région précordiale était, dit-il, sensible à la pression de la main.

Il y a 6 semaines, il dut garder la chambre.

A l'examen, on constate que la pointe du cœur bat dans le sixième espace et que la région précordiale est douloureuse à la pression. La percussion décèle une augmentation de la matité aortique et l'auscultation révèle un double souffle à la base.

Râles sous-crépitants de congestion pulmonaire avec deux bases.

Foie douloureux à la pression.

Pas d'albumine dans les urines.

On porte le diagnostic d'aortite chronique avec ectasie et insuffisance aortique artérielle et accès d'angine coronarienne.

4 janvier 1898. Le malade, qui avait quitté l'hôpital pendant quelques mois, rentre le 27 décembre avec les mêmes accidents et les mêmes symptômes physiques. Cependant le foie est plus volumineux.

A ce moment, existe une hyperesthésie du bras gauche sur le territoire des irridiations des douleurs angineuses.

Le 6. Le massage pratiqué consiste en pétrissage de l'abdomen, des membres et des parties superficielles du thorax, associé à quelques mouvements passifs des quatre membres et en tapotements du thorax et du dos.

Le 8. L'oppression a été un peu plus forte depuis le commencement du massage et la dyspnée coïncide avec la sensation d'une barre épigastrique extrêmement douloureuse.

P. A. avant le massage	16
— après —	17
Pouls avant le massage	80
— après —	68

Le 10. Le creux épigastrique devient moins sensible.

P. A. avant le massage	16
— après —	16 1/2
Pouls avant le massage	76
— après —	76

Le 11.	P. A. avant le massage	16 1/2
	— après —	16 1/2
	Pouls avant le massage	68
	— après —	80

En dehors du massage général, on pratique un très léger tapotage et on imprime des vibrations sur la région précordiale. Cette région est devenue moins sensible à la pression et la dyspnée diminue.

Le 12.   P. A. avant le massage 16 1/2
       — après   — 17
       Pouls avant le massage 76
       — après   — 80

On supprime les 5 gouttes de trinitrine au ¹/₁₀₀₀ que le malade prenait par jour.

Le 13. Depuis ce jour, pétrissage des muscles, sans tapotage du thorax.
       P. A. avant le massage 16 1/2
       — après   — 14
       Pouls avant le massage 72
       — après   — 64

Le 15.   P. A. avant le massage 16 1/2
       — après   — 14
       Pouls avant le massage 76
       — après   — 66

Le 16. Le malade peut, sans dyspnée et sans crise, monter et descendre le 2ᵉ étage pour se rendre au jardin.
       P. A. avant le massage 15
       — après   — 13 1/2
       Pouls avant le massage 64
       — après   — 64

La région précordiale est moins douloureuse ; la barre épigastrique a presque disparu : le malade n'a pas eu de crises d'angor depuis le début du massage. Il se sent assez amélioré pour quitter l'hôpital.

Obs. 66. — *Artério-sclérose cardio-rénale avec dyspnée toxi-alimentaire et uré-mique. —* (Personnelle. Service de M. Huchard.)

La nommée M..., âgée de 54 ans, journalière, entre à la salle Delpech, lit n° 9, le 27 février 1898.

Antécédents personnels. — Elle vient du service du Dʳ Rendu où elle était en traitement depuis le 16 août 1897. Durant son séjour à la salle Monneret, elle eut, à trois reprises différentes, des crises de dyspnée et d'insomnie accompagnées d'urines rares et albumineuses. Elle fut mise au régime lacté mixte et prenait de la digitale.

Les crises dyspnéiques sont apparues depuis 4 ans, époque à laquelle la malade eut une pneumonie grave avec délire et albuminurie. Nouvelle pneumonie il y a trois ans. Dans l'intervalle compris entre ces deux affections, mais surtout depuis la dernière, apparut une oppression d'abord légère puis de plus en plus marquée. Les jambes enflaient, surtout le soir. Depuis trois ans, la malade est venue 5 fois à l'hôpital pour des congestions pulmonaires et des accidents d'insuffisance cardiaque et rénale, avec œdème considérable des jambes, albuminurie, et elle fut traitée par des ventouses, des vésicatoires et de la digitale. Rien d'autre à relever dans ses antécédents, que la rougeole et trois attaques d'éclampsie, à l'occasion d'une grossesse, quand la malade avait 19 ans.

Antécédents héréditaires. — Parents morts âgés : le père d'une paralysie, la mère subitement d'ictus apoplectique ; 10 frères et sœurs morts jeunes.

27 février 1898. Actuellement la malade est d'une pâleur extrême ; la peau de la face est recouverte de varicosités veineuses au niveau des pommettes ; cette peau est flasque et ridée. Les temporales sont sinueuses et on voit, au niveau de la cornée, un arc sénile très manifeste.

L'essoufflement est violent, accompagné d'un léger tirage sus-claviculaire ;

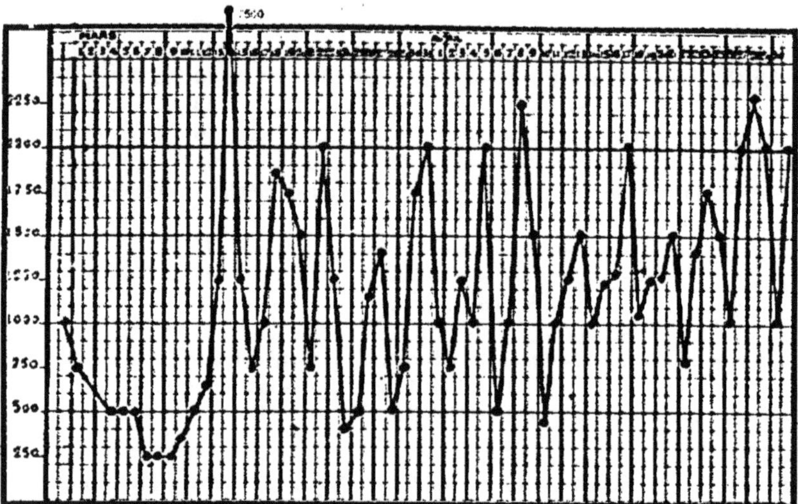

l'insomnie marquée (la malade est obligée de passer ses nuits dans un fauteuil). Léger gonflement malléolaire le soir. Veines distendues, sans pouls veineux.

Au cœur, ce qui frappe à l'auscultation, c'est la tachycardie très marquée, accompagnée d'un bruit de galop présystolique ; en outre, retentissement du second bruit aortique. Pas de surélévation des sous-clavières mais battements artériels nets. La pointe du cœur bat dans le 5e espace intercostal, en dehors de la ligne mamelonnaire. Pouls régulier, ample, mais pas très dur.

Aux poumons, rien de bien spécial, qu'une légère submatité et douleur dans la fosse sus-épineuse droite, sans bruits morbides d'ailleurs. Aux bases, ronchus disséminés et des râles de congestion. Expectoration rare avec crachats aérés, blanchâtres, déchiquetés.

Foie de volume sensiblement normal, douloureux à la percussion au niveau de son bord inférieur.

Urines claires, peu abondantes, légèrement albumineuses.

Soumise au régime lacté absolu, avec trois cachets de 0 gr. 50 de théobromine par jour.

6 mars. Depuis l'entrée la dyspnée a été continue avec crises paroxystiques dans la nuit ; l'insomnie est complète. Les urines sont à 250 gr. par 24 heures. A partir de ce moment, on fait inhaler à la malade, 5 minutes deux fois par jour, un mélange d'acide carbonique et d'oxygène, qui calme la dyspnée pendant deux heures environ ; puis on essaie le massage abdominal et général que pratique presque quotidiennement M. Krikortz.

Le 11. Les urines ont légèrement augmenté (500 gr. en 24 heures). Nous avons noté la fréquence du pouls avant et après le massage.

<pre>
          Pouls avant le massage 108
            —   après   —   96
</pre>

Le 15. Les urines sont de 3,500 gr. par jour. Le sommeil est meilleur, la dyspnée moindre et la malade pour la première fois depuis longtemps peut passer une nuit entière dans son lit. Les pupilles qui étaient punctiformes sont plus dilatées.

<pre>
          Massage avant 104
          Pouls après mas. superficiel et effleurage . 120
            —   après pétrissage des muscles . . .   96
</pre>

Le 16. Nuit plus mauvaise que la précédente. Dyspnée assez accusée avec râge léger. On ordonne 1/2 piqûre de morphine. Un point intéressant à noter. Depuis le massage, la malade va régulièrement à la garde-robe, au lieu qu'autrefois, elle ne pouvait y aller sans lavement purgatif.

<pre>
          Pouls avant le massage 124
            —   après   —   116
</pre>

Le 18. Insomnie moindre. L'œdème des jambes a disparu.

<pre>
          Pouls avant le massage 100
            —   après   —   96
          Pression artérielle avant   15
            —   après   15
</pre>

Le 19. État assez bon, moins d'oppression ; toujours peu de sommeil.

<pre>
          Pouls avant le massage 100
            —   après   —   100
          P. A. avant le massage 14.5
            —   après   — 13.5
</pre>

Le 21. Meilleure nuit.

<pre>
          Pouls avant le massage 108
            —   après   —   100
          P. A. avant le massage   13
            —   après   —   12
</pre>

Le 22. Bon sommeil. Peu de toux. Moins de râles dans la poitrine.

<pre>
          Pouls avant le massage 100
            —   après   —   92
</pre>

Le 23. Oppression et insomnie.

<pre>
          Pouls avant le massage 104
            —   après   —   101
</pre>

Le 25. État assez bon, mais quelques vomissements la nuit. La malade n'a pas eu de selle.

Le 28. N'a pas été massée hier. Pas de garde-robe (effet presque constant). Râles de congestion aux deux bases.

On entend à l'auscultation du cœur un bruit de souffle systolique à la pointe, se propageant vers l'aisselle, en dehors du bruit de galop. Ce souffle peut être interprété comme insuffisance fonctionnelle liée à une dilatation passagère du ventricule gauche, car il disparait après quelques jours.

	Pouls avant le massage	92
	— après —	92
Le 29.	Pouls avant le massage	94
	— après —	92
		88 après massage au niveau de la région précordiale.

Le 30. Se lève et se promène dans la salle.

| | Pouls avant le massage . . . . | 92 |
| | — après — . . . . | 76 |

Le souffle systolique a diminué d'intensité.

1er avril. Le souffle a disparu. La malade est peu oppressée ; le faciès est bon ; mais, dès qu'elle se lève, les jambes s'œdématient. L'oppression apparait au moindre mouvement.

Le 2. Très soulagée après le massage, qui a consisté en vibrations sur le thorax et effleurage fort des jambes.

| | Pouls avant le massage . . . . | 92 |
| | — après — . . . . | 90 |

Le 5. Bonne nuit, avec demi-piqûre de morphine ; mais ce matin, nausées, vomissements. Pas de selle.

	Pouls avant le massage	116
	— après —	106
Le 8.	Pouls	80
	P. A.	16

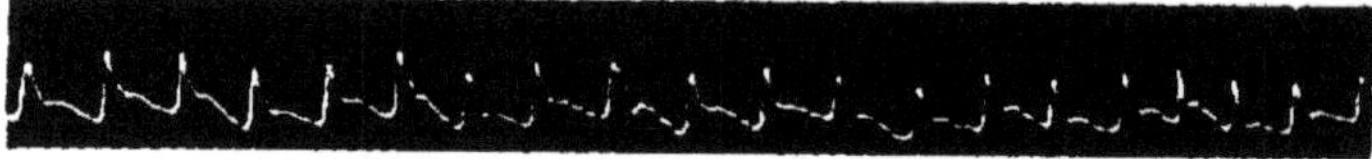

Tracé sphygmographique avant massage. 9 avril.

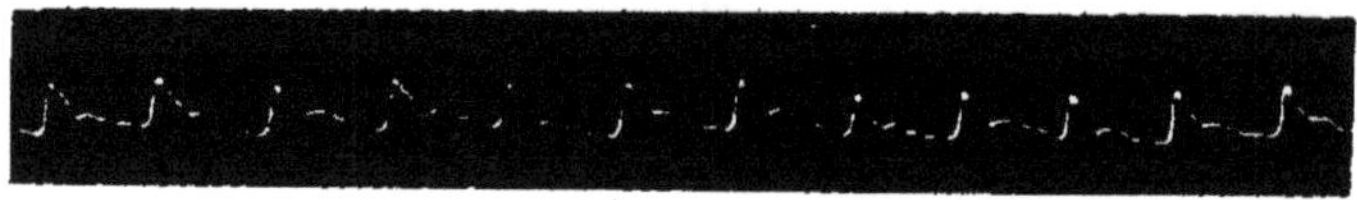

Tracé après massage.

Le 30. Depuis le 9 avril, on a interrompu le massage, la malade allant mieux. Pendant tout ce temps, le taux des urines s'est maintenu aux environs de 1,500 gr., oscillant en plus ou en moins. Les fonctions intestinales ne se font plus ; la malade n'a pas de selle sans lavement. De l'œdème apparait aux malléoles. Le massage est repris.

7 mai. Depuis le massage, une garde-robe par jour, moins d'œdème, un peu plus d'urines.

Obs. 67. — *Cardio-sclérose à forme tachy-arythmique*. (Personnelle. Service de M. Huchard.)

La nommée D... Sidonie, âgée de 47 ans, femme de chambre, entre le 1er février 1898 à la salle Delpech, lit n° 7.

Antécédents héréditaires. — Père mort à 69 ans subitement. Mère bien portante, âgée de 76 ans. Huit frères et sœurs, dont deux sont morts, l'un à 39 ans après avoir présenté de l'essoufflement, de l'albuminurie et avoir été soumis au

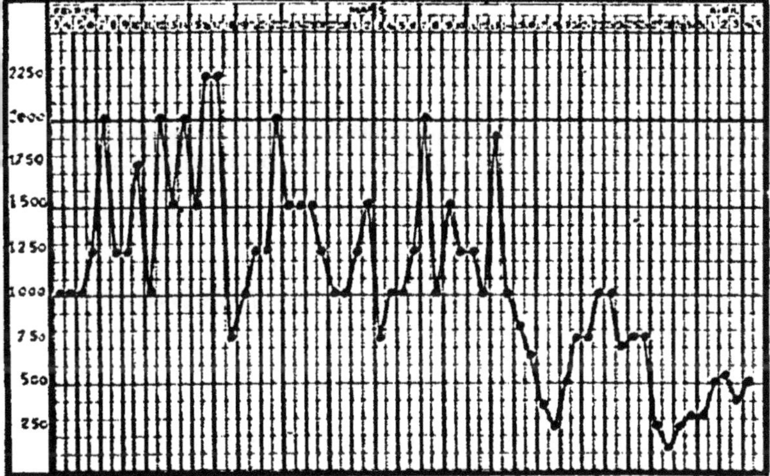

régime lacté ; l'autre est mort d'une affection longue accompagnée d'hémoptysies, probablement la tuberculose pulmonaire.

Antécédents personnels. — A eu la rougeole en bas âge et la fièvre typhoïde à 18 ans.

Très irrégulièrement réglée pendant toute sa vie ; a sa ménopause depuis huit mois. C'est depuis ce moment qu'elle accuse de l'essoufflement, de la fatigue, occasionné par le moindre effort. Pas de traces de syphilis ou d'éthylisme.

Il y a quatre mois, elle présenta des étourdissements, des vertiges, elle eut des bouffées de chaleur après le repas; les digestions étaient difficiles; parfois survenaient des vomissements, après quoi l'oppression disparaissait. Elle remarqua de l'enflure des jambes le soir.

Elle se fit soigner à Lariboisière le 1er novembre et entra à Necker le 1er février.

1er février 1898. La malade est très amaigrie, le faciès cyanosé, les lèvres bleuâtres; des varicosités veineuses sillonnent ses pommettes. Ses conjonctives sont jaunâtres. Le cou est le siège de battements tumultueux, battements artériels et veineux, les jugulaires sont distendues; les sous-clavières légèrement surélevées.

Elle se plaint d'une dyspnée continuelle, surtout la nuit; dyspnée qu'exagère le moindre effort, de douleurs épigastriques violentes et d'œdème des jambes.

On examine le cœur et on trouve à la percussion une matité transversale très accusée; la pointe bat dans le 5e espace intercostal à 2 centim. en dehors du mamelon.

L'auscultation permet de constater une tachycardie considérable avec arythmie. Ni bruit de galop, ni souffle. Le pouls est incomptable, petit, serré, arythmique.

Le foie déborde les fausses côtes de deux travers de doigt, il n'est pas très douloureux à la palpation, ce qui indique un degré assez avancé de sclérose.

Le ventre est ballonné et dur.

Dans les poumons, on constate une matité dans la fosse sus-épineuse et sous-claviculaire droite et un souffle assez rude avec quelques crépitations quand on fait tousser la malade.

Aux deux bases, râles sous-crépitants et sibilants. Signes de congestion pulmonaire.

Le taux des urines est de 1,000 gr.; elles sont claires, albumineuses.

On fait le diagnostic de cardio-sclérose à forme tachy-arythmique et tuberculose pulmonaire du sommet droit.

On prescrit XXX gouttes de digitaline le 3 février, XX gouttes le 4 et le 8 et sous cette influence le taux des urines augmente mais le cœur ne se régularise en rien et la dyspnée persiste.

Les 19, 20, 21 février, administration de X gouttes de digitaline.

4 mars. XX gouttes de digitaline.

Aucune modification dans l'état du cœur; la lésion pulmonaire s'étend; la malade crache davantage et présente la nuit des sueurs abondantes qui la mettent dans un état de faiblesse extrême.

Le 11. M. Huchard conseille le massage que pratique M. Krikortz. Au bout de deux séances les urines montent à 2,000 gr., mais à partir de ce moment elles diminuent d'une façon progressive pour se maintenir presque toujours au-dessous de 1,000 gr.

Pression artérielle............................ 12

Le 15. Même état. Pression artérielle, 14,5.

Le 18. La tachycardie diminue; l'arythmie persiste. Toujours de la dyspnée nocturne. La malade présente de l'intolérance pour le lait.

P. A. avant le massage...................... 12 1/2
— après — 13

Le 19. Respiration meilleure. On peut compter le pouls qui est de 0 avant le massage, 108 après.

Le 21. Accès de toux, accompagnés d'une expectoration spumeuse. Toujours pas de sommeil. Cœur affolé. Congestion de la base du poumon droit. Pouls incomptable avant et après le massage.

Le 22. Toux violente sans signes physiques plus accentués, la toux empêche le sommeil.

P. A.. 13
Pouls irrégulier avant le massage............. 124
— après — 108

Le 21. Un point de congestion pulmonaire à la base droite. Rien à gauche. Les lésions bacillaires augmentent. Deux piqûres d'huile camphrée à 12 gr. pour 50 par jour.

Le 28. Grande dyspnée nocturne. La malade a le teint cireux; le ventre est ballonné.

Le 29. Vomissements de lait caillé à la suite de quintes de toux.

Le 30. Une injection de bleu de méthylène, se manifeste, une demi-heure après, par la couleur verte des urines. Vomissements, insomnie, oppression modérée. Subictère des conjonctives.

1er avril. État général mauvais. Vomissements successifs de lait quoique coupé eau de Vichy et de képhyr n° 2.

L'inhalation d'un mélange d'O et de CO² qui l'avait soulagé hier est mal supporté aujourd'hui.

Le 3. Dyspnée intense. Faciès terreux, subictère des conjonctives, ventre ballonné, œdème des jambes. Le lait et le képhyr sont rejetés par vomissements. La malade ne peut tolérer que le champagne très étendu d'eau de Vichy.

7 mai. Depuis le 3 avril, la malade a des alternatives de dyspnée intense et de calme relatif. L'état général n'est pas meilleur; les lésions pulmonaires s'accentuent. Le cœur est affolé, tachycardique et arythmique.

Elle réclame de temps en temps tous les trois ou quatre jours un massage. L'amélioration qui en résulte est de peu de durée.

Obs. 68. — (Personnelle. Service de M. Huchard.)

La nommée Augustine, journalière, âgée de 57 ans, entre salle Delpech, lit n° 5, le 3 novembre 1897.

Antécédents personnels. — Nuls. Ni syphilis, ni alcoolisme, ni paludisme. Pas de grossesse ni de maladies antérieures.

Depuis deux ans se plaint de fatigue, d'oppression, d'insomnie, de céphalée, de douleurs et d'œdème des jambes.

Soignée il y a 1 mois à Tenon pour « une maladie de cœur ».

Faciès assez bon : légère parésie faciale gauche avec trémulation et contraction fibrillaire des muscles de la face. Parole lente et difficile; bégaiement. Tremblement des doigts, a l'occasion des mouvements; nul au repos.

Dyspnée, oppression, insomnie.

A l'examen, les sous-clavières, soulevées, sont visibles dans le creux sus-clavière; l'aorte est sensible au niveau de la fourchette du sternum. Battements artériels du cou.

Pas de modification dans la matité précordiale. La pointe bat dans le 5e espace intercostal. Un léger frémissement est senti à la palpation de la pointe du cœur.

On entend à la base un double souffle systolique et diastolique, se propa-

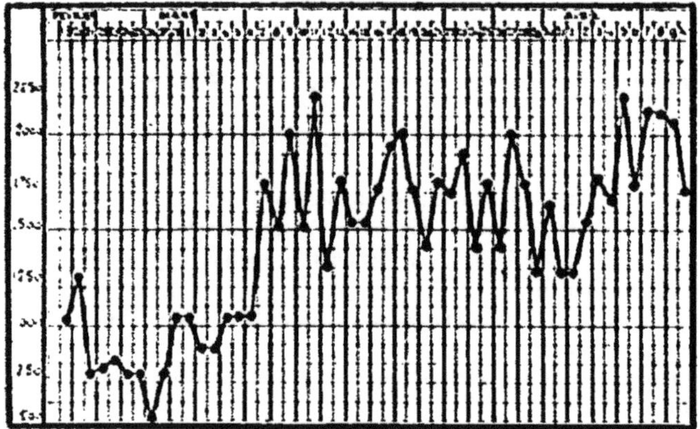

geant vers la pointe, le maximum étant au milieu du sternum. Ce double souffle a, par instant, l'apparence d'un bruit de va-et-vient.

Pouls régulier, serré, fort.

Urines claires, peu abondantes, non albumineuses.

Foie douloureux, non augmenté de volume. Pas d'ascite.

Râles ronflants et sous-crépitants aux bases des deux poumons ; pas d'épanchement pleural; pas de tuberculose. Appétit conservé.

On porte le diagnostic d'aortite chronique s'accompagnant d'insuffisance aortique artérielle.

La malade est soumise au régime ordinaire et a comme prescription 4 pilules de Betula alba du 11 au 17 novembre.

Du 22 novembre au 23 février, la malade présente toujours de la dyspnée d'effort, de l'insomnie ; ses urines se maintiennent entre 750 gr. et 1500 gr. par jour.

Le 23 février, l'auscultation du cœur révèle en dehors du double souffle aortique un bruit de galop présystolique, signe de sclérose du myocarde.

février au 6 mars les urines se maintiennent entre 500 gr. et 1000,
-li, M. Huchard conseille le massage et aussitôt la courbe des urines
te.
l'influence de 8 massages les urines atteignent le taux de 2000 à
r. et s'y maintiennent. La dyspnée a disparu. Seule, l'insomnie persiste.
ars. La malade accuse une douleur assez vive dans son articulation
-humérale gauche; cette articulation présente de l'arthrite sèche avec
uents et mouvements très limités. Applications de pointes de feu.
ril. La malade va très bien, se lève une grande partie de la journée;
l est bon; la dyspnée a disparu; l'insomnie est moins accusée. Les
ont toujours très abondantes.

. — *Cardio-sclérose*. Service de M. HUCHARD, rédigée par M. KRIKORTZ.

ommée X..., 51 ans, journalière, entre à la salle Delpech, lit n° 30, le
i r 1898.
cédents personnels. — Toujours bien portante jusqu'à il y trois ans,

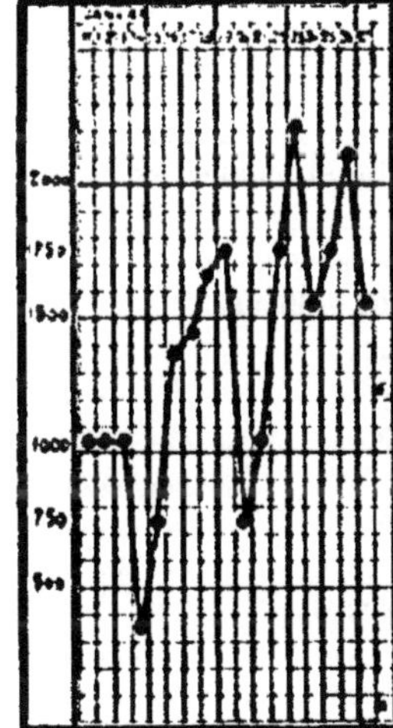

à laquelle, la malade éprouve de l'essoufflement au moindre effort et
e de l'œdème de ses jambes, le soir. Elle a sa ménopause depuis six

née déjà il y a deux ans, dans le service de M. Huchard pour l'œdème et
née.
nvier 1898. La malade est très obèse; elle pèse 85 kilos. Son visage est
les lèvres bleuâtres; la cyanose augmente au moindre effort.

P.   12

Pas d'œdème de jambes.

Au cœur, pas de souffles ; retentissement diastolique dans le 3e espace inter costal ; pas de galop ; mais bruits du cœur faibles et irréguliers.

Râles de congestion aux bases des deux poumons.

Urines rares, foncées en couleur, chargées de sels, non albumineuses.

Pas de liquide ascitique ou pleural.

Ce qui domine la scène chez la malade, c'est une dyspnée intense. Diagnostic porté : cardio-sclérose.

Le 14. Après avoir donné pendant trois jours 1 gr. 50 de théobromine par jour, on cesse le médicament et on pratique le massage abdominal et général associé à quelques mouvements passifs des membres.

<pre>
          P. A. avant le massage 16 1/2
           —   après   —   ...., 17 1/2
15 janv. P. A. avant le massage........................, 16
           —   après   —   18
Le 16.   P. A. avant le massage ...., 16
           —   après   —   ...., 14
Le 17.   P. A. avant le massage 16 1/2
           —   après   -- 15 1/2
Le 18.   P. A. avant le massage 17
           —   après   —   13
Le 19.   P. A. avant le massage 15
           —   après   —   12
</pre>

Le 19. La malade a pu descendre et monter les escaliers sans éprouver de dyspnée.

<pre>
Le 21.   P. A. avant et après le massage................ 15
</pre>
La malade est soumise au régime ordinaire.

<pre>
Le 22.   P. A. avant le massage........................ 18
           —   après   —   16
Le 23.   P. A. avant le massage........................ 16
           —   après   —   ...., 16
Le 25.   P. A. avant le massage........................ 18
           --   après   —   16
Le 26.   P. A. avant le massage........................ 16 1/2
           —   après   --   15
Le 27.   P. A. avant le massage........................ 15
           —   après   -- 16 1/2
</pre>

Le 28. La malade n'éprouve plus de dyspnée. Le cœur est toujours aussi irrégulier ; mais les battements ont plus d'amplitude.

L'analyse complète des urines faite le 12 et le 28 janvier par M. Moreau interne en pharmacie du service, démontre que l'élimination de l'acide urique des chlorures et des phosphates est plus active.

Analyse d'urine faite le 15 janvier 1898 par M. Moreau, interne en pharmacie du service.

14 janvier 1897.

Volume........................ 350
Réaction...................... peu acide.
Densité....................... 1,039
Extrait sec................... 66 par litre   33,10 en 24 heures.
Cendres 22   —   11,03   —
Matières organiques....... 44   —   22,06   —
Urée.......................... 39   —   13,65   —
Acide urique................ 0,23   —   0,085   —
Chlorures................... 1,80   —   0,63   —
Acide phosphorique....... 4,97   —   1,73   —
Albumine et sucre......... néant.
Pigments biliaires.
Indican en faible proportion.

Le 24.

Volume........................ 2,000
Réaction...................... acide.
Densité....................... 1,009
Extrait sec................... 17 par litre   34 en 24 heures
Cendres...................... 5   —   10   —
Matières organiques....... 12   —   24   —
Urée 8,96   —   17,92   —
Acide urique................ 0,18   —   0,36   —
Chlorures................... 2,40   —   4,80   —
Acide phosphorique....... 2,02   —   4,04   —
Albumine, sucre et pigments   néant.

Le 29. Brusquement la malade présente un ictus apoplectique suivi d'hémi-
plégie droite avec aphasie, et elle meurt le 30 janvier à 1 heure du matin.

AUTOPSIE, faite par MM. DEGUY et MILANOFF. — Rien à noter de spécial
à l'examen des organes abdominaux; à l'ouverture du thorax, ni épanchement,
ni adhérences des plèvres.

Les poumons présentent de l'emphysème aux lames antérieures et de la congestion aux bases.

Le péricarde contient 20 à 30 centim. cubes de sérosité sanguinolente. Cœur
très gros ; cavités excessivement dilatées contenant des caillots cruoriques, myocarde mou, flasque, présentant à la coupe des noyaux de sclérose.

Après la coupe du cœur, on voit que la face aortique de la grande valve mitrale
présente plusieurs grosses plaques d'athérome ancien, se prolongeant avec les
lésions similaires de l'aorte. Aorte peu dilatée, parsemée, à sa face interne, de
plaques d'athérome, les unes calcaires, les autres récentes.

A l'ouverture de la boîte crânienne, on constate une adhérence de la dure-
mère aux autres méninges.

Hémisphère droit. — Pas de trace d'hémorrhagie cérébrale ; on trouve, à la
coupe, un foyer de ramollissement cérébral de date très ancienne siégeant à la

partie postérieure et externe de l'hémisphère, notamment sur les circonvoluti
unissant les lobes occipital, pariétal et temporal.

Hémisphère gauche. — Nulle trace d'hémorrhagie récente, seulement
noyau, gros comme deux noisettes, allongé, irrégulier, aplati de haut en
vestige d'une lésion ancienne (hémorrhagie ou ramollissement) siégeant
partie moyenne de la capsule interne.

Obs. 70. — *Insuffisance mitrale. Asystolie hépatique.* (Personnelle. Servi
M. Huchard.)

La nommée L..., 39 ans, brodeuse, entre salle Delpech, lit n°3, le 6 avril 1
Antécédents héréditaires. — Père mort à 53 ans du diabète ; mère mor
68 ans de bronchite chronique et emphysème, quatre frères ou sœurs dou
mort en bas âge, un autre mort à 28 ans d'affection inconnue. Les autres
en bonne santé.

Antécédents personnels. — Rien à signaler jusqu'à l'âge de 24 ans, sauf des m

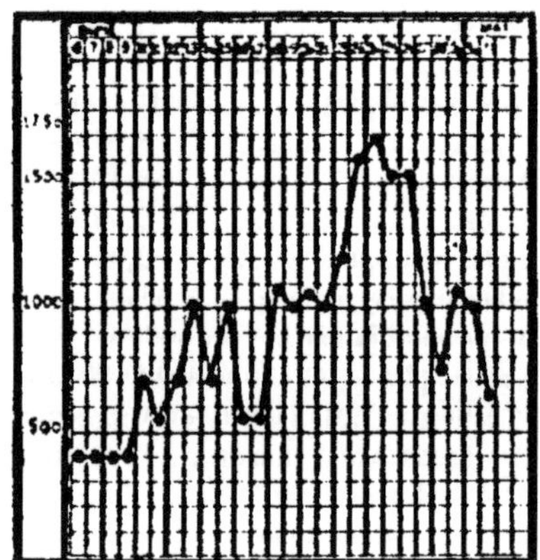

dies de l'enfance, une fièvre continue à deux ans ; la rougeole à 8 ans ; un torti
survenu à l'âge de 12 ans et s'étant reproduit depuis à la suite de refroidissem
A l'âge de 24 ans, à la suite d'une marche un peu pénible, le malade épro
de l'essoufflement et des vertiges. Un médecin prescrit de la digitale.
Depuis ce moment, la malade a de la dyspnée au moindre effort ; elle to
fréquemment, crache quelques filets de sang ou a de légers épistaxis.
Mariée à 25 ans, elle n'a ni grossesse ni fausse couche. Grâce à des s
continuels d'hygiène, l'état se maintient jusqu'à il y a trois ans. C'est alors
les membres inférieurs commencent à s'œdématier et un mois plus tard, app
de la bouffissure du visage avec varicosités veineuses sur les pommettes.

Deux ans et demi se passèrent avec des apparitions et des disparitions des œdèmes sous l'influence de la digitale et de la théobromine et du régime lacté.

Au mois de mai 1897, la malade eut de vives douleurs dans la région hépatique, avec urines foncées en couleur et ictère généralisé d'une durée de quatre à cinq jours. Depuis cette crise l'abdomen s'est distendu progressivement jusqu'à devenir « énorme », dit la malade. A ce moment, il y avait à peine d'œdème des jambes.

Le médecin traitant administra plusieurs fois de la macération de digitale et de la théobromine sans action sur la diurèse.

La malade entre à l'hôpital le 6 avril.

Le visage est très amaigri, sillonné par des varicosités veineuses, les yeux excavés. Le cou est le siège de battements veineux très sensibles. La dyspnée est violente et la malade ne peut passer la nuit que dans un fauteuil.

A l'examen du cœur, on constate que la pointe bat dans le 6e espace intercostal, au-dessous et en dehors du mamelon ; les battements sont tumultueux et irréguliers. On entend un souffle rude, râpeux à la pointe, se propageant dans l'aisselle et dans le dos et nettement localisé au premier temps. Rien à la base, ni souffle ni dédoublement du second bruit. Retentissement diastolique au foyer pulmonaire.

Les veines du cou sont turgescentes et animées de battements, qui sont diastoliques : donc pas de pouls veineux vrai. D'ailleurs, pas de souffle tricuspidien.

Le ventre, en besace, paraît volumineux par le contraste de l'amaigrissement général. On perçoit nettement la sensation de flot, et on estime qu'il existe de six à 8 litres de liquide ascitique.

Il existe fort peu d'œdème des jambes, sauf le soir, au pourtour des malléoles quand la malade s'est levée. De nombreuses veines variqueuses sillonnent les membres inférieurs.

Le foie est difficile à apprécier à la percussion, étant donnée la distension du ventre ; mais la région hépatique est peu douloureuse.

Les urines sont très rares, au-dessous de 250 gr. en 24 heures, rouges, chargées de sels, tellement concentrées qu'elles déterminent des douleurs, pendant la miction.

Aux poumons, râles de congestion au niveau des bases ; matité à ce niveau ; mais pas d'épanchement pleural. Râles ronflants, disséminés dans le reste des poumons.

Le diagnostic porté est : asystolie à prédominance hépatique, due à une lésion d'insuffisance mitrale.

Le 7 avril, avant tout traitement, nous pratiquâmes la ponction de l'abdomen et nous retirâmes 5 litres de liquide citrin, assez albumineux. Après la ponction, l'examen du foie montre qu'il est hypertrophié et qu'il dépasse de trois travers de doigt le rebord des fausses côtes.

Le 11 avril, M. Krikortz pratique du massage général et abdominal, rendu très difficile par les varices des jambes et la tension de l'abdomen, car, malgré la compression énergique pratiquée après la ponction, le liquide s'est un peu reproduit.

Tracé sphygmographique avant massage.

Le 11. P. A. avant le massage. 15 1/2
— après — 14
Pouls incomptable.

Tracé sphygmographique après massage.

Le 12. P. A. 17
— 18
Pouls. 104
— 101

Tracé sphygmographique avant le massage.

Le liquide ascitique se reproduit et on entend, aux bases des deux poumons, des râles sous-crépitants nombreux et fins.

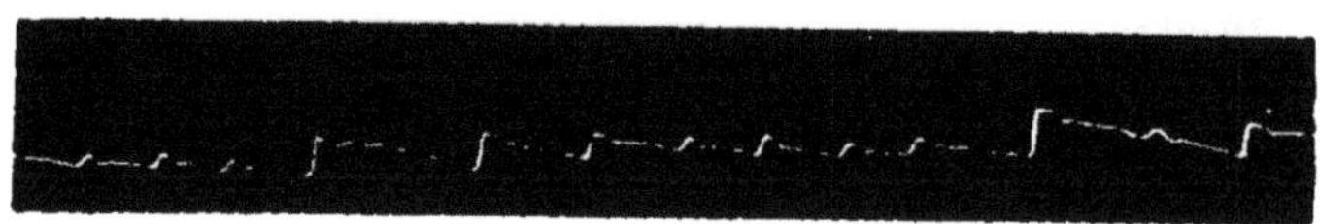

Tracé après massage.

Le 14. Pouls. 106
— 96
Le 15. Pouls. 101
— 100

Le 16. P. A.   16
—   16
Pouls.   101

Le taux des urines, qui s'était élevé à 1,000 gr. par jour, redescend aux environs de 500 gr. Le massage, très difficile à pratiquer, avons-nous dit, est interrompu et la malade prend 50 gouttes de digitaline cristallisée.

On peut juger par la courbe des urines de l'effet obtenu par ce médicament.

Le 28. La diurèse étant trop faible, et la distension du ventre produisant une gêne mécanique dont se plaint la malade, on fait une nouvelle ponction de 7 litres.

4 mai. La malade, légèrement améliorée, mais, ayant toujours de l'ascite, quitte l'hôpital sur sa demande.

OBS. 71. — *Rétrécissement mitral* (Personnelle. Service de M. HUCHARD.)

La nommée C..., âgée de 16 ans, journalière, entre le 23 décembre 1897, à la salle Delpech, lit nº 4.

Antécédents personnels. — Pas de chorée, ni de rhumatisme articulaire aigu. Fluxion de poitrine à l'âge de 13 ans. Toujours très mal réglée. Pas de grossesse.

Elle entre à l'hôpital pour une affection du cœur datant de 4 à 5 mois : mais on trouve des traces de cette affection dans l'enfance (impossibilité de courir, palpitations, essoufflement, règles irrégulières). La malade accuse des palpitations, de la gêne précordiale, l'impossibilité de travailler. La malade a eu des hémoptysies à plusieurs reprises ; des troubles digestifs, consistant surtout en digestions pénibles, en constipations opiniâtres. De temps à autre, œdème des membres inférieurs.

A l'examen du cœur, pas de voussure précordiale ; pas de frémissement cataire ; pas de surélévation des sous-clavières. Battement et gonflement des veines jugulaires.

A l'auscultation : bruits du cœur irréguliers et précipités. Parfois dédoublement du second bruit entendu surtout à la base. Roulement présystolique.

Pouls petit, tendu, irrégulier.

Dans les poumons : légère submatité au niveau du sommet droit sans signes évidents de tuberculose pulmonaire ; ni congestion pulmonaire, ni épanchement pleural droit.

Foie douloureux et augmenté de volume. Pas d'ascite.

Urines rares, sans albumine.

Tube digestif en mauvais état. Pesanteur au creux épigastrique après le repas ; vomissements, constipation.

On fait le diagnostic de rétrécissement mitral avec troubles sérieux des fonctions digestives.

La malade passe quinze jours à l'hôpital et sort sur sa demande pour rentrer le 19 mars 1898.

Elle est en état sub-asystolique ; son visage est cyanosé, les veines du cou sont

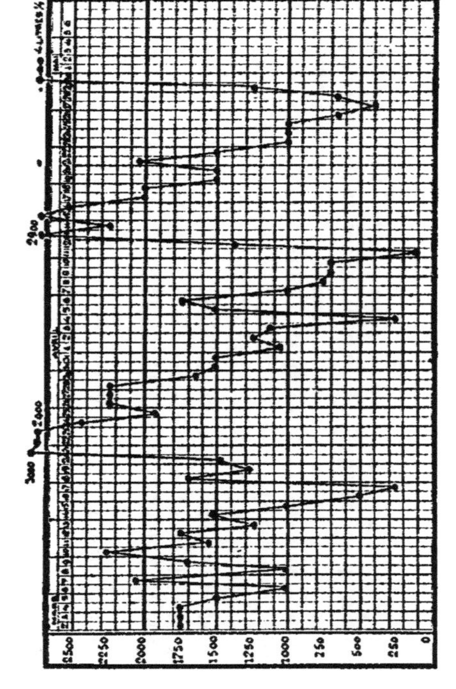

très tendues : la dyspnée est intense, le cœur est affolé, les bruits, tellement précipités qu'il est impossible d'entendre le rythme mitral.

Il y a de l'œdème des jambes et les urines sont rares et sédimenteuses mais ne contiennent pas d'albumine.

Le 2 et le 3 mars, après avoir purgé la malade, on lui administre 50 gouttes de digitaline en deux fois.

Les jours suivants, le taux de l'urine augmente, l'œdème diminue, le foie est moins gros et moins douloureux. La dyspnée est moins accentuée.

Le 19. Nouvelle crise hyposystolique et administration de 30 gouttes de digitaline.

Le 21. État meilleur. Jambes moins enflées. Urines abondantes. Le cœur est moins tumultueux. La dyspnée a presque disparu et pour la première fois, depuis son entrée, la malade a dormi.

Le 23. Mauvais sommeil. Toux assez vive avec expectoration peu abondante. Cependant il n'existe que quelques râles de congestion à la base des deux poumons.

Le 29. La malade accuse une pesanteur au creux épigastrique, lorsqu'elle se met debout ou après les repas.

8 avril. Pas de sommeil. Vomissement pendant la nuit.

Le 11. Les urines tombent au-dessous de 250 grammes. La dyspnée, les œdèmes, la douleur hépatique, le gonflement des veines du cou sont réapparues et la malade réclame de la digitaline.

Sans rien changer à son régime, et sans lui donner de digitaline, on prie M. Krikortz de pratiquer du massage abdominal et général, avec vibrations sur le thorax, et mouvements passifs.

A ce moment, on observe de la submatité aux bases avec de nombreux râles fins. On constate, à la percussion, que l'oreillette droite déborde le sternum de 2 centim. La pointe est déjetée en dehors. Le diamètre transversal du cœur est donc augmenté.

La région du foie est douloureuse et cet organe dépasse le rebord des fausses côtes de quatre travers de doigt.

Le 12. Massage.

Le 13.   P. A. avant le massage.   16
         —   après   —   14
         Pouls.   116
         —   112

Le 14. La malade a passé une meilleure nuit ; le foie est moins sensible.

Le 15. La dyspnée a augmenté.
         P. A. avant le massage.   15
         —   après   —   14
         Pouls très irrégulier..   96

Le 16. P. A. avant le massage.   13
         —   après   —   13
         Pouls incomptable.

La malade se sent mieux, dort bien et est moins oppressée.

Le 18. P. A. avant le massage...................... 16
— après — 14
Pouls incomptable.

Les muscles de l'abdomen sont moins contracturés : le massage abdominal est plus facile à pratiquer.

On essaie de prendre, ce jour-là, des tracés cardiographiques du cœur et de la carotide. Celui du cœur ne donne rien ; celui de la carotide indique l'irrégularité du pouls et la dyspnée qu'éprouve la malade.

Le 19. La douleur hépatique a diminué d'intensité, la malade a pu dormir 4 heures de suite dans son lit et reposer le reste de la nuit.

P. A. avant le massage...................... 15
— après — 13
Pouls...................... 100
Le 20. P. A. avant le massage...................... 14
— après — 14
Pouls avant le massage...................... 84
— après — plus régulier........... 80
Le 21. P. A avant le massage...................... 14 1/2
— après — 13

A partir du 21 on cesse le massage et le taux des urines tombe au bout de 6 jours au-dessous de 500.

La malade a de l'œdème des jambes, de la congestion hépatique et pulmonaire ; sa dyspnée est augmentée : on lui administre alors 50 gouttes de digitaline et les urines en deux jours arrivent à 4 litres et demi.

Le côté intéressant de cette observation est de montrer que le massage abdominal et général a eu pendant 10 jours le même effet qu'une administration de digitaline, même effet sur les œdèmes, les congestions viscérales, la diurèse et la régularisation des battements cardiaques.

7 mai. La diurèse se maintient au-dessus de 4 litres jusqu'au 4 mai et la malade, bien portante, sans œdèmes, sans congestion hépatique ou pulmonaire demande à sortir le 7 mai. On lui donne le conseil d'éviter toute fatigue et de revenir de temps en temps se faire examiner à la consultation. Nous auscultons le cœur au départ, et nous trouvons le cœur moins arythmique, le rythme mitral plus net et le dédoublement du 2e bruit nettement perceptible à la base.

OBS. 72. — *Cardio-sclérose à forme tachy-arythmique.* (Personnelle. Service de M. HUCHARD.)

La nommée Victorine F.... couturière, âgée de 59 ans, entre salle Delpech, lit n° 21, le 14 février 1898.

Rien à relever dans ses antécédents héréditaires ou personnels. Ni goutte, ni rhumatisme, ni lithiase, ni troubles d'alimentation ou de boissons.

En septembre 1897, elle présente des accidents pulmonaires sur la nature desquels elle ne peut nous renseigner. Toux et dyspnée depuis ce moment.

En janvier 1898, ces phénomènes se sont reproduits avec plus d'intensité, dyspnée diurne, palpitations au moindre effort ; pas d'œdème ,sauf le soir, au pourtour des malléoles.

A l'examen, on ne constate ni surélévation des sous-clavières, ni retentissement diastolique de l'aorte, aucun bruit de souffle. Pas de battements artériels ou veineux. Les deux seuls phénomènes constants sont : la tachycardie et l'arythmie. Pas de bruit de galop.

Congestion des 2 bases des poumons.

Urines non albumineuses, rares, 700 à 1000 gr.

Pression artérielle, 13.

On fait le diagnostic de cardio-sclérose à forme tachycardique.

A partir du 20 février M. Krikortz fait du massage, pendant 4 jours et le taux des urines s'élève progressivement jusqu'à atteindre 1500 gr. et 2250 gr.

Puis la malade allant bien, on interrompt jusqu'au 11 mars.

11 mars. Urines	....	1 litres.	Massage.
Le 12 —	—	1,200 gr.	Massage.
Le 13 —	—	1,200 gr.	Massage.
Le 14 —	—	750 gr.	Massage.
Le 15 —	—	1,200 gr.	Massage.
Le 16 —	—	600 gr.	Massage.
Le 17 —	—	750 gr.	Massage.

La malade présente des râles de bronchite et de congestion pulmonaire disséminés dans les deux poumons ; on cesse le massage.

La tachycardie et l'arythmie augmentent ; le cœur est véritablement affolé.

21 mars. Les urines sont plus rares, légèrement albumineuses.

Reste dans le même état jusqu'au 27 mars, époque à laquelle elle sort sur sa demande.

15 avril. Peu de temps après, la malade rentrait dans le service de M. Cuffer et mourait quelques jours après.

Il y a eu opposition à l'autopsie.

Obs. 73. — *Angine tabagique coronarienne.* (Observation due à l'obligeance du Dr Cautru.)

M. J..., âgé de 65 ans, m'est adressé par M. Huchard, le 12 mars 1898, avec le diagnostic de *coronarien.* A ce moment le malade, déjà très amélioré par le traitement à l'iodure de sodium et la trinitrine, conserve cependant une sensation continue de gêne, de constriction de la poitrine qui devient de l'oppression dès qu'il fait quelques pas ou veut monter un escalier. Il est toujours, selon son expression, sur le point d'avoir une crise et cette crise éclate d'ailleurs quelquefois, le plus souvent après les repas, surtout s'il mange un peu vite. Il est alors cloué sur place ; son visage pâlit, se couvre de sueurs, en même temps que se produit cette douleur atroce de sensation de couteau enfoncé entre les épaules et d'étreinte du cœur par une main de fer.

Le bras gauche lui fait mal, depuis l'aisselle jusqu'au petit doigt et le poignet semble pris dans un bracelet trop étroit. M. J... se plaint encore de vertiges, qui le forcent souvent, dans la rue, à prendre un appui pour ne pas tomber.

L'aspect général du malade est bon, car, depuis la diminution des crises, il a repris son poids habituel de 80 kilogs, après avoir perdu 32 livres, en peu de temps, au début de la maladie.

Son ventre est gros, distendu par des gaz, et il est facile de deviner à l'aspect général du malade qu'on se trouve en face d'un de ces congestifs, à pléthore abdominale, qui rentrent dans la grande classe des ralentis de la nutrition. Il est d'ailleurs fils d'arthritiques ; son père est mort d'apoplexie et sa mère était asthmatique et emphysémateuse. Lui-même, dès l'âge de 12 ans, eut fréquemment de l'oppression, et fut fortement neurasthénié, à la suite de chagrins et de perte d'argent, pendant la guerre. Notons que dès l'âge de 15 ans, il se mit à fumer sans discontinuer, du matin au soir, jusque il y a 2 ans, époque de sa première crise d'angine de poitrine. Elle éclata tout d'un coup, alors qu'il était en pleine santé, un jour à son réveil, en février 1896, et se reproduisit plusieurs fois par 24 heures, quelquefois à jeun, mais plus souvent après les repas dès qu'il faisait un effort en voulant marcher, et toujours le soir, au moment où il se mettait au lit. Ces crises allèrent en s'atténuant grâce à la privation du tabac et à l'usage de la trinitrine et de l'iodure qui lui furent prescrits. Au bout de 8 mois, se croyant guéri, il recommence à fumer ; nouvelles crises ; il cesse, reprend son traitement et ne sort plus de l'état dans lequel je l'ai décrit au début de cette observation.

Je commence de suite le traitement, qui consiste en un massage abdominal de 15 minutes (pression et pétrissage sans hachures ni mouvements de gymnastique).

12 mars 1898. 1er massage.

La pression artérielle à la radiale est :

  P. A. avant le massage...................... 30

   — après — 28

  Pouls avant le massage...................... 96

   — après — 86

Je continue le massage tous les deux jours régulièrement.

Le 21. Le malade se sent mieux.

L'oppression a disparu. Les selles sont plus régulières et plus abondantes.

  P. A. avant le massage...................... 28

   — après — 26

Le 23. La marche est plus facile, peut durer plusieurs heures, sans menaces de crises et sans le moindre essoufflement.

Même pression artérielle. Mêmes pulsations.

30 mars. M. J... est venu sans la moindre difficulté à pied, de la place des Vosges à la Trinité, d'un bon pas.

  P. A. avant le massage...................... 24

   — après — 24

<pre>
        Pouls avant le massage........................   92
          —   après   —   80
1er avril. P. A. avant le massage....................   24
          —   après   —   22
Le 4.   P. A. avant le massage..................... 23 1/2
          —   après   —   21
        Pouls avant le massage......................   88
          —   après   —   84
</pre>

Le malade monte facilement les escaliers; il a pu aller, la veille, de chez lui au cimetière du Père-Lachaise, sans éprouver d'oppression.

<pre>
Le 6. P. A. avant le massage.....................   22
          —   après   —   21
</pre>

Le 11. M. J... qui, jusqu'alors, se plaignait encore de douleurs dans le bras et le poignet gauches, n'a rien ressenti depuis le 8 avril.

<pre>
        P. A. avant le massage......................   21
          —   après   — 19 1/2
</pre>

Venu à pied, il retourne à pied chez lui. Il se sent beaucoup plus fort.

Le 14. N'éprouve plus le moindre malaise.

<pre>
        P. A. avant le massage....................   20 1/2
          —   après   —   20
Le 16. P. A. avant le massage......................   21
          —   après   — 18 1/2
</pre>

A titre d'expérience, je fais suivre le massage abdominal de hachures sur le ventre et au niveau du dos, la pression remonte à 25 et le pouls de 80 remonte à 84.

Le 19. Le ventre est plus souple, il a fondu et le malade a remarqué que depuis quelques jours, il se baisse très facilement, il peut boutonner ses bottines, pour la première fois depuis le début de sa maladie.

Les urines sont montées, de normales qu'elles étaient, à 2 litres un quart.

Le 23. Dernier massage de cette série.

La pression est à 19 et demi.

OBS. 74. — *Insuffisance mitrale.* (Due à l'obligeance de notre maître M. ANDRÉ PETIT.)

M. B..., 43 ans. Arthritique héréditaire. Rhumatisme articulaire aigu en 84. Endocardite légère, suivie d'insuffisance mitrale.

Depuis lors, coliques hépatiques. Obésité. Compensation cardiaque bonne. En 1896, quelques menaces de rupture de la compensation, mais évitées par un repos relatif.

En août 1897, aux bains de mer, fatigues, *bicyclette*, et crise d'asystolie menaçante, avec congestion hépatique, congestion pulmonaire, œdème des jambes peu marqué. Essoufflement extrême.

Vu à son retour à Paris, commencement d'octobre.

Lait : purgatifs (calomel et scammonée) ; digitaline ; repos, ventouses.

Amélioration lente ; menaces de rechutes, reste de bouffissure ; essoufflement.

Je fais faire, en décembre, du massage général tous les deux jours avec gymnastique suédoise (sans résistance, puis avec résistance au mouvement provoqué). Amélioration rapide et définitive en moins d'un mois. Le malade commence alors à sortir et, depuis, il n'a eu aucun trouble marqué.

On a suivi en outre un régime contre l'obésité, mais peu sévère.

L'embonpoint a notablement diminué et l'état général est actuellement excellent.

La pointe du cœur, très déviée à gauche, s'est sensiblement rapprochée du mamelon et le souffle systolique de la pointe est redevenu net, à timbre élevé, les bruits cardiaques mieux frappés, les irrégularités de rythme moins fréquentes.

Il a dû refaire un mois de massage en avril ; je ne l'ai pas revu encore depuis.

OBS 75. — *Aortite. Tachycardie et arythmie.* (CAUTRU. Résumée.)

M. X..., arthritique, présente à l'examen du cœur de l'arythmie avec tachycardie, sans bruit de souffle.

A l'aorte, retentissement clangoreux au niveau du 2e espace intercostal droit.

Au poumon, foyers de râles sous-crépitants à la base du poumon gauche ; expectoration légèrement sanguinolente, due à un infarctus pulmonaire.

Foie douloureux et abaissé.

Pouls incomptable.

Traitement. — Malgré cet état, M. Huchard prescrit du massage abdominal qu'exécute M. Cautru ; en même temps : injections sous-cutanées d'huile camphrée à 10 pour 50.

On continue le strophantus, la théobromine et le régime lacté absolu.

5 jours après, le pouls est bon, l'arythmie a complétement disparu, le foie n'est plus douloureux ; le malade va à la garde-robe et urine plus abondamment.

OBS. 76. — *Insuffisance mitrale.* (Résumée.)

Mlle X..., 10 ans, rougeole à 4 ans : 3 attaques de rhumatisme articulaire
eu en 1892, 94 et 97.

Localisation cardiaque, après la première attaque ; depuis la dernière, elle a
s palpitations et de l'oppression ; elle est très anémique, avec des céphalal-
es.

Très pâle, dyspnée d'effort, surtout pour courir et monter les escaliers ; pas
sommeil ni d'appétit ; pas d'œdème, rien dans les urines.

Pas de voussure précordiale. Choc cardiaque fort, léger frémissement systo-
que. Pas d'hypertrophie.

Souffle systolique à la pointe, fort, propagé dans le dos et l'aisselle ; 1er bruit
tique soufflant, 2e bruit faible. Souffle sensible dans les carotides.

Traitement. — Trépidation, pétrissage, rotation des membres. Massage du
ur et de l'abdomen.

Résultat. — Amélioration sensible ; disparition presque absolue des palpi-
tions. Sommeil et appétit bons. État général meilleur.

OBS. 77. — *Insuffisance mitrale.* (Résumée.)

Mlle X..., 10 ans, rhumatisme articulaire à 8 ans, suivie d'une maladie de
ur. Elle a des palpitations au moindre mouvement.

Soignée en 1895 par la gymnastique médicale, a été très améliorée. En 1896,
plaint d'essoufflement, de dyspnée d'effort ; quelques vomissements, des épis-
xis et céphalalgies. Peu de voussure précordiale ; choc dans le 5e espace.
ouffle doux, systolique à la pointe, sensible dans le dos.

Traitement. — Trépidation du thorax, circumduction des membres. Traite-
ent local du cœur. Soulèvement du thorax. Amélioration de l'état général, peu
vomissements ni d'épistaxis.

OBS. 78. — *Insuffisance mitrale.* (Résumée.)

Mlle X..., 10 ans, rougeole et scarlatine à 5 ans, rhumatisme à 6 ans.
Elle a des essoufflements, oppression nocturne, insomnie, céphalalgie, dou-
ur à l'estomac, anémie et faiblesse.

Choc cardiaque marqué ; souffle systolique très doux à la pointe, propagé dans l'aisselle ; 1er bruit aortique plus faible. Pouls petit.

Traitement. — Trépidation. Pétrissage. Rotation des membres. Traitement local du cœur ; soulèvement du thorax.

Résultat. — Moins d'anémie et de faiblesse ; plus de constipation ni de douleur dans la région précordiale.

OBS. 79. — *Insuffisance mitrale.* (Résumée.)

Mlle X..., 32 ans, mère morte de maladie de cœur. Pas d'antécédents personnels. Réglée à 17 ans, attaque de rhumatisme articulaire aigu à 19 ans.

Depuis l'attaque, elle a des essoufflements, oppression nocturne, pas de sommeil ni d'appétit, éructations matinales ; très constipée ; céphalalgies. Douleurs dans le dos. Pas d'œdème ; rien dans les urines. Maigreur et pâleur.

Voussure précordiale assez marquée. Choc précordial très fort, léger frémissement cataire systolique.

Matité plus grande que normalement.

Souffle systolique à la pointe, rude, râpeux, propagé dans l'aisselle. 2e bruit pulmonaire renforcé. Pouls fuyant sous le doigt.

En 1896, le traitement par le massage l'a améliorée, elle a moins d'essoufflement.

En 1897, même traitement, souvent interrompu. Un peu d'amélioration dans l'état général.

OBS. 80. — *Angine de poitrine, battements nerveux du cœur, hystérie.* (Résumée.)

Mme X..., 43 ans ; fièvre typhoïde à 18 ans ; réglée à 15 ans, une fausse couche et 4 accouchements.

Se plaint de douleurs dans la région du cœur, accrues depuis 3 mois ; les douleurs partent de la tête avec irradiations dans la poitrine, le bras, la main gauche ; accès nocturnes, difficulté de la respiration de la parole ; refroidissement des extrémités.

A la suite de ces crises, qui durent quelques minutes, il y a engourdissement du bras gauche.

Vertiges, insomnies, crises de larmes ; palpitations d'effort.

Un peu de douleur dans le côté et le bras gauche.

Examen. — Choc de la pointe peu net, pas d'hypertrophie. Bruits du cœur normaux. Un peu de tachycardie.

Traitement. — Soulèvement du thorax, pétrissage, circumduction des membres, traitement local du cœur. Pression des nerfs intercostaux gauches.

Résultat. — Amélioration notable. Persistance moindre des douleurs de la tête et du cœur.

OBS. 81. — *Maladie congénitale du cœur.* (Résumée.)

Mlle X..., 11 ans, maladie congénitale du cœur sans cyanose ; pas d'autres symptômes. Un peu d'albuminurie, suite de diphtérie en 1892. Nausées.

Examen en 1893. — Souffle fort, sensible dans toute la région du cœur, plus marqué à la base, égal à l'aorte et à l'artère pulmonaire, non transmis aux carotides.

Les 2 bruits sont masqués par le souffle.

Céphalalgies.

Le traitement a fait cesser les nausées et les maux de tête.

On diagnostique : Insuffisance pulmonaire avec rétrécissement (Dr Levin).

En 1894. Pas de voussure : choc du cœur très fort et frémissement systolique. Pas d'hypertrophie.

Souffle systolique très fort, propagé dans toutes les directions, un peu plus fort à l'artère pulmonaire qu'à l'aorte, et plus fort à la pointe qu'à la tricuspide, pas de propagation à l'aisselle et dans le dos ; 2e bruit sensible à la pointe, mais non à la base.

Traitement. — Extension du thorax, circumduction du cœur, soulèvement du thorax. Frottement des doigts, vibrations entre les omoplates.

OBS. 82. — *Insuffisance mitrale.* (Résumée.)

Mlle X..., 11 ans, n'a pu jamais jouer dans son enfance, presque toujours couchée, cyanosée, quelques crachements de sang.

Thorax bombé ; choc cardiaque très fort, frémissement systolique, souffle fort à la pointe, avec retentissement métallique, propagé à l'aisselle et au dos.

Souffle systolique moins fort à l'aorte, propagé dans les carotides ; 2e bruit aortique faible et un peu soufflant (propagation du souffle mitral ?).

Souffle systolique à l'artère pulmonaire, moins fort qu'à l'aorte.

Traitement. — Habituel. Elle marche et joue comme les autres enfants ; il n'y a plus de cyanose.

OBS. 83. — *Arythmie avec tachycardie.* (Résumée.)

Mme X..., 63 ans, fatiguée depuis 3 ans, époque de sa ménopause. Elle a des palpitations, de l'oppression nocturne, pas de sommeil. Dyspnée d'effort marquée. Pas d'appétit, digestions difficiles, coliques et constipation, céphalalgies, vertiges et fatigue générale.

Choc cardiaque assez fort, arythmie très considérable ; premier bruit aortique très faible.

Traitement mécanique. — Abaissement des bras, rotation des jambes, pétrissage, circumduction des membres, extension du thorax.

Battements du cœur, dyspnée, améliorés. Appétit meilleur ; il n'y a plus de maux de tête.

Obs. 84. — *Faiblesse générale. Battements nerveux du cœur.* (Résumée.)

Mme X..., 38 ans, a des palpitations fatigantes, de la dyspnée d'effort, l'insomnie. Pas d'appétit, faiblesse générale, maux de tête, refroidissement des extrémités.

Choc cardiaque assez fort ; premier bruit aortique soufflant.

Traitement. — Flexion des coudes et des genoux, pétrissage, circumduction des pieds, tremblement du dos, vibrations des pieds, extension du thorax, etc.

État général amélioré, palpitations aussi.

Obs. 85. — *Insuffisance et rétrécissement mitral.* (Résumée.)

Mlle X..., 22 ans ; a la diphtérie à 5 ans, scarlatine et néphrite à 9 ans, réglée à 12 ans.

Elle a de l'oppression depuis 6 mois, sommeil difficile, possible sur le côté droit ; pas d'appétit, vertiges, douleurs dans la région du cœur et dans le dos, pas de constipation.

Cage thoracique très bombée ; choc cardiaque très fort ; frémissement systolique.

Souffle systolique à la pointe et roulement présystolique.

Traitement par les machines. Rotation des bras, des jambes, pétrissage, vibrations du dos et des pieds, extension du thorax, etc.

Moins de pulsations cardiaques.

Obs. 86. — *Insuffisance mitrale typique.* (Résumée.)

M. X..., âgé de 11 ans. Rougeole et scarlatine. Rhumatisme articulaire aigu généralisé à 6 ans, en 1891.

En 1892, soigné pour une localisation cardiaque ; il avait des palpitations, de la douleur précordiale, de la tachycardie sans arythmie, avec hypertrophie du cœur et un souffle systolique intense à la pointe ; deuxième bruit pulmonaire renforcé. Pâleur du visage.

De 1893 à 1895, soigné par la gymnastique, il a été amélioré ; plus d'épistaxis ni vomissements.

En 1896, un peu d'albumine.

Malade pâle, souvent cyanosé ; dyspnée d'effort ; un peu de constipation, quelques épistaxis.

Un peu de voussure précordiale. Choc cardiaque un peu fort. Un peu d'hypertrophie.

Souffle systolique à la pointe, propagé dans l'aisselle et le dos. Deuxième bruit pulmonaire un peu accentué. Bruit de diable très fort.

Traitement. — Soulèvement du thorax ; pétrissage, circumduction des pieds, tapotement du thorax, vibrations et effleurage du cœur, etc.

Il a été amélioré, engraissé ; moins de cyanose ; moins d'épistaxis ; plus de vomissements.

Obs. 87. — *Sténose et insuffisance mitrale, insuffisance aortique.*
(Résumée.)

Mlle X..., 11 ans, scarlatine à 2 ans, coqueluche à 7 ans, rhumatisme à 11 ans. Dyspnée très forte à l'effort; sommeil mauvais, oppression nocturne; céphalalgies fréquentes, appétit médiocre, tousse beaucoup, hémoptysie. Rigidité dans les genoux, les épaules et les mains. Douleurs spasmodiques très fortes à la miction. Un peu d'albumine.

Voussure précordiale très marquée; choc du cœur très fort avec frémissement systolique. Région de la vessie très sensible.

Hypertrophie légère du cœur. Souffle systolique à la pointe, propagé dans l'aisselle.

2ᵉ bruit pulmonaire un peu renforcé. Souffle diastolique à l'aorte.

Traitement. — Soulèvement du thorax, pétrissage, circumduction elliptique, vibration du cœur, etc. N'a eu lieu que 10 jours.

Obs. 88. — *Insuffisance mitrale.* (Résumée.)

Mlle X..., 12 ans, rougeole à 6 ans, rhumatisme aigu généralisé à 11 ans.

Essoufflement, dyspnée violente, céphalalgies, toux. Soignée de temps en temps par la gymnastique, et améliorée.

Petite, maigre, elle a des battements de cœur, des essoufflements, vomissements à jeun, épistaxis. Un peu d'œdème et d'albumine.

Choc précordial fort dans le 7ᵉ espace, dépression à la systole.

Voussure précordiale; frémissement systolique. Matité très grande.

Souffle systolique, avec maximum à la pointe, sensible dans l'aisselle et dans le dos.

Un peu de tachycardie; pouls petit, à peine sensible.

Traitement. — Extension du thorax, circumduction des pieds, extension des membres; tapotement du thorax; circumduction des doigts, etc.

Amélioration : plus de douleurs, moins d'essoufflement. Appétit et sommeil bons, plus d'œdème ni d'albumine.

Obs. 89. — *Insuffisance mitrale.* (Résumée.)

Mlle X..., 10 ans, rougeole.

Dyspnée d'effort, oppression nocturne, appétit modéré, constipation; cyanose, épistaxis fréquentes.

Submatité aux deux poumons; souffle systolique à la pointe; deuxième bruit pulmonaire renforcé; quelques faux-pas du cœur.

Traitement. — Extension du thorax, pression des nerfs dorsaux, pétrissage, trépidation du thorax, effleurage et vibrations du cœur, etc.

Moins de pulsations du cœur.

OBS. 90. — *Insuffisance mitrale*. (Résumée.)

Mlle X..., âgée de 11 ans, rougeole, coqueluche, oreillons.

A des palpitations, bon appétit, bon sommeil. Excitation nerveuse, scoliose.

Choc cardiaque un peu fort. Léger prolongement à la pointe au premier temps.

Traitement. — Soulèvement et extension du thorax ; mouvements pour la scoliose, vibrations et effleurage du cœur.

OBS. 91. — *Insuffisance mitrale et rétrécissement aortique*. (Résumée.)

Mlle X..., 40 ans, rougeole, scarlatine, diphtérie, fièvre typhoïde, rhumatisme à 35 ans.

Dypsnée d'effort, mauvais sommeil, oppression nocturne, vertige, maux de tête ; pas de constipation ; œdème des jambes assez marqué. Un peu d'albumine, voussure précordiale très marquée ; choc cardiaque très fort et arythmique. Frémissement systolique.

Souffle systolique très fort à la pointe, propagé à l'aisselle ; 1er bruit aortique soufflant, 2e bruit faible. Arythmie considérable.

Traitement. — Soulèvement et extension du thorax ; vibrations et effleurage du cœur, circumduction des membres, etc.

L'essoufflement et l'oppression ont beaucoup diminué. État général amélioré ; œdème diminué.

OBS. 92. — *Palpitations nerveuses*. (Résumée.)

Mlle X..., 21 ans. Diphtérie et rougeole ; réglée à 19 ans. Scoliose, gêne respiratoire, surtout pendant les mouvements de gymnastique. Palpitations survenues à la suite d'une émotion, dyspnée d'effort.

Traitement. — Extension du thorax, mouvements pour la scoliose, flexion du tronc à droite.

Plus de palpitations ; amélioration notable.

OBS. 93. — *Insuffisance mitrale (avec rétrécissement)*. (Résumée.)

Mlle X..., 17 ans, rougeole, diphtérie, typhlite à 2 reprises.

Oppression, vomissements, épistaxis, obstruction intestinale, maux de tête.

Voussure précordiale, sternum relevé. Choc cardiaque fort, un peu de frémissement systolique.

Souffle systolique à la pointe, fort ; 2e temps mitral soufflant.

2e bruit pulmonaire claqué. Pas d'arythmie.

Traitement. — Soulèvement et extension du thorax ; circumduction elliptique, flexion et extension des membres, etc.

La malade n'a pas été suivie.

OBS. 94. — *Insuffisance mitrale.* (Résumée.)

M¹¹ᵉ X..., 24 ans, rougeole, scarlatine, chorée, ulcère d'estomac à 13 ans, réglée à 14 ans, rein flottant à droite.

Dyspnée violente à l'effort depuis son enfance. Langue pâteuse, bouche sèche, vomissements, constipation. Épistaxis, maux de tête, palpitations nocturnes. Crises de larmes.

Choc cardiaque très fort, léger vomissement systolique. Souffle systolique assez rude avec retentissement métallique au 5ᵉ espace gauche ; souffle propagé dans l'aisselle et dans le dos.

2ᵉ bruit pulmonaire renforcé.

Traitement. — Trépidation, soulèvement et extension du thorax, pétrissage, circumduction elliptique du tronc, etc.

Amélioration ; les forces sont revenues, moins d'essoufflement, meilleur appétit et sommeil.

OBS. 95. — *Insuffisance et rétrécissement mitral.* (Résumée.)

M¹¹ᵉ X..., 27 ans, rougeole, diphtérie, scarlatine. Rhumatisme articulaire aigu à 3, 10, 15 et 23 ans.

Essoufflement ; a craché du sang noir ; un peu de dyspnée d'effort.

Choc cardiaque très fort, léger frémissement systolique.

Souffle pendant le grand silence et le 2ᵉ bruit à la pointe.

2ᵉ bruit pulmonaire renforcé.

Traitement habituel.

OBS. 96. — *Artério-sclérose.* (Résumée.)

M¹¹ᵉ X..., 57 ans. Maladie de cœur depuis 12 ans.

Très nerveuse, pas de sommeil, assez bon appétit, un peu d'essoufflements ; quelques épistaxis, un peu de douleurs dans les jambes.

Choc cardiaque fort ; un peu d'hypertrophie.

1ᵉʳ bruit aortique soufflant.

Traitement. — Massage sur les jambes ; circumduction des membres, extension du thorax, etc.

Amélioration générale sensible. Moins d'essoufflement et de douleurs sciatiques.

Obs. 97. — *Tachycardie de la ménopause.* (Résumée.)

Mlle X..., 46 ans ; ménopause à 45 ans.

Battements de cœur, à la suite d'une frayeur.

Choc cardiaque faible ; tachycardie sans souffle.

Traitement. — Soulèvement, extension, pétrissage du thorax ; hachemen[t]

massage du cœur, circumduction des membres.

Obs. 98. — *Cœur gros.* (Résumée.)

Mme X..., 42 ans. Beaucoup d'oppression ; s'est traitée par la digitale inuti[le]

lement.

Choc cardiaque faible, un peu d'hypertrophie.

Battements très faibles et éloignés ; rien d'anormal.

Traitement. — Pétrissage, massage local et général, circumduction du tron[c]

flexion et extension des jambes, etc.

Obs. 99. — *Artério-sclérose.* (Résumée.)

Mme X..., 65 ans, oppressée depuis 18 ans ; ménopause il y a quinze an[s]

soignée médicalement sans succès.

Oppression et essoufflements terribles, par accès.

Sommeil et appétit médiocres. Très constipée, maux de tête.

Choc cardiaque faible ; région précordiale sensible.

Souffle systolique général, à maximum aortique, propagé dans les carotide[s]

Deuxième bruit aortique faible.

Traitement habituel.

Sommeil et appétit bons ; peu de maux de tête ; diminution des essouffle[

ments.

Obs. 100. — *Athérome.* (Résumée.)

M. X..., 80 ans. Légère attaque d'apoplexie. Battements faibles, un p[eu]

d'arythmie, vertiges. Très constipé. Hémorrhoïdes.

Choc précordial non perceptible ; rate grosse.

Hypertrophie énorme du cœur. Pointe, dans le sixième espace.

Souffle systolique aortique.

Traitement habituel.

Amélioration légère.

Réflexions. — Parmi les observations de Mme Tacké, nous rele[

vons 10 insuffisances mitrales, 4 maladies mitrales (insuffisance [et]

rétrécissement), 1 cas d'insuffisance mitrale et de rétrécissemen[t] aortique ; 3 cardiopathies artérielles ; enfin 6 cas de troubles fonctionnels du cœur et une affection congénitale. Ces observations sont beaucoup plus précises au point de vue clinique que celles de Wide ; Mᵐᵉ Tacké a observé des améliorations, des disparitions de symptômes, tels que l'arythmie, les palpitations, la dyspnée, les œdèmes. Nulle part, elle ne signale de guérison d'affections cardiaques, et en cela, nous sommes absolument d'accord avec elle. Elle a noté, avec un très grand soin, l'influence du massage sur la régularisation des battements du cœur, sur la diminution de fréquence du pouls, sur l'abaissement de la pression artérielle. Elle a insisté sur le meilleur fonctionnement du tube intestinal et a signalé, dans quelques observations, la disparition de la constipation par le massage.

Observations du Dr Wide (de Stockholm).

Obs. 101. — *Insuffisance mitrale avec dilatation du ventricule droit.* (Résumée.)

M. X..., 45 ans, alcoolique, pas de syphilis.

En 1888, a une attaque de rhumatisme aigu généralisé.

En 1889. Symptômes : Dyspnée d'effort ; toux fatigante.

Augmentation de la matité à droite.

Insuffisance mitrale.

Cyanose, œdème des jambes. Albuminurie.

Traitement. — Gymnastique. Un bain tous les deux jours.

Résultat. — L'œdème et l'albuminurie disparaissent en deux semaines. Les autres symptômes sont moins accentués.

En 1890 : Même traitement, même résultat.

Obs. 102. — *Myocardite chronique.* (Résumée.)

M. X..., 65 ans, a des palpitations, de la dyspnée d'effort, des troubles digestifs.

Cœur irrégulier, intermittent, avec des bruits faibles et sourds.

Traitement de 1 mois par la gymnastique, qui supprime la dyspnée, puis cure de terrain, répétée en 1890 et 1894.

Depuis ce temps, santé bonne, plus de dyspnée. Marche facile.

Wide a eu l'occasion de revoir ce malade à l'âge de 73 ans, c'est-à-dire sept ans après le premier traitement, et à ce moment le malade pouvait faire 7 kilomètres à pied et sans gêne et se portait très bien.

Obs. 103. — *Insuffisance mitrale avec épistaxis.* (Résumée.)

Mlle X..., 18 ans, a eu la fièvre typhoïde à 7 ans, une fièvre rhumatismale, dans la première enfance, suivie d'insuffisance mitrale.

En 1887, elle a la danse St-Guy ; traitée avec succès par la gymnastique médicale.

Fréquentes épistaxis depuis 1889.

Forte, bien bâtie, réglée en 1890 abondamment, d'une façon irrégulière et fréquente.

En 1890, à cinq fois différentes, très forte épistaxis.

Traitement. — Gymnastique. Amène l'arrêt des épistaxis et la régularité des règles qui sont moins fréquentes.

— 201 —

Obs. 104. — *Insuffisance mitrale. Phlébite.* (Résumée.)

M⁻ᵉ X..., 32 ans. Dès sa jeunesse, teinte bleuâtre des joues. A une affection cardiaque qui semble congénitale.

Symptômes : Essoufflements, avec crises de dyspnée en 1890.

Une nuit, elle est prise de douleur aiguë au cœur, avec terrible suffocation, et violente douleur dans la jambe gauche, surtout à l'aine.

Il y a thrombose veineuse dans la jambe gauche, avec œdème surtout marqué aux malléoles et à la jambe.

Beaucoup de palpitations, de suffocations, perte de forces. Insuffisance mitrale congénitale.

Traitement. — Pas de massage, à cause de la phlébite. Mouvements passifs, circumduction du pied, des bras, des jambes, traitement local du cœur, et après chaque mouvement, soulèvement du thorax. Très vite, amélioration, moins de suffocations, marche plus facile.

Nouveau traitement en 1890. Sensation de tiraillement dans l'aine gauche. Cœur agité, irrégulier, non douloureux. Un peu d'amélioration.

En 1891, mort de cause inconnue.

Réflexions. — Dans l'observation n° 101, Wide pose le diagnostic d'insuffisance mitrale sans légitimer ce diagnostic et annonce au bout de 2 semaines de traitement une grande amélioration des signes subjectifs et objectifs sans préciser cette amélioration. De plus, le diagnostic est un peu douteux, étant donnée la rareté d'une lésion valvulaire à la suite d'un rhumatisme à l'âge de 44 ans.

L'observation n° 102 doit faire songer, plutôt qu'à de la myocardite chronique, à des troubles stomacaux accompagnés de palpitations et d'arythmie ; surtout par ce fait que ce malade atteint de « myocardite chronique » a guéri.

Les observations (103 et 104) concernent des malades atteintes d'insuffisance mitrale, soumises au traitement par la gymnastique médicale. L'auteur ne nous dit pas l'influence de ce traitement sur la circulation et il se borne à nous annoncer l'amélioration.

RÉSUMÉ

Après avoir exposé les différentes méthodes qui concourent au traitement des cardiopathies chroniques, leurs divers modes d'action qui tous tendent au même but, formulé par M. Huchard, « agir sur le cœur périphérique pour soulager le cœur central », les indications des moyens thérapeutiques qu'elles apportent et les résultats qu'on est en droit d'en attendre, nous croyons utile, pour nous résumer, d'indiquer comment nous comprenons l'installation des stations minérales françaises qui reçoivent des cardiaques.

Tout d'abord, à côté du traitement balnéaire (bains et eau en boisson) et le complétant, d'une façon indispensable, il doit y avoir la méthode adjuvante. Il faut donc que, dans chaque station, il y ait des gymnastes instruits et intelligents, capables par conséquent d'exécuter les prescriptions qu'ils reçoivent. Il est même désirable que des locaux soient aménagés dans l'établissement thermal, avec plints à dossier, pour pratiquer les diverses manœuvres de gymnastique médicale. On doit en plus choisir des terrains, — il y en a partout, — capables d'être utilisés pour la cure de Œrtel, qui rend des services incontestés chez les obèses cardiaques. On doit enfin avoir une installation complète pour la cure lactée et s'efforcer d'obtenir des hôtels, ces tables de régime qu'à l'étranger on emploie depuis longtemps.

En dehors de ces questions, il est des points importants à considérer : le climat, l'altitude, etc. Nous ne saurions mieux faire ici que de transcrire littéralement ce qu'en pense notre maitre, M. Huchard.

« Pour les affections artérielles, la principale indication consiste à combattre un phénomène précoce et constant, l'imperméabilité rénale, et c'est ainsi que les eaux de Vittel, Martigny, Contrexéville, Saint-Nectaire et Évian, produisent des effets remarquables par la rapidité de leur absorption et de leur élimination. Mais il faudrait encore pouvoir y ajouter les effets de la thermalité qui produit une action révulsive.

Pour les affections valvulaires, voici les conditions que doit remplir une station hydrominérale :

1. Les eaux doivent être faiblement minéralisées. Si elles l'étaient fortement, elles agiraient défavorablement, comme les eaux sulfureuses fortes par exemple ; elles détermineraient sur tout l'arbre circulatoire une excitation exagérée que le cœur ne pourrait pas supporter, et qui serait capable d'asystoliser promptement les malades.

2. Pour la même raison, la station ne doit pas être située à une trop haute altitude, pas plus de 500 à 600 mètres.

3. La thermalité des eaux est importante puisqu'elle s'adresse à la cause (rhumatisme) et à l'effet (maladie de cœur).

4. Les eaux doivent avoir une action décongestive et diurétique parce que, dans les cardiopathies et surtout dans les cardiopathies artérielles, le rein est souvent l'organe compensateur du cœur.

5. Le climat doit être tempéré, modérément chaud, à l'abri du vent (l'un des grands ennemis du cardiopathe), avec tendance à la stabilité barométrique, thermique et hygrométrique.

6. Le sol doit être suffisamment perméable pour ne pas permettre à l'humidité de s'y conserver longtemps.

7. La station doit être peu éloignée, au centre de la France, parce qu'il est démontré que les longs voyages, en chemin de fer et en voiture, sont capables de déterminer des accidents graves et promptement mortels, comme j'en ai cité des cas.

Toutes les conditions réclamées pour la cure hydrominérale des maladies du cœur se trouvent réunies dans une station thermale du centre de la France, Bourbon-Lancy (1), située sur le versant occi-

(1) AUBERY. *Traité des bains de Bourbon-Lancy et de Bourbon-l'Archambault*, Paris, 1694.

CATTIER. *De la nature des bains de Bourbon-Lancy et des abus qui se commettent dans la boisson de leurs eaux.* Paris, 1655.

MASTEAU. *Les miracles de la nature ou la guérison de toutes sortes de maladies par l'usage des eaux minérales de Bourbon-Lancy*, 1655.

CORNIER. *De balneis mineralibus auelmiensium.*

PISOT (J.-M.). *Lettres sur les eaux minérales de Bourbon-Lancy*, 1713.

VERCHÈRE. *Notice sur les eaux minérales en général et sur celles de Bourbon-Lancy ou Bellecue-les-Bains.* Thèse Montpellier, 1899.

JACQUEMOT. *Analyse des eaux*, 1821.

dental de la petite chaîne du Morvan ; minéralisation convenable et faible (1 gr. 30 de chlorure de sodium), altitude modérée (250 mètres); thermalité haute et variée (53 à 48°); action diurétique et décongestive de la source de la Reine que l'on peut prendre en boisson ; climat tempéré et à l'abri du vent dans une vallée largement ouverte au midi; perméabilité du sol, proximité de la station pour nos compatriotes et les étrangers, stabilité thermique; débit suffisant des eaux (400,000 litres en 24 heures). »

CONCLUSIONS

L'objet de notre thèse est d'exposer les divers modes de traitement par les agents physiques et d'apporter quelques faits personnels sur la méthode adjuvante. Voici les principales conclusions :

I. — C'est un traitement « hygiénique » qui vise à éloigner et à prévenir la décompensation dans les maladies valvulaires, en prévenant les stases sanguines abdominale et périphérique ; il agit surtout favorablement sur les cardiopathies artérielles en diminuant le travail du cœur et en abaissant la pression vasculaire. Dans les troubles fonctionnels du cœur, il rend de grands services, en atténuant son excitabilité, en faisant disparaître la tachycardie et l'arythmie et en agissant profondément sur la nutrition.

II. — Ce traitement ne peut prétendre guérir une lésion du cœur confirmée. La difficulté du diagnostic, dans nombre de cas, explique les guérisons qu'on lui a attribuées. Ce que l'on peut obtenir, c'est une guérison « *fonctionnelle* », comme l'appelle M. Huchard, mais pas une guérison anatomique.

III. — Les eaux minérales chlorurées sodiques (faiblement minéralisées et thermales) ont une action sur la nutrition, favorisent la diurèse dans les cardiopathies artérielles. Grâce à la balnéation, elles agissent par vaso-dilatation, dans le même sens que la méthode adjuvante.

IV. — L'hydrothérapie froide est souvent contre-indiquée dans les affections valvulaire et artérielle. Sagement prescrite, elle peut rendre des services dans les troubles d'innervation cardiaque, moins souvent dans l'asthénie cardio-vasculaire des cardiopathies valvulaires et artérielle.

V. — Le climat est un adjuvant utile de la cure, à condition qu'il soit tempéré, modérément chaud, ni trop sec ni trop humide ; les faibles altitudes conviennent mieux que le climat de montagne, qui doit être absolument proscrit.

VI. — Le régime alimentaire a une importance considérable, surtout dans les cardiopathies artérielles. Le lait, dans ces cas, doit former la base essentielle de l'alimentation. Le thé, le café, l'alcool et le tabac doivent être défendus aux cardiaques.

VII. — De nos recherches personnelles, il résulte que le massage et la gymnastique médicale constituent une médication adjuvante indispensable pour le traitement.

Ces pratiques agissent :

1° En augmentant la diurèse ;

2° En favorisant l'oxydation plus complète des produits de désassimilation ;

3° En activant la capacité respiratoire ;

4° En régularisant les fonctions digestives et intestinales;

5° En facilitant la résorption des œdèmes, la disparition des stases veineuses;

6° En agissant directement sur la circulation (diminution de la tension artérielle, disparition de la tachycardie et de l'arythmie, diminution du nombre des battements cardiaques).

VIII. — Le massage abdominal en particulier semble agir sur la diurèse par le même mécanisme que la digitale, puisque l'augmentation des urines coïncide, par l'emploi de ces deux moyens, avec la vaso-dilatation et la diminution de la tension artérielle succédant promptement à un état de vaso-constriction et d'hypertension artérielle. Donc, l'augmentation de la diurèse est liée surtout à l'accroissement de la vitesse du sang dans le rein plus qu'à l'élévation de la pression vasculaire. Il s'agit là d'une véritable *poussée* sanguine, analogue à la brusque poussée de l'eau à travers une digue rompue. (H. Huchard.)

IX. — Le traitement « par les agents physiques » est utile et même souvent indispensable, puisque les résultats l'attestent ; les modes d'action invoqués jusqu'ici, — sauf l'action sur la circulation périphérique qui est la seule logique, — sont des hypothèses ingénieuses. Il nous suffit donc pour le moment de constater des faits ; c'est à l'avenir de fournir les explications scientifiques basées sur des observations plus nombreuses.

BIBLIOGRAPHIE

Achard. — *Manuel de médecine* (Debove et Achard). Préface, t. II.

Achard et Castaigne. — Perméabilité rénale. *Soc. méd. des hôp.*, janvier 1893.

Arnozan. — *Traité de thérapeutique appliquée* (fascicule 1).

Azoulay. — Méthode de renforcement des bruits physiologiques et pathologiques du cœur. *Acad. de médecine*, 10 mai 1892.

Babkock. — The schotts method. *Congrès d'Indianapolis*, 6 octobre 1893.

Barbier (H.). — *Manuel de médecine* (Debove et Achard).

Barbier. — *Des insuffisances fonctionnelles des calcules du cœur.* Thèse Paris, 1896.

Barié. — *Traitement des maladies du cœur et de l'aorte.* O. Doin.

— *Le cœur polysarcique. Semaine méd.*, 1894.

— Traitement des maladies du cœur par la gymnastique suédoise. *Méd. mod.*, 1896. *Sem. méd.*, 1897.

— *Archives générales de médecine*, mars, avril, mai 1895.

Bernard (Cl.). — *Recherches sur le système nerveux.*

Berne. — *Traité de massothérapie*, 1896.

Bertrand. — *Recherches sur les propriétés des eaux du Mont-Dore*, 1823.

Betzly Thorne. — *The schotts methods.* London, 1895.

Blanc. — *Des affections cardiaques aux eaux d'Air*, 1896.

Blind. — *Rétrécissement mitral des artério-scléreux.* Th. Paris, 1894.

Bohn. — *Les longues rémissions de la dyspnée toxi-aliment.* Th. Paris, 1898.

Bordeu. — *Recherches sur les maladies chroniques.* Paris, an IX, 1er vol

Bosia (de). — *L'arthritisme à Bourbon-Lancy*, 1891.

— *Maladies du cœur*, 1895.

Bouillaud — *Traité clinique des maladies du cœur*, 1835.

Bourcart. — *Traité de gymnastique médicale*, 1893.

Bourillon. — *Congrès d'hydrol.*, 1889.

Bouveret. — *Lyon médical*, 1888.

Bum. — Traité des troubles circulatoires par les agents mécaniques et la gymnastique. *Sem. méd.*, 1896.

Caminade. — *Du développement thoracique par la gymnastique respiratoire.* Thèse Bordeaux, 1895.

Capozzi. — *Il. Morgagni*, 1877.

Campardon. — *Guide thérapeutique pour les eaux minérales.*

Caulet. — *Société hydrol.*, 1871.

Cautru. — *Traitement des dyspepsies par le massage.* Thèse de Paris, 1894.

Censier. — *Cœur. Vaisseaux. Thérapeutique hydro-minérale*, 1898.

Chevereau. — *Du faux rétrécissement mitral.* Th. Paris, 1896.

Chevillot. — *Les précordialgies.* Th. Paris, 1893.

Chiais. — *Congrès hydrol.*, 1889.

Corrigan. — *Edinburg med. Journal.* Traduit dans *Arch. génér. de méd.*, 1833.

Corvisart. — *Essai sur les maladies et les lésions organiques du cœur*, 1818.

Coulomb. — Les cardiaques à Bagnols, *Sociét. méd. de Lyon*, 1883.

— *Les asystoliques à Bagnols*, 1883.

Dufraisse de Chassaigne. — Mémoire sur le traitement et la guérison de l'endocardite chronique par les eaux thermales de Chaudes-Aigues. *Acad. méd.*, 18

— *Mémoire sur Bagnols-les-Bains*. Angoulême, 1837.

Dujardin-Beaumetz. — *Clin. thérapeutique*, I, 1877.

Durand-Fardel (Max). — *Manuel des eaux minérales*.

Durozier. — *Arch. gén. de méd.*, 1862 et 1875.

— *Union médicale*, 1892.

Faure-Miller. — *Les cardiopathies à type myo-valvulaire.* Thèse Paris, 1893.

Fleury. — *Traité d'hydrothérapie*. Paris, 1863.

Forestier. — *Traitement thermal d'Aix-les-Bains*, 1895.

Fredet. — *Note sur les effets de l'acide carb. à Royat*, 1880.

Gandy, de Bagnères-de-Bigorre. — *Congrès d'hydrol.*, 1889.

Garrigou. — *Synthèse hydrologique*, 1896.

Gendrin. — *Leçons sur les maladies du cœur*, 1841.

Gerhardt. — *Charité Annalen.*, 1887.

Gilbert et Dominici. — *Soc. de biologie*, 1891.

Glénard. — *Eaux thermales de Bourbon-Lancy*. Baillière, 1851.

Gublan. — *Soc. méd. de Lyon*, 1883.

Guillermo-Sommers. — Tratamiento de las enfermedades cronicas del coraz por el methodo del Dr Schott. *Gaceta medica*. Cadix, 1893.

Guillarmou. — *Valeur hémostatique de certains mouvements musculaires cont les métrorrhagies chroniques*. Thèse de Paris, 1896.

Harpe (de la). — *Congrès hydrol.*, 1896.

— *Manuel des eaux minérales*.

Heinemann. — Traitement mécanique des aff. du cœur. *Sem. méd.*, 1896.

Hermantier. — *Étude sur les eaux de Bagnols*. Thèse Paris, 1879.

Huchard. — Nature et traitement curatif de l'angine de poitrine vraie. *Congr de Grenoble*, 19 août 1885.

— Les cardiopathies artérielles et leur curabilité. *Congrès Nancy*, 18 août 1886.

— La dyspnée toxique dans les cardiopathies artérielles. *Soc. Thérap.*, juin 188

— *Maladies du cœur et des vaisseaux*, 1889.

— La dyspnée chez les cardiaques. *Semaine méd.*, 1890.

— Insuffisance aortique artérielle. *Sem. méd.*, 1891.

— Les causes de l'artério-sclérose et des cardiopathies artérielles. *Cong. Marseill* 1891.

— Dyspnée et dilatation du cœur droit dans l'embarras gastrique, *Journal de méd cine et chirurgie*, 1881.

— Des angines de poitrine tabagiques. *Bulletin méd.*, mai 1889.

— Une rectification historique en faveur de Vieussens. *B. Soc. méd.*, juin 1894.

— Les pseudo-hypertrophies cardiaques de croissance. *Congrès méd. de Lyon*, 189

— Le rétrécissement mitral des artério-scléreux. *Congrès méd. de Lyon*, 1891.

— Traitement des maladies chroniques du cœur par la gymnastique et les eau minérales. *Rev. gén. de clin. et thérap.*, décembre 1895.

— La dyspnée ptomaïnique. *Soc. thérap.*, 1895.

— *Thérapeutique appliquée de Robin* (Art. Cœur). Fasc. X et XI, 1896.

Huchard. — Les eaux cardiaques. *Bulletin médical*, 1885.

— Les troubles fonctionnels du cœur d'origine gastrique. *Bull. méd.*, 1895.

— La tachycardie et la néphro-sclérose. *J. des praticiens* 1897.

— Sanatoria. Les cardiaques aux eaux minérales. *J. des praticiens*, décembre 1897.

Hyde. — *Congrès de balnéologie et de climatologie*. London, 2 mars 1893.

Israël. — *Om massive kur hos hjærte-sygdom-gymnastik. Behandling efter Schott*. Kopenhagen, 1891.

Janicot. — Cure thermale. *Congr. hydrol.*, 1895.

Kortz. — *Les maladies de l'aorte*. Thèse de Paris, 1893.

Labat. — L'acide carbonique dans les eaux minérales. *Congrès d'hydrol.*, 1895.

Lagrange. — *De l'exercice chez l'adulte*, 1891.

— *La médication par l'exercice*, 1894.

— *Revue des mal. de la nutrition*, 1895.

— *Revue des mal. de la nutrition*, 1898.

Liégeois. — *Congrès d'hydrol.*, 1889.

Machebœuf. — *Considérations sur l'hygiène urbaine et privée dans les stations thermales*. Thèse Paris, 1897.

Marey. — *Physiologie expérimentale*, 1875-1876.

— *Physiologie de la circulation*, 1881.

Mœller. — *Traité des maladies du cœur par la méthode de Schott*. Bruxelles, 1898.

Morrison — *On cardiac failure and its treatment*, 1897.

Naupliotou. — *Arythmie dans le rétrécissement mitral*. Thèse Paris, 1893.

Nicolas, de Vichy. — *L'utilité des eaux de Vichy contre certaines affections du cœur*, 1851.

Norström. — *Traité du massage*, 1891.

Oertel. — Thérapie der Kreislaufs Störungen. *Ziemssen's Handbuch der allgemeiner Therapie*, IV, B. 1884, Vogel, Leipzig.

Pagenstecher, de Mexico. — *Bull. de thérap.*, 1894.

Paris. — *Les cardiaques à Luxeuil*.

Paul Constantin. — *Traité des maladies du cœur*.

— Thérap. thermale dans les mal. du cœur. *Congrès hyd.*, 1889.

Peacock. — *Monthly Journal*, octobre, novembre.

Peter. — *Leçons de clinique médicale*, t. I, 3ᵉ édit., 1880.

Petit-André. — Maladies du cœur. *Traité de médecine* (Charcot-Bouchard).

Philbert. — *Sc. méd. chirurg.* Paris, 1898.

Picard. — *Dyspnée toxi-alimentaire*. Thèse Paris, 1897.

Pi-û-Suñer. — *Gaceta medica catalana*, septembre 1893.

Pokryschkine — *Les variations de la forme du cœur dans les névroses*. Thèse Paris, 1897.

Potain. — *Clinique de la Charité*, 1891.

Potain et Rendu. — *Dict. encycl.* Art. Cœur, t. XVIII.

Potain. — *Gazette hebd.*, septembre 1891.

Pujade. — *Amélie-les-Bains*, 1887.

Quelmé. — Thèse Paris, 1891.

Raynal, de Tissonnière. — *Académie de médecine*, 1871.

Raynaud (M.). — Art. Cœur. *Nouveau dict. de chirurgie pratique*.

Ranse (de). — *Étude des Eaux de Néris*, 1883.

— *Traitement hydrominéral de l'angine de poitrine*, 1895.

Robin (A). — Compte rendu du Prix Caparon. *Acad. méd.*, 1897.

Rochebois. — *Les cardiopathies au Mont-Dore.* Thèse Paris, 1896.

Romano. — *Massage abdominal.* Thèse Paris, 1895.

Sansom. — Maladies du cœur. *Congrès de balnéologie et de climatologie*, 2 mars 1895.

Sahli. — *Corresp. Vatt. f. Schweiz ærzte*, 1896.

Schott (A.). — Die Wirkung der Bäder auf das Herz. *Berl. Klin. Wochenschrift.* Zur Therapie der chronischen Herzkrankheiten. 1885. *Berl. Klin. Wochenschrift.*

Schott (Th.). — Beitrag zur tonisirenden Wirkung Kohlensäurehaltiger Thermalsoollader aufs Herz. *Berlin Klin. Wochenschrift*, 1883. — *Die Behandlung der chronischen Herzkrankheiten* Berlin, Grosser, 1887. — Zur Pathologie und Therapie der Angina pectoris, 1888. — *Deutsch. med. Zeitung.* — Zur acuten Ueberanstrengung des Herzens und deren Behandlung. 1890. *Verhandlungen des IX Congresses für innere Medicin zu Wies.* — Ueber Herzneurosen, 1892. *Real-Encycl. der gesammten Heilkunde.* — *Herz dilatation*, 1891.

Setschenow. — Circulation rénale. *Wratsch*, 1883.

Stillmarck. — *S. Petersb. med. wochens.*, 1897.

Stokes. — *Mal. du cœur et de l'aorte* (Trad. SENAC, 1864.

Tacké. — *Trait. des mal. du cœur par la gymnastique suéd.* Thèse Paris, 1897.

Teissier. — *Soc. méd. de Lyon*, 1891.

Timoféjeff. — *Berlin Klinisch. wochen.*, 1888. *Annales de méd.*, 1889

Tillot. — *Etude sur les eaux de Luxeuil*, 1889.

Tissié (Ph.). — *La fatigue et l'entraînement physique.* Alcan, 1897.

Tôrngren et Wide. — *Tidskrift i gymnastik.* Sootkholm, 1893.

Tournier. — *La dyspnée cardiaque.* Thèse Paris, 1892.

Vaquez. — Traitement des affections chroniques du cœur. *Manuel de médecine* (Debove et Achard.)

Vernières. — *Etude sur les eaux de Saint-Nectaire*, 1877.

Weber. — *Contribution à l'étude de l'artério-sclérose.* Thèse Paris, 1887.

Weber et Deguy. — La région mitro-aortique. *Arch. de méd. expér.*, 1897

Wide. — *Handbok i medicinsk gymnastik.*

Winternitz. — *Congrès hydrol.*, 1889.

TABLE DES MATIÈRES

CHAPITRE III

CHAPITRE IV

CHAPITRE V

CHAPITRE VI

KINÉSITHÉRAPIE